妇产科疾病诊疗策略

董萍萍　主编

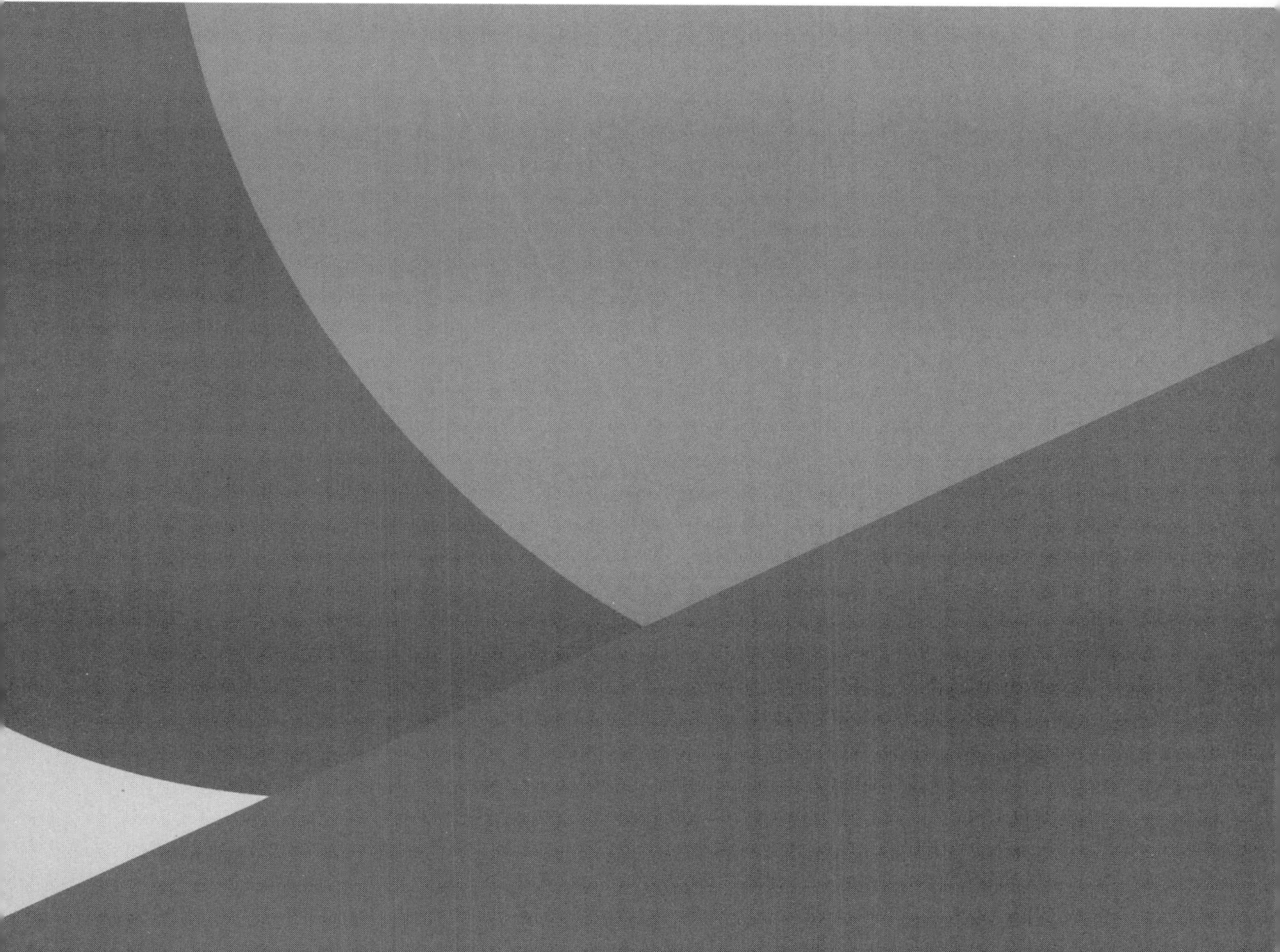

中国纺织出版社有限公司

图书在版编目（CIP）数据

妇产科疾病诊疗策略 / 董萍萍主编. -- 北京：中国纺织出版社有限公司, 2022.8
ISBN 978-7-5180-9701-2

Ⅰ.①妇… Ⅱ.①董… Ⅲ.①妇产科病-诊疗 Ⅳ.①R71

中国版本图书馆CIP数据核字（2022）第129629号

责任编辑：樊雅莉　　责任校对：高　涵　　责任印制：王艳丽

中国纺织出版社有限公司出版发行
地址：北京市朝阳区百子湾东里A407号楼　邮政编码：100124
销售电话：010—67004422　传真：010—87155801
http://www.c-textilep.com
中国纺织出版社天猫旗舰店
官方微博 http://weibo.com/2119887771
三河市宏盛印务有限公司印刷　各地新华书店经销
2022年8月第1版第1次印刷
开本：787×1092　1/16　印张：10.75
字数：255千字　定价：78.00元

编委会

主　编　董萍萍　夏一丹　冯　雪　张　伟　王昕荣

副主编　王李萍　孔玉娟　周　莹　柳　荫
张续恒　陈云照　张　云　彭　湛

编　委　(按姓氏笔画排序)

王李萍　湖北省肿瘤医院
王昕荣　烟台毓璜顶医院
孔玉娟　山西省汾阳医院
冯　雪　哈尔滨医科大学附属第一医院
张　云　唐山市工人医院
张　伟　烟台毓璜顶医院
张续恒　郑州人民医院
陈云照　内蒙古自治区人民医院
罗　磊　河南中医药大学第三附属医院
周　莹　哈尔滨医科大学附属第一医院
赵　琳　十堰市太和医院（湖北医药学院附属医院）
柳　荫　苏州市立医院
夏一丹　四川省医学科学院·四川省人民医院
彭　湛　江西省丰城市人民医院
董萍萍　烟台市烟台山医院

前　言

妇产科虽是一门独立学科，但由于人的整体性，女性生殖器官只是整体的一部分，它虽有女性独特的生理和病理，但和其他脏器或系统都有密切的关系。随着医学科学的迅猛发展，医疗新技术、新方法如雨后春笋般涌现，诊疗仪器设备也同时更新，新药更是频频问世，治疗方案日新月异，妇产科各类疾病的治愈率逐步提高。

本书内容包括妇科临床诊断思路、产科临床诊断思路、阴道炎症、异常子宫出血、子宫内膜异位性疾病、妊娠滋养细胞疾病、孕期保健、阴道分娩条件评估与处理、正常分娩与助产技术、分娩期并发症、女性不孕不育症等内容。全书简明扼要、科学实用，适合妇产科及相关科室的医师阅读参考，对于提高临床技能有很大帮助。

由于编写时间紧促，尽管在编写的过程中反复校对、多次审核，但书中难免有不足乃至疏漏之处，望各位读者不吝赐教，提出宝贵意见，以便再版时修订。

编　者

2022 年 5 月

目 录

第一章

妇科临床诊断思路

临床医生的职责是运用其所学的医学知识或所掌握的医疗技能为患者解决病痛，其服务途径即为临床实践。临床实践包含诸多内容，其中重要的两大内容为医患沟通与医疗技能。妇科作为一个重要的临床科室，主要对发生在妇女内外生殖器的病理改变进行诊治，有一般临床医学的共性，更有其特殊性。妇科临床医生将所学知识运用于临床诊断和治疗，更是体现妇科医师职业和人生价值的过程。

妇科临床实践中，每一次接诊患者，均包括病史采集、体格检查、开具相关的辅助检查，并对上述结果进行综合分析，得出初步诊断，并进一步制订诊疗计划，具体实施方案，观察与随访诊疗结果，其中每项内容都与诊治的整体效果密切相关。由于妇科的特殊性，要求医生不但要有扎实的妇科理论知识，还需要具备良好的人文修养，熟练的沟通交流技巧。

一、医患沟通

著名医史学家西格里斯曾说："每一个医学行动始终涉及两类人群，医师和患者，或者更广泛地说，医学团体和社会，医学无非是这两群人之间多方面的关系。"医学的社会价值属性决定了医学只有服务于社会大众，才能促进其发展。世界医学教育联合会 1983 年在《福冈宣言》中指出：所有医生必须学会交流和处理人际关系的技能。缺少共鸣（同情）应该看作与技术不够一样，是无能的表现。同时提出，"做好医患沟通工作，建立良好的医患关系，是医务人员的本职工作之一，也是医疗服务本身的客观需要。"

（一）医患沟通要点

同样的内容，沟通方式或方法不同，会产生截然不同的结果。显然，沟通是一门"艺术"。医患沟通不同于其他的人际沟通，医患沟通是两类特殊人群的沟通。医者拥有救人治病的专业知识和技术，在医患沟通中占主导地位。患者身处病痛、渴望诊治，医患沟通中处于被动地位。但除外诸多的社会因素影响，实际上，医患关系犹如皮毛关系，患者为皮，医者为毛，"皮之不存，毛将焉附"。理解此点，就不难理解医家为何应始终"以患者为中心"了。医患沟通可简单分为语言沟通和非语言沟通。

1. 语言沟通要点

语言沟通时，医者应做到以下 3 点。①尊重患者：除疾病外，对所有患者应一视同仁，不以贫富、年龄、外貌、性格或种族等而区别之。②真诚对待患者：以自己所掌握的专业知识真实地介绍或分析病情可能需要的处理及其利和弊，重要检查的目的或结果，病情的自然转归及其处理的预后，可能需要的费用等内容。并听取患者及其家属的意见和建议，回答其所要了解的问题。有时，也需以善意的“谎言”沟通。③以共情理解患者，设身处地地理解患者的处境，并有恰当的反应。切记语言沟通特点：“良言一句暖三冬，恶语伤人六月寒。”

2. 非语言沟通要点

在语言沟通前，即已有医患的非语言沟通。医者的着装（包括身体修饰与饰物）给患者的第一印象可能会影响患者对医者的信任度。语言沟通时医者的姿势、手势更会影响患者的沟通情绪以及顺从性。同时，医者也应注意观察患者及其家属的非语言行为，努力理解其真正的含义，并以恰当的非语言行为或语言改善沟通状况，以提高患者的顺从性。

（二）妇科医患沟通的特点

医患沟通是一门技巧，是医生接诊患者的起始，所有诊疗活动的基础，直接影响诊疗的质量，并贯通整个诊疗过程。由于医生职业的专业性，医患关系是非常特殊的人际关系，针对每位患者的不同情况，需要采用不同的沟通方式。对于妇科临床医生来说，良好的医患沟通至关重要。古今中外，生殖系统一直以来都被认为是人类非常隐私的性器官，所以妇科临床医疗实践过程中所涉及的各种操作往往被认为直接涉及患者的“隐私”。尽管人类文明的发展使人们的理念有了很大改观，但我国数千年的封建礼教思想仍或多或少地影响着现代的女性。不少人即使身患妇科病痛，也羞于启齿，更不愿接受妇科检查，因而延误疾病诊治的情况屡见不鲜。特别是有些女性患者在接触男性妇科医生时，难免会有抵触和拒绝，这时候除了耐心解释以外，更重要的还是尊重患者的选择。女性在其青春期、性成熟期、绝经过渡期和绝经后期的心理和行为差异显著，各具特征。作为一名妇科医师一定要在临床诊疗实践过程中，将专业的知识与良好的沟通技巧相结合，结合患者上述特点，关注和尊重每一个患者。

对于临床每位就诊的患者来说，主诉是其感受最主要的症状或体征，患者非常希望医师能够认真听取她对患病后感受的描述，同情并能体会到她讲述的病痛，了解她所患疾病对日常生活、工作的影响。对于妇科患者，患者会非常关注疾病本身或者接受不同治疗后对女性特征的保持、生育能力或性功能的影响。在进行初次医患交流时，患者会非常注意医师的衣着、表情、眼神、肢体动作以及说话的语气语调。当她感到医生以真诚、认真、关心的状态倾听她的叙述，并能专业并耐心地回答她所提出的问题时，就会初步建立对医生一定的信任，主动提供尽可能多、更加细致的病情描述，从而有利于更好地对疾病进行诊断和治疗。随后通过进一步的沟通，患者对妇科医师提供的专业诊治计划充分了解，那么患者就会更加信任医师，积极配合医师的诊治方案。

在接诊患者、采集相关病史时，妇科医生一定要以“同理心”的理念和患者进行沟通。所谓的同理心，简单来说就是“将心比心”，站在患者的角度，利用所掌握的专业知识，表达出一种感同身受的心情，从而让患者体会到医生的真诚、耐心和具有同情心，迅速赢得患者的信任。认真听取患者的陈述，以静听或点头赞同鼓励患者提供的详细病情，必要的时候进行相关的补充。同时要注意患者的情绪变化及所阐述的内容等。必要时给予适当启发或采用询问的方式调整或集中患者的诉说内容。切忌在采集病史时表现出心不在焉，做一些无关的动作，例如长时间低头书写、接听手机、收发信息等。适当与患者进行目光交接、眼神交流。避免以指责或粗鲁的态度打断患者讲话，从而诱发患者不良情绪，甚至产生医患矛盾和纠纷。沟通时也要避免暗示和主观臆测。妇科医生要学会用通俗的语言和患者进行交谈，尽量少用专业医学术语。对病情严重或者特殊的患者要尽可能多地表示理解和同情，切忌让患者误解医生带有幸灾乐祸或者歧视的感觉。不要给予不适当的提醒或应用不恰当的措词。要充分考虑患者的隐私权，尤其对于男妇科医生，更不可反复追问与性生活有关的情节或细节。对自述未婚或无性生活史的患者，要委婉询问性生活相关问题，必要时需经过沟通解释后进行肛门指诊和相应的化验检查，明确病情后再进一步询问与性生活有关的问题。对不能口述的危重患者或者存在语言听力缺陷患者，可询问其家属或其亲友；遇到病情危重的患者在了解病情的同时要立即进行抢救，尽快完成相关的重要辅助检查，以免贻误治疗。对于外院转诊患者，应重视外院书写的病情介绍，并详细与患者及其家属沟通确认相关病史和诊治经过。

二、病史和检查

病历是记录疾病的发生、发展、治疗经过及其转归的医疗文件，分门诊病历和住院病历，有电子病历和纸质版病历，病历除了记录医患之间沟通的结果、疾病的诊治过程，还是一份法律文书，也是进行相关临床研究的基本依据。和其他临床科室一样，妇科病历可分为门诊病历、住院病历。这两种病历的书写格式、内容及重点都有较大区别。一般门诊病历相对比较精简，由患者自行保存，而住院病历记录的是患者自发病以来完整的发生发展情况及诊治过程，由医院病例管理部门负责存档。病历书写是指医务人员通过问诊、查体、辅助检查、诊断、治疗等医疗活动获得有关资料，并进行归纳、分析、整理形成医疗活动记录的行为。病历书写需客观、真实、准确地反映各种诊疗活动，并做到及时和完整。临床上，现在基本上都以电子病历并打印签字为主。住院病历最迟应在患者入院后 24 小时内完成。病历书写中涉及手写的部分应使用蓝黑墨水钢笔或水笔（参考原卫生部颁发的《病历书写基本规范》）。由于门诊病史相对比较简单，本节仅介绍住院病历中妇科病史、检查及病历小结的撰写。

（一）妇科病史

妇科病史既是妇科医生搜集疾病资料的开端，也是临床思维的起点。真实全面的病史是初步诊断的重要根据之一。采集病史时不要遗漏各项细节内容。病史有严格的格式和项目内容，除了妇科检查之外，妇科病史和其他科病史基本上相同。

1. 一般项目

包括患者姓名、性别、年龄、民族（国籍）、婚姻状况、出生地、职业、入院日期、记录日期、病史陈述者、可靠程度。

2. 主诉

是指促使患者就诊的主要症状（或体征）及持续时间。围绕主要症状或体征及其发生和经过的时限描述，突出重点。如有两项主诉，可按先后顺序列出。力求简明扼要，通常不超过 20 个字。主诉一般采用症状学名称，除非有明确病理诊断，或者之前已经确诊某种疾病，需进一步治疗而住院外，尽量避免使用病名，如果主诉中出现诊断，需加双引号。妇科比较常见的主诉如绝经 × 年，阴道流血 × 天，停经 × × 天，不规则阴道流血 × × 天，下腹痛 × 天等。对于某些特殊情况，如患者就诊时无任何自觉症状，仅在妇科普查时发现子宫肌瘤，主诉可写为：普查发现“子宫肌瘤” × × 天。

3. 现病史

通过详细询问病史，围绕主诉而展开的详细记录，是住院病历的核心部分，非常重要，主要体现妇科医生的逻辑思维能力和概括总结能力。内容包括患者本次疾病的发生、演变、诊疗等方面详细真实的情况，一般应按时间顺序书写。与其他临床科室一样，原则上包括以下 7 个方面。

（1）发病情况：发病时间、最初症状及其严重程度、发病诱因或病因。对于异常阴道出血，或者下腹痛等妇科情况，还需要简略描述患者的既往及近期月经情况。对每一位妇科患者需记录末次月经情况（除某些特殊情况，如子宫已切除、原发闭经等）。

（2）主要症状特点及其发展变化情况：发病性质、部位、程度、持续时间，演变以及症状变化的可能原因。

（3）伴随症状：突出伴随症状与主要症状之间的关系及其演变等。

（4）发病后诊疗经过及结果：发病后何时、在何医院接受过哪些检查和治疗，详细写明手术情况或药物名称，结果如何。

（5）一般情况的变化：包括发病以来的一般情况，如情绪、精神、食欲、体重变化及大小便等有无改变。

（6）对疾病有鉴别意义的阴性症状。这部分可穿插于之前的症状特点或伴随症状部分，如腹痛时是否伴有发热，是否有恶心、呕吐等。

（7）与本次发病有关的既往发病情况及其治疗经过。

4. 既往史

是指患者过去的健康和疾病情况。内容包括既往一般健康状况、疾病史、传染病史、预防接种史、手术外伤史、输血史、药物过敏史及系统回顾等。对系统回顾应分段撰写，标题清楚，不可颠倒。若既往患有某一疾病，应写明疾病的名称、确诊单位及依据、确诊日期及治疗经过等。

5. 月经史

需详细记录患者初潮年龄、月经周期、经期持续时间、经量多少及经期伴有症状，如是否有痛经等。如 12 岁初潮，月经周期 28 日，经期持续 6 日，可简写为 12，6/28 天。经量多少可描述每日需用卫生巾数，有无血块，是否伴有贫血等。经期伴随症状，包括有无下腹部疼痛、乳房胀痛、肢体水肿以及焦虑、情绪不稳定等。对于妇科患者，无论因何种症状就诊，均应询问末次月经（LMP）。若月经不规则，还应描述前次月经（PMP）。绝经后患者应问清绝经年龄，绝经后有无阴道流血、阴道分泌物情况或其他不适。

6. 婚育史

结婚年龄及配偶情况等。生育情况包括足月产、早产、流产（包含人工流产及异位妊娠等）及现有子女数，如足月产 1 次、无早产、人工流产 1 次，现有子女 1 人，可简写为 1-0-1-1。同时也应包括分娩过程中有无异常、计划生育情况等。

7. 个人史

包括生活及居住情况，出生地及曾居留地，有无烟酒嗜好。

8. 家族史

父母、兄弟姐妹及子女等直系亲属中有无患与遗传有关疾病（糖尿病、肿瘤等）以及传染病等。

（二）体格检查

本部分与其他科室病史一样，需包含生命体征及所有系统情况，按内科诊断学标准循序书写。内容包括体温、脉搏、呼吸、血压，一般情况，皮肤、黏膜，全身浅表淋巴结，头部及其器官，颈部，胸部（胸廓、肺、心脏、血管等），腹部（肝、脾等），直肠、肛门，外生殖器（此部分在妇科检查处描述），脊柱，四肢，神经系统各常见重要反射等。记录时应按次序准确记录各项内容；与疾病有关的重要体征以及有鉴别意义的阴性体征均不应遗漏；不能用文字说明的可以用简图表示，并加以说明。

1. 全身检查

测量体温、脉搏、呼吸及血压，必要时测量体重和身高。其他检查包括神志、精神状态、面容、体态、全身发育及毛发分布（是否有多毛或体毛稀少）情况、头部器官、颈（注意甲状腺是否肿大）、乳房（对于青春期女性要注意其发育情况，观察局部皮肤有无凹陷，有无包块及乳头溢液）、心、肺、皮肤、浅表淋巴结（尤其是锁骨上和腹股沟浅淋巴结）、脊柱及四肢。

2. 腹部检查

应在盆腔检查前进行。按视、触、叩、听的顺序进行描述。视诊观察腹部形状（腹平、腹隆起或呈蛙腹）；腹壁有无瘢痕、静脉曲张、妊娠纹；局部是否隆起等。触诊包括肝脾有无增大或压痛；麦氏点情况；腹部软硬度，有无压痛、反跳痛或肌紧张；能否扪及异常包块，如有块状物应描述其位置，大小（以 cm 表示）、形状、质地、活动度、表面是否光滑、有无压痛等。叩诊注意有无移动性浊音。听诊了解肠鸣音。对于妊娠女性应测量腹围、宫高，检查胎位、胎心率及估计胎儿大小等。

3. 盆腔检查

盆腔检查又称妇科检查，这是妇科病历特有的部分。盆腔检查范围包括外阴、阴道、宫颈、宫体及两侧附件，附件包括输卵管及卵巢。

（1）检查前准备及注意事项：盆腔检查可能会引起患者不适、紧张或害怕；不恰当的检查也可能引起交叉感染。因此行盆腔检查时要注意以下事项。

1）妇科检查室温度要适中，天冷时要注意保暖，注意隐私保护。环境要寂静，让患者感到舒适与放心。

2）检查前应排尿，必要时导尿排空膀胱。若需做尿液检查（如尿常规、尿妊娠试验），应先取尿液样本送化验室，然后行盆腔检查。粪便充盈者应在排便或灌肠后检查。

3）置于患者臀部下面的垫单（纸或塑料纸）应是一次性用品，以免交叉感染。

4）取膀胱截石位，患者臀部置于检查台缘，两手平放于身旁或交叉放于胸口，使腹肌松弛。

5）检查前告知患者盆腔检查可能引起的不适，不必紧张。检查时动作要轻柔。

6）避免在月经期做阴道检查。若为阴道异常流血，需做妇科检查时，应先消毒外阴，并使用无菌器械和手套，以防感染。

7）对无性生活史患者，严禁做阴道窥器检查或双合诊检查，应行直肠-腹部诊。若必须做阴道窥器检查或双合诊才能了解病情时，应告知可能发生处女膜损伤需要修补的可能，并征得患者及其家属同意后方可进行检查。男医师对未婚患者进行检查时，需有其他女性在场，以减轻患者紧张心理和避免发生不必要的误会。

8）对疑有子宫或附件病变的腹壁肥厚或高度紧张患者，盆腔检查往往不能清楚了解子宫及附件情况，此时可行B超检查。对于特殊情况，必要时可在麻醉下进行妇科检查，如需对宫颈癌患者进行准确临床分期时。

（2）检查方法及步骤。

1）外阴检查：主要以观察为主，包括了解外阴发育、阴毛分布和浓稀情况，注意大、小阴唇及会阴部位皮肤和黏膜有无皮肤变薄或增厚，有无抓痕、溃疡、赘生物、包块或色素减退等异常改变；阴蒂长度（一般不超过2.5 cm）、尿道口周围黏膜色泽及有无赘生物；处女膜是否完整；有无会阴侧切或陈旧性撕裂瘢痕。必要时应让患者用力向下屏气，观察有无阴道前后壁膨出、子宫脱垂，有异常者进一步行POPQ评分，嘱患者咳嗽了解有无压力性尿失禁等，并进行盆底泌尿系统相关检查和评估。

2）阴道窥器检查：目前临床上一般都使用一次性的塑料可拆卸阴道窥器，有不同大小尺寸，根据阴道口大小和阴道壁松弛程度，选用大小适当的阴道窥器。放置窥器时注意动作轻柔，用阴道窥器检查阴道与宫颈时，要注意阴道窥器的结构特点，必要时旋转方向以免漏诊。对于有阴道前壁脱垂患者，检查时可卸下窥器前叶，仅用后叶压迫阴道后壁，可更准确判断前壁脱垂情况。

检查阴道：观察阴道壁黏膜色泽、皱襞多少，有无溃疡、出血点、赘生物、囊肿、阴道隔（纵隔、横隔及斜隔）或双阴道等先天畸形等。注意阴道分泌物的量、色泽及有无异味。阴道分泌物常规做滴虫、假丝酵母菌检查，有异常者可行一般细菌及衣原体、支原体、淋球菌等培养。检查阴道时，要旋转阴道窥器，仔细检查阴道四壁及穹隆，以免由于阴道窥器两叶的遮盖而造成漏诊。检查宫颈：观察宫颈大小、颜色、外口形状；注意有无接触性出血，有无柱状上皮异位、腺囊肿、息肉或赘生物等。描述时可按宫颈前后唇及宫颈口进行区别。同时可采集宫颈外口柱状上皮和鳞状上皮交界处或宫颈分泌物标本行宫颈细胞学检查。必要的时候采集标本送HPV检测。

3）双合诊检查：针对有性生活史的女性患者，是盆腔检查中最重要的项目，也是一个妇科医生应掌握的基本功。检查者一手的两指或一指放入阴道，置于宫颈及阴道后穹隆位置，另一手在腹部配合，在两手之间感触子宫及附件情况，称为双合诊。其目的主要是扪清阴道、宫颈、宫体、输卵管、卵巢、子宫韧带及宫旁结缔组织，了解有无压痛，有无异常盆腔肿块。若阴道黏膜病变或宫颈癌时，了解病变组织质地或癌肿浸润范围。双合诊检查的准确性取决于检查者的经验及患者有无肥胖等。

检查子宫及宫颈：应了解子宫大小、形状、位置、质地和活动度。多数妇女的子宫呈前倾前屈位；“倾”指宫体纵轴与身体纵轴的关系。前倾指宫体朝向耻骨；后倾指宫体朝向骶骨。“屈”指宫体与宫颈间的关系。前屈指两者间的纵轴形成的角度朝向前方；后屈指两者间形成的角度朝向后方。同时了解有无宫颈举痛、触动等。了解子宫后壁有无异常结节，是否有触痛等。检查附件：附件包括输卵管和卵巢。正常输卵管和卵巢不能扪及；在检查比较瘦的女性时偶可扪及卵巢，为3 cm×2 cm×1 cm并可活动的块物，触之患者略有酸胀感。

4）三合诊检查：即腹部、阴道、直肠联合检查，是双合诊的补充检查。可了解后倾后屈子宫大小；有无子宫后壁、直肠子宫陷凹或宫骶韧带附近的病变；估计病变范围，尤其是癌肿以及深部子宫内膜异位症等的浸润范围，并可查清直肠阴道隔、骶骨前方或直肠内有无病变，区分后腹膜肿块等。

5）直肠-腹部诊检查：适用于无性生活史或其他原因不宜行双合诊的患者，对于先天性处女膜闭锁，阴道或宫颈闭锁患者尤其重要。

（3）记录：通过盆腔检查，将检查结果按下列解剖部位先后顺序记录。

1）外阴：发育情况，婚产式（未婚式、已婚未产式或经产式），有异常时应详加描述。

2）阴道：是否通畅，黏膜情况，分泌物量、色、性状，以及有无臭味。

3）宫颈：大小、硬度，有无柱状上皮异位、撕裂、息肉、赘生物、腺囊肿，有无接触性出血、举痛等。

4）宫体：位置、形状、大小、硬度、活动度，有无压痛以及后壁有无触痛结节等。

5）附件：有无块状物、增厚或压痛；若扪及肿块，记录其位置、大小、质地、表面光滑与否，活动度，有无压痛以及与子宫、肠曲及盆壁关系。左右情况需分别记录。

4. 实验室检查与特殊诊断仪器检查

抄录已有的所有实验室常规检查结果及检查日期（如血、尿常规，肝肾功能）、其他特殊实验室检查（肿瘤标志物，hCG 等）及各种特殊诊断仪器的检查结果（B 超、病理学结果、MRI 等）。外院检查结果应注明医院名称及检查日期。

病史是一切疾病诊断的基础，目的在于提供重要的诊断依据和提出进一步检查的方向。查体是发现体征的基本方法，是赖以获得客观的诊断依据，并具有纠正和补充病史资料的意义。实验室检查及各种特殊诊断仪器的检查是辅助诊断的重要手段，能够获取更多的客观资料，不但有利于进一步诊断明确、鉴别诊断，还可对治疗效果进行评价、监测和随访。病史、查体、辅助检查三者紧密结合、互相补充，就能构成较全面的资料，为展开临床思维、确立诊断奠定物质基础。

三、妇科疾病常见症状鉴别

首先要明确一点，任何患者都是一个整体，可能妇科疾病是全身状态的一种表现，也或者其他器官的异常由妇科疾病引起，特别是在处理妇科疾病时要考虑到其他疾病的影响，如是否合并糖尿病、心脏病、高血压等慢性病。另外，妇科作为妇产科的一个分支，与产科在某种程度上是密不可分的，会相互影响，所以需要一起考虑。如盆腔脏器脱垂，和患者之前产科分娩过程、分娩次数密切相关。而妇科的疾病也会影响产科的处理，如子宫肌瘤术后可能引起妊娠过程中的子宫破裂，也会直接影响分娩过程。同时，妇科疾病与年龄关系密切。如异常子宫出血，在做出诊断时，除了依靠详细病史、检查结果外，还要考虑患者年龄，特别是在治疗方面，年龄的影响更大。如青春期与围绝经期发生的月经失调常由无排卵所致，而生育期多由黄体功能异常引起。青春期的异常子宫出血往往以对症处理为主，而围绝经期的异常出血，需更加积极的排查各种肿瘤相关疾病。

妇科门急诊患者就诊的常见症状有异常阴道流血、异常白带、下腹痛、外阴瘙痒以及下腹部肿块等。不同年龄女性所述症状虽相同，但其原因可能不同。

尽管有各种教材、书本及文献对妇科各种疾病的典型特点有详细描述，但作为一个妇科临床医生，在诊断和处理妇科疾病时，一定要注意到个体化的因素。尽可能首先考虑并排除危及生命的疾病，如各种生殖系统恶性肿瘤、异位妊娠等。首先，在接诊患者时要结合患者的年龄来考虑与患者诉说症状相关疾病的轻重，要重视患者的主诉；其次，将病史与检查结果（包括体格检查、妇科检查及各种辅助检查）结合最终确定其为妇科疾病，抑或外科、内科等学科的疾病或同时存在。

（一）异常阴道流血鉴别

首先要明确是否为真正的阴道流血，有不少女性会把尿道、肛门处的流血当成阴道流血而到妇科门诊就诊，这时候医生可通过详细询问出血的情况，并结合阴道检查来明确。阴道流血是妇科门诊患者最常见的就诊原因，也是女性生殖器疾病最常见的一种症状，是指来自生殖道任何部位的出血，如阴道、宫颈、子宫等处。阴道流血可能是生殖系统功能或者结构病变出现的现象，也可为凝血功能障碍性疾病的一种临床表现，如特发性血小板减少性紫癜、白血病、再生障碍性贫血以及肝功能损害等。

绝大多数阴道出血来自子宫，包括青春期前、育龄期及绝经后子宫。2011 年国际妇产科联盟（FIGO）针对育龄期非妊娠女性提出了异常子宫出血（AUB）的概念，并根据不同的病因进行了新的分类——PALM-COEIN 系统，废用了“功血”一词。

1. 根据患者的年龄特点鉴别

根据患者的年龄及其性生活等情况，按病变危害程度的轻重，逐一鉴别阴道流血的病因。

（1）若患者为育龄期女性，且近期有性生活，应首先排除与病理性妊娠相关的疾病，如异位妊娠、不同类型的流产以及滋养细胞疾病等。其次考虑卵巢内分泌功能变化引起的异常子宫出血，根据 AUB 的分类进行相应鉴别。最后考虑内生殖器炎症，如阴道炎、宫颈炎和子宫内膜炎等，以及生殖器肿瘤，如子宫肌瘤、宫颈癌、子宫内膜癌等。

（2）若患者为绝经过渡期和绝经后期女性，则应首先排除内生殖器肿瘤，特别是子宫内膜癌、宫颈癌、具有分泌雌激素功能的卵巢肿瘤、子宫肉瘤、阴道癌及子宫肌瘤；其次考虑生殖器官炎症，如外阴炎、老年性阴道炎、宫颈炎和子宫内膜炎等，以及卵巢内分泌功能变化引起的子宫出血，特别要关注是否有外源性激素的影响。上述疾病的鉴别需要结合一系列的辅助检查，如宫颈脱落细胞，HPV，B 超，子宫内膜活检，诊断性刮宫甚至宫腔镜检查及活检等。

（3）若患者为青春期女性，则应首先排除卵巢内分泌功能变化引起的子宫出血，按 AUB 分类进行思考和鉴别。包括排卵障碍引起的子宫出血（AUB-O），以及雌激素水平短暂下降所致的子宫出血（所谓的“排卵期出血”）。其次要考虑全身性疾病如特发性血小板减少性紫癜、白血病、再生障碍性贫血以及肝功能损害等。

（4）若患者为儿童期女性，则应首先排除外伤、阴道异物及外源性激素影响等因素，其次考虑宫颈葡萄状肉瘤和其他良恶性病变的可能，必要时可在麻醉下以宫腔镜设备进行阴道检查。

2. 根据阴道流血的特点鉴别

阴道流血的临床表现不尽相同，可简单地分为周期规律的阴道流血和无周期规律的阴道流血。

（1）有周期规律的阴道流血。

1）经量增多：主要表现为月经周期正常，但经量多或经期延长。此型流血量多与子宫内膜异常增生、子宫肌瘤、子宫腺肌病、放置宫内节育器及全身因素导致的凝血功能障碍等有关。

2）月经间期出血：发生在两次月经来潮的中期，常历时 3～4 日，一般出血量少于月经量，偶可伴有下腹部疼痛或不适。此类出血是月经间期卵泡破裂，雌激素水平暂时下降子宫内膜脱落所致，故又称排卵期出血，可通过补充雌激素进行明确。

3）经前或经后点滴出血：月经来潮前或来潮后数日持续少量阴道流血，常淋漓不尽。可见于子宫内膜息肉、子宫内膜增生症、排卵性月经失调或放置宫内节育器后的不良反应。部分子宫内膜异位症也可出现类似情况。另外月经后淋漓少量出血也可见于剖宫产术后子宫瘢痕愈合不良，即剖宫产憩室，通过 B 超或者 MRI 可以鉴别。

（2）无周期规律的阴道流血。

1）接触性出血：于性交后或阴道检查后立即出现的阴道流血，色鲜红，量可多可少，常见于各种宫颈炎、早期宫颈癌或者癌前期病变、宫颈息肉或子宫黏膜下肌瘤、子宫内膜癌等。此类出血也可表现为性生活后第二天阴道排出少量的咖啡色分泌物。

2）停经后阴道流血：若患者为育龄妇女，伴有或不伴有下腹部疼痛、恶心等症状，首先考虑与妊娠相关的疾病，如异位妊娠、流产或滋养细胞疾病等；若患者为青春期无性生活史女性或围绝经期妇女，且不伴有其他症状，应考虑无排卵性子宫出血，但还需排除生殖道恶性肿瘤。

3）绝经后阴道流血：一般流血量较少，可持续不尽或反复流血。偶可伴有下腹部疼痛。比较常见的为子宫内膜癌或癌前期病变，出血一般为黯红色。另外比较常见的是萎缩性阴道炎，也就是老年性阴道炎，表现为少量红色出血，或者粉红色白带，可伴有异味、局部刺痛等不适，妇科检查见阴道黏膜变薄，点状出血点。比较晚期的宫颈癌也会表现为绝经后阴道流血，一般为鲜红色出血，甚至出现突发的大量阴道出血伴血块，比较容易诊断。

4）外伤后阴道流血：常发生在各种骑跨伤、车祸或受性侵后，流血为鲜红色，可多可少，伴外阴及阴道内疼痛。

（二）异常白带鉴别

女性阴道内常有少量分泌液，主要由阴道黏膜渗出物，宫颈管、子宫内膜及输卵管腺体分泌物等混合而成，习称白带。正常白带呈蛋清样或白色糊状，无腥臭味，量少。白带的量及性状随月经周期而呈现周期性改变，一般在月经前后 2～3 日，排卵期及妊娠期增多，特别是在排卵期，会呈现较多的蛋清样白带；青春期前及绝经后较少。若出现感染病原体后出现阴道炎、宫颈炎或各种生殖系统良恶性肿瘤及癌前期病变时，白带量会显著增多，伴有性状改变或异味等。妇科门诊患者因白带异常就诊的占很大比例，常见的有白带量多，白带异味及白带颜色异常，常伴外因瘙痒。

临床上常根据异常白带的状况鉴别其病因。

1. 灰黄色或黄白色泡沫状稀薄分泌物

多伴有异味，为滴虫阴道炎的特征，常在经期前后、妊娠期或产后等阴道分泌物 pH 发生改变时明显增多，多伴外阴瘙痒。

2. 凝乳块或豆渣样分泌物

为假丝酵母菌阴道炎的特征，常呈白色膜状覆盖于阴道黏膜及宫颈表面，多伴外阴奇痒或灼痛，部分严重患者可表现为阴道壁黏膜充血、溃疡，外阴红肿等。

3. 灰白色均质分泌物

为细菌性阴道病的特征。有鱼腥味，可伴有外阴瘙痒或灼痛。

4. 透明黏性分泌物

外观与正常白带相似，但量显著增加。可考虑宫颈病变（如宫颈柱状上皮异位，各种宫颈鳞状上皮内病变等），也可见于卵巢功能失调。偶见于宫颈高分化腺癌或阴道腺病等。

5. 脓性分泌物

色黄或黄绿，质稠伴臭味，多为病原微生物感染所致，如各种细菌、支原体、淋球菌等。临床上可见于急性阴道炎、宫颈炎、宫颈管炎，宫颈癌或阴道癌并发感染、宫腔积脓、阴道内异物等。

6. 血性分泌物

阴道分泌物中混有血液，呈淡红色，量多少不一，可由宫颈息肉、老年性阴道炎，宫颈癌、子宫内膜癌、子宫内膜间质肉瘤、子宫平滑肌肉瘤、子宫黏膜下肌瘤或输卵管肿瘤所致。部分放置宫内节育器也可引起血性分泌物。

7. 水样分泌物

分泌物量多、持续、淡乳白色（又称泔水样），常伴有明显异味。多见于宫颈管腺癌、晚期宫颈癌、阴道癌或子宫黏膜下肌瘤伴感染。间歇性排出清澈、黄红色液体，应考虑输卵管癌的可能。

（三）下腹痛鉴别

女性下腹痛首先要考虑妇科疾病，但也可以来自内生殖器以外的疾病，如泌尿系统、消化系统及后腹膜血管神经系统等异常引起。寻找下腹痛的病因，临床上应根据下腹痛起病缓急、部位、性质、时间以及伴随症状加以思考鉴别。下腹痛通常分为急性下腹痛与慢性下腹痛两种。

1. 急性下腹痛鉴别

既往无腹痛，起病急剧，疼痛剧烈，常伴有恶心、呕吐、出汗及发热等症状。伴随症状非常重要。查体可有局部较固定的压痛点，可伴有反跳痛。

（1）下腹痛伴阴道流血：详细询问月经情况，婚育情况及性生活史。可伴或不伴停经史。此类急性下腹痛多与病理妊娠有关，常见于输卵管妊娠（流产型或破裂型）与流产（多为不全流产，阵发性疼痛）。若由输卵管妊娠所致，下腹痛常表现为局限于一侧的突然撕裂样疼痛，随后疼痛略有缓解并有肛门坠胀感。疼痛也可向全腹部扩散；若为流产所致，疼痛常位于下腹中部，呈阵发性。

（2）下腹痛伴发热：有或无寒战。由炎症所致，一般见于盆腔炎症疾病、子宫内膜炎、输卵管卵巢脓肿或囊肿破裂伴感染。右侧下腹痛还应考虑急性阑尾炎的可能。

（3）下腹痛伴附件肿块：常为卵巢非赘生性囊肿或卵巢肿瘤扭转，子宫浆膜下肌瘤扭转，通常在突然改变体位后发生。还要考虑输卵管妊娠的可能。此外，囊肿或者肿瘤破裂也不少见。例如月经期突然发生的下腹痛可能是卵巢内膜样囊肿破裂，而黄体期在用力后，如大便时，或性生活过程中，发生的突发下腹痛要考虑黄体破裂可能。右下腹痛伴肿块，还应考虑阑尾周围脓肿的可能。

2. 慢性下腹痛鉴别

起病缓慢，多为隐痛或钝痛，病程长。60% ~80% 患者并无盆腔器质性疾病。根据慢性下腹痛发作时间，可以分为非周期性与周期性两种。

（1）非周期性慢性下腹痛：常见于下腹部手术后组织粘连、子宫内膜异位症、慢性输卵管炎、残余卵巢综合征、盆腔静脉瘀血综合征及晚期妇科癌肿等。

（2）周期性慢性下腹痛：疼痛呈周期性发作，与月经关系密切。

1）月经期慢性下腹痛：每次行经前后或月经期下腹部疼痛，经净数日后疼痛消失。多数是原发性痛经，一般与子宫局部前列腺素分泌增加有关，部分疼痛为病理状态，如子宫腺肌病、子宫内膜异位症、宫颈狭窄或盆腔炎性疾病所致。

2）月经间期慢性下腹痛：发生于月经间期，疼痛位于下腹一侧，常持续3～4日。多伴有阴道少量流血。此类下腹痛为排卵期疼痛。

人工流产或刮宫术后也可有周期性慢性下腹痛。其疼痛原因为宫颈或宫腔部分粘连，子宫反射性收缩，或经血倒流入腹腔刺激腹膜所致。

另外，在鉴别时还要考虑患者的年龄，不同年龄女性下腹痛的常见妇科病因不尽相同。青春期前女性的急性下腹痛多由卵巢肿瘤蒂扭转或破裂所致，最常见的为卵巢畸胎瘤扭转；青春期女性的急性下腹痛常由痛经、黄体破裂或卵巢肿瘤蒂扭转所致，慢性下腹痛多由处女膜闭锁、阴道横隔等引起积血所致；性成熟期女性的急性下腹痛多由痛经、异位妊娠、急性盆腔炎、黄体破裂、卵巢肿瘤蒂扭转、破裂及流产所致，慢性下腹痛多由子宫内膜异位症、炎症、盆腔内炎性粘连所致；围绝经期女性的急性下腹痛常由卵巢肿瘤破裂、蒂扭转所致，慢性下腹痛多为生殖器官炎症、盆腔内炎性粘连、晚期恶性肿瘤引起。

（四）外阴瘙痒鉴别

外阴瘙痒鉴别诊断相对比较简单，可由妇科疾病所致，也可由全身其他疾病引起，如皮肤科疾病。应根据外阴瘙痒持续时间、是否伴有局部皮损以及患者年龄加以思考。

（1）外阴瘙痒持续时间长，伴有局部皮损，可由外阴上皮良性（鳞状上皮增生，病毒感染所致的疣样病变等）或恶性病变（外阴癌等）引起，尤其是患者年龄较大，瘙痒和皮损久治不愈者。若外阴皮肤或大阴唇黏膜呈生牛肉状，要排除糖尿病的可能。需仔细观察局部皮肤的改变，必要时，皮损处活检，明确诊断。

（2）外阴瘙痒，伴有白带增多，多为阴道分泌物刺激外阴所致，尤其是年轻患者，应检查白带的性状以及致病菌。常见的有霉菌性阴道炎，各种细菌性阴道炎等。

（3）外阴瘙痒伴内裤点状血染多为阴虱引起。

（五）下腹部肿块鉴别

女性下腹部肿块可以来自子宫与双侧输卵管、卵巢、肠道、腹膜后、泌尿系统及腹壁组织。许多下腹部肿块患者并无明显的临床症状，可能仅是患者本人偶然发现或做妇科普查时检查发现。对于发现有肿块的患者，需要结合病史，妇科检查（双合诊或三合诊）及相应的辅助检查以明确其性质。

通常可以根据下腹部肿块的性状考虑其病因。

1. 囊性肿块

所谓的囊性，是指囊肿内容物为液体，一般需要B超明确，超声下表现为无回声，或低回声，一般为卵巢或输卵管来源的良性肿物或炎性肿块。肿块在短时期内增大显著时，应考虑有恶性的可能性。

（1）活动性囊性肿块：位于子宫一侧，边界清楚，囊壁薄、光滑，无触痛的肿块，一般为卵巢或输卵管来源肿块。若囊肿为单房性，内壁无乳头，囊壁薄，增大缓慢，于月经净后略有缩小或消失，多数为卵巢非赘生性囊肿，如卵泡囊肿、黄体囊肿，或并发于滋养细胞疾病的双侧黄素囊肿；若囊肿壁有或无乳头，长时间随访不消失，且有增大趋势的肿块，多数为卵巢赘生性囊肿，如浆液性囊腺瘤等。囊肿在短期内增大明显者应考虑卵巢恶性肿瘤可能。如肿块有明显触痛，且患者有短期停经后阴道少量流血及腹痛史，应考虑输卵管妊娠。若肿块从右上到左下移动度大、部位较高，应考虑肠系膜囊肿。另外还需要排除腹膜来源的囊肿，有时候 B 超也无法确认，常见的有输尿管囊肿、神经鞘囊肿等。

（2）固定性囊性肿块：为边界不清，囊壁厚或囊内见分隔组织，并固定于直肠子宫陷凹、子宫后壁的囊性肿块。若囊肿内压力高、伴压痛者，超声提示囊肿内见较多小光点，囊液较稠，常见于子宫内膜异位症。肿块压痛明显伴发热者，多为附件炎性包块、脓肿或盆腔结核性包块。若肿块位于右下腹，有明显压痛伴发热，兼有转移性下腹部疼痛史，还应考虑阑尾周围脓肿的可能。此类肿块有时候很难和卵巢恶性肿瘤鉴别，需要结果病史及更进一步的检查，如 MRI、肿瘤标志物等。

2. 半实半囊性肿块

囊性与实性相间的肿块多来自子宫附件组织。

（1）活动性半实半囊性肿块：肿块位于子宫一侧、边界清楚、表面光滑或呈分叶状、无压痛、一般无症状者，多见于卵巢肿瘤。若伴腹腔积液，卵巢恶性肿瘤居多。若为双侧囊肿，还要考虑卵巢转移性肿瘤的可能。

（2）固定性半实半囊性肿块：肿块位于子宫一侧或直肠子宫陷凹、边界不清楚、表面不规则，若伴腹腔积液、肿块表面可扪及结节者，多数为卵巢恶性肿瘤；若肿块压痛明显且伴发热，应考虑输卵管卵巢脓肿或输卵管积脓的可能。

3. 实性肿块

首先要排除恶性肿瘤的可能。

（1）活动性实性肿块：首先要考虑是否为增大的子宫，如子宫肌瘤、子宫腺肌病及妊娠子宫，肿块边界清楚，表面光滑或呈分叶状，与宫体相连且无症状，多为子宫浆膜下肌瘤或卵巢肿瘤（如卵巢纤维瘤等）。

（2）固定性实性肿块：肿块固定于子宫一侧或双侧，表面不规则，尤其是盆腔内可扪及其他结节、伴有腹腔积液或胃肠道症状的患者，多为卵巢恶性肿瘤。还要排除盆腔各种转移性肿瘤的可能。若肿块位于下腹部一侧，特别是左下腹，呈条块状，有轻压痛，伴便秘、腹泻或便秘腹泻交替以及大便带血或带黏液者，应考虑结肠癌的可能，可做肠镜检查以明确。双子宫或残角子宫的患者，可于子宫一侧扪及与子宫对称或不对称的肿块，两者相连，质地相同，确诊需 B 超或 MRI。

四、临床诊断思路

临床诊断是临床医师根据医学基本理论、基本知识及基本技能，通过询问患者病史，结合体格检查及各种辅助检查结果，对患者所患疾病作出判断性的结论。在现代科学技术条件下，对于某一疾病的诊断思维应包括流行病学、病因、病理生理、病理、病变部位、疾病典型症状、演变过程、转归及预后等全面认识。确定诊断是复杂的认识过程，首先要有扎实的各种疾病的相关基础理论知识，其次要逐渐积累丰富的临床经验，及时地更新相关知识。正确判断通常需要的步骤是：获得能够反映疾病本质的病史、体征、辅助检查等的病情资料，这些资料应该力求全面、系统、客观、真实，这是建立正确诊断的基本依据。随后对所获得的感性资料结合理论知识进行归纳、分析、鉴别和综合评价，揭示出疾病的本质联系，作出带有判断性的结论。

诊断疾病的过程是富有探索性的、能动的思维过程。在这个过程中，不仅要求临床医师具有必需的医学理论知识，还要求有较丰富的临床实践经验和较强的思维能力，并且在诊治过程中对于新出现的症状和体征，不断地同步更新，及时修整诊断。从思维方法上应掌握三项基本原则：要具体认识疾病的个性化，要在整体联系和动态观察中认识疾病的本质，要自始至终坚持医疗实践第一的原则。

五、临床治疗思路

20世纪以来，随着循证医学的不断完善，临床治疗的决策已开始从经验医学转向循证医学：应用经过科学的、客观论证过的治疗指南指导和规范临床实践，以审慎、明确及客观的观点为患者制定临床治疗计划。而近年来，越来越多的医生关注到患者的个体化差异，提出了精准治疗的概念，对疾病的认识也深入到以分子生物学、遗传学等学科为基础的疾病分类，治疗效果评价，作为一个妇科医生，要做到与时俱进，及时更新治疗新理念，学习新方法，从而提高医疗质量、保障患者安全。

同时，在制订临床治疗方案时，既要明确治疗的目的，也要衡量施治方法的利弊。在治疗妇科疾病的同时，需要考虑患者的生活质量、各种并发症以及妇科疾病给患者及其家人在心理上带来的影响和压力，所以在开始治疗前要充分告知患者可供选择的治疗方案及利弊，及时给予解释和指导。

（夏一丹）

第二章

产科临床诊断思路

一、产科的特点

产科是一门关于妊娠和分娩的科学，是生殖医学的延续。产科医师的服务对象包括孕妇和胎儿，产科医师同时肩负着母亲和胎儿的安全。对家庭而言，怀孕和生育是一件大事，会获得家庭所有成员全方位的关心。对社会而言，产科质量关系到人口的素质，关系到整个人群的医疗质量，降低围产儿死亡率、孕产妇死亡率和出生缺陷的发生，是产科医生和医疗管理机构共同努力的目标和方向。因此，产科不仅是医学，还是服务；不仅是技术，还是管理。

妊娠和分娩是一个特殊的生理过程，情况随时会发生变化，母儿随时有生命危险。产科医生其实类似于全科医生，因为女性所有的可能发生的疾病，都会在孕妇身上发生。因此产科的范畴，不仅有外科还有内科。产科医生的最终目标是，帮助母儿安全渡过生育的过程、提高生命的质量、减少分娩的痛苦和恐惧。产科工作的特点共同决定了产科临床思维的特殊性和复杂性。

二、产科医生的诊断模式

遇到一个患者，首先就需要诊断，然后才能治疗。诊断模式可以分为3类：①典型的诊断思路；②感知模式识别；③严重性判断模式。例如产科常见的因妊娠合并急腹症来就诊的患者，按照典型的诊断思路，医师需要根据主诉、现病史、既往史、月经史、家族史、体格检查、专科检查，辅助检查包括血尿常规、生化检查、影像学检查等进行综合分析后给出初步诊断。但有的时候，客观条件上并不允许进行典型的诊断，例如孕妇高血压、蛋白尿伴有持续性上腹痛，伴有血小板减少和凝血功能异常，病情很急，没法立刻完善所有的病史和检查，同时又需要在最短的时间内作出决策，需要给患者最快速积极的治疗，此时感知模式识别就发挥作用，可能需要根据现有的初步信息以及医生的知识和经验，作出最大可能符合的诊断，可能是2~3个，可能是4~5个。具体到该患者，可能是子痫前期伴发HELLP综合征，可能是并发胎盘早剥，可能是合并胆囊炎急性发作，也可能是妊娠期急性脂肪肝，或者溶血性尿毒症等，在无法给出明确诊断时，要考虑到所有可能的诊断，再从中找出最有可能的诊断。关于严重性的判断，在诊断不明确的情况下，疾病严重性的判断非常重要，包括生命体征是否平稳，包括孕妇和胎儿两方面，是否有生命危险，是否立即需要手术干预，是否会因为干预加重病情等，例如前面举例的孕妇，如果胎心监护发现胎儿宫内窘迫，需要立即终止妊娠，但是凝血功能异常，手术会加重孕妇的风险，需要在纠正凝血功能的同时进行手术。

三、可能导致产科误诊的原因

产科并发症常常是多因素发病，且发病机制大多不清楚，以及大多缺乏有效的治疗方法。与非孕妇相比，怀孕会掩盖症状和体征，合并内外科疾病时，导致临床表现变得不典型，因此产科疾病容易发生误诊。导致误诊的常见原因有：①忽视不确定性；②误导和自我暗示；③情绪影响。以同样的病例来展开讨论，孕妇高血压伴持续性上腹痛就诊，有暴饮暴食史，常常会想到最常见的急性胃肠炎，如果简单地按照急性胃肠炎来处理，就忽视了腹痛是一个不典型的症状，可以是多种妊娠并发症和妊娠合并症的表现之一，包括子痫前期、HELLP综合征、妊娠期急性脂肪肝、胎盘早剥、急性暴发性肝炎、胃肠炎、胃肠穿孔、胃肠肿瘤、肠梗阻、阑尾炎、胰腺炎、胆囊炎、胆道梗阻、肾盂肾炎、肾结石、卵巢囊肿破裂、卵巢囊肿蒂扭转、子宫肌瘤变性、子宫破裂甚至心绞痛的不典型表现，如果仅仅想到胃肠炎，忽视了不确定性，忽视后续的检查和随访，就可能会误诊。另外，当同事或者专家做出某一诊断后，后续接手的医生可能更倾向于符合该诊断，不太会轻易地去改变现有诊断。此外，医生容易用自己最熟悉的诊断来解释病因，或者倾向于贴合自己经历过的病例来诊断，对其他不支持的依据视而不见，或者当临床表现模棱两可的时候，容易解读成支持自己的诊断依据，而忽略不符合逻辑的部分。有时候，临床工作中对患者的喜恶也可能影响临床决策的做出，例如对于怀有好感或者同情的患者，或者亲戚朋友，情感上可能不愿意接受不好的结果，或者不忍心患者遭受痛苦经历和繁琐检查，可能会漏做相关检查，下意识地逃避诊断等而导致误诊。

四、产科的临床诊断思路

产科疾病的诊断思路，可以归结为3个特点：①简单问题复杂化；②复杂问题简单化；③碎片问题系统化。还是以急腹痛为例子，医学生本科教育中，腹痛是诊断学中的一个症状，也是很多常见疾病的首发表现，或者大多数疾病的共同表现，但最后疾病的诊断可能各不相同，也就是说要从最简单的症状想到各种最复杂的可能的诊断。复杂问题简单化，例如子痫前期作为最常见的妊娠期并发症，它的命名和诊断分类变化了多次，而其发病机制至今不明，各种学说都有道理，目前使用的分类标准是根据Ⅲ级证据。对这样一个复杂的疾病，临床医生不得不将复杂问题简单化，根据现有医学证据制定临床指南和规范化流程，在遵循循证医学进行诊疗的同时，也遵循个体化医学的特殊性，针对每位患者给予合理和科学的诊疗。在临床纷繁复杂、各种偶发零星现象的背后，可能提示着系统性和必然性。例如重度子痫前期出现严重并发症减少，但是这个疾病还是原来的疾病，没有特效药，终止妊娠依然是最有效的治疗方法。究其原因，可能是医疗技术的提高、生活水平的提高、孕期保健的加强，能够及时做到早发现、早诊断和早治疗，在出现严重并发症和不良妊娠结局之前及时干预了，从而提高了母胎安全性。

五、患者安全原理的运用

产科疾病的复杂性、瞬息万变性、患者及其家属对结局的高度期望值，都决定了产科临床的高风险和高要求。但是产科疾病的不确定性、高误诊率、很多疾病没有特效的治疗手段，决定了在一些情况下，产科处理上会注意患者安全原理，例如胎心监护在产科的使用。虽有一些证据提示，产时胎心监测可使产时胎儿死亡减少，但目前尚未证实其可减少长期神经系统损害。现有数据仅来自于对持续胎心监测和间歇胎心听诊进行比较，没有对使用与不使用产时胎心监护进行比较的随机临床试验。与间歇胎心听诊相比，产时持续胎心监护在预防胎儿死亡和神经系统远期不良结局方面无明确优势，且假阳性率高，会增加不必要的剖宫产和产钳运用。但是，临床的实际情况是，虽然产时胎心监测的临床获益没有明确证实，但胎心监护结果如果正常，可使多数孕妇和临床医生打消顾虑，故临床认为，高危孕妇产时连续胎心监护能够更加及时地发现胎心异常并及时干预，可改善胎儿预后。

（赵　琳）

第三章

阴道炎症

第一节　细菌性阴道病

细菌性阴道病（BV）过去称为非特异性阴道炎。Gardner 和 Duke 首先描述了本病的临床特点和有特征性的线索细胞。1955 年 Gardner 和 Dukes 首先从非特异性阴道炎患者中分离出阴道嗜血杆菌，因而称此病为阴道嗜血杆菌性阴道炎。到 20 世纪 80 年代人们发现此菌和其他嗜血杆菌不同，定名为阴道加特纳菌，改称此病为加特纳菌性阴道炎。1983 年在斯德哥尔摩国际会议上选定了最为简明的名称——细菌性阴道病，理由是其病原体不仅是阴道加特纳菌，而且有其他厌氧菌；另外此病炎症不明显，阴道分泌物中白细胞稀少，称为阴道病比阴道炎更为恰当。

一、流行病学

BV 是育龄期妇女常见的阴道感染性疾病之一，多发生在性活跃期妇女。不同国家和地区 BV 的发病率因就诊人群、种族、诊断方法的不同而有差异，国内的调查数据显示，BV 在健康体检妇女中约占 11%，在妇科门诊阴道炎症患者中占 36% ~60%。目前，BV 的致病原因尚未完全明确，但可能与多个性伴、频繁性交、反复阴道灌洗等因素有关。

二、病因和发病机制

细菌性阴道病为内源性感染，主要是由于正常阴道菌群（乳酸杆菌）被阴道加特纳菌、厌氧菌及人型支原体等混合菌群替代所致。促发阴道正常菌群发生转变，发展成 BV 的启动因素和机制尚不清楚。

乳酸杆菌对维持正常阴道的生态内环境十分关键。患 BV 时乳酸杆菌减少而其他细菌增多，导致乙酸浓度降低，胺类和氨增加，使阴道分泌物 pH 增加，厌氧菌的代谢产物如腐胺、尸胺和三甲胺，使阴道分泌物具有鱼腥样气味。

BV 相关的病原体可产生毒力因子包括细胞毒素、唾液酸酶、黏多糖酶和胶原酶，造成上皮细胞损伤，使液体渗出及阴道鳞状上皮细胞脱落，产生典型的细菌性阴道病的分泌物。阴道分泌物中缺少白细胞的原因尚不清楚。

三、临床表现

BV 具有以下临床特点。

1. 症状不典型

10% ~40% 的 BV 患者无临床症状。有症状者主要表现为鱼腥气味的阴道分泌物增多，有大量胺类挥发的气味，性交后加重，可伴有轻度外阴瘙痒或烧灼感。分泌物呈灰白色，均质、稀薄，阴道黏膜无充血的炎症表现。

2. 阴性体征

（1）阴道口有分泌物流出，阴道壁表面有稀薄而均匀一致的灰白色分泌物。

（2）阴道壁炎症不明显。

3. 复发率高

BV 的初始治愈率为 70% ~90%。BV 治疗后 1 个月的复发率为 20%，治疗后 3 个月的复发率可达 40%，治疗后 12 个月的复发率可高达 60%。

4. 常见并发症

（1）细菌性阴道病与非衣原体性、非淋菌性上生殖道感染如盆腔炎有关。

（2）细菌性阴道病可使晚期流产及早产的危险性增加 2 ~5 倍。还与羊膜早破、低出生体重儿及产后子宫内膜炎相关。

四、辅助检查

1. pH 测定

正常成人阴道分泌物呈酸性，pH 为 4.0 左右。在细菌性阴道病时 pH 通常 >4.5。pH 测定的敏感性较高，但特异性低。

2. 胺试验

取一滴阴道分泌物置于载玻片上，加一滴 10% KOH，可闻到氨味或鱼腥样气味，即所谓的嗅试验或胺试验阳性。

3. 线索细胞检查

湿片法：在一载玻片上加一滴生理盐水，将阴道拭子分泌物与生理盐水混合成悬液，加上盖玻片后，在高倍（400 倍）镜下检查。

结果：线索细胞为阴道鳞状上皮细胞，表面覆盖着许多球杆菌（主要是加特纳菌，有时合并有厌氧菌），使细胞呈斑点状、颗粒状外观，细胞边缘模糊不清呈锯齿状。

4. 革兰染色

取阴道拭子分泌物，做革兰染色，油镜（1 000 倍）下检查。正常阴道菌群以乳酸杆菌占优势，可能有小量的链球菌和棒状杆菌。细菌性阴道病时乳酸杆菌减少或消失，而其他细菌增多，呈混合菌群。革兰染色镜检观察阴道上皮中的线索细胞的比率，其特异性高于湿片法。

5. 细菌培养

不推荐将细菌培养作为常规方法，因为阴道加特纳菌、厌氧菌及人型支原体的培养结果并不能诊断 BV。

五、诊断

诊断 BV 时，应注意排除其他常见阴道炎症的混合感染。BV 的诊断目前主要根据 Amsel 临床诊断标准及革兰染色 Nugent 评分诊断标准。

1. Amsel 标准

Amsel 标准是 BV 诊断的临床“金标准”。下列 4 项临床特征中至少 3 项阳性即可诊断 BV。

（1）线索细胞阳性（即线索细胞数量 >20% 阴道上皮细胞总量）。

（2）胺试验阳性。

（3）阴道分泌物 pH >4.5。

（4）阴道分泌物呈均质、稀薄、灰白色。

其中线索细胞阳性为必备条件。

Amsel 临床诊断标准的优点为操作简便、成本低，适用于实验室条件有限的医疗机构，但易受主观因素的影响，与 Nugent 评分标准相比，其诊断敏感性为 60% ~72%，特异性为 90% ~94%。

2. 革兰染色 Nugent 评分标准

Nugent 评分标准是 BV 诊断的实验室“金标准”。方法为将阴道分泌物进行革兰染色，在显微镜（1 000 倍油镜）下观察不同细菌的形态类型，并进行量化和综合评分，总分范围为 0 ~10 分：评分 0 ~3 分为正常，4 ~6 分为 BV 中间态，≥7 分诊断为 BV。具体的评分标准见表 3-1。

Nugent 评分标准适用于具备阴道微生态检测条件的医疗机构，要求检验医师有足够的诊断操作时间和经验进行评分，优点是诊断 BV 更客观、精准、统一，与 Amsel 标准相比，其诊断敏感性为 89%，特异性为 83%。

表 3-1　Nugent 评分标准

评分	乳杆菌	加德纳菌及类杆菌	革兰染色不定的弯曲小杆菌
0	4 +	0 +	0 +
1	3 +	1 +	1 + 或 2 +
2	2 +	2 +	3 + 或 4 +
3	1 +	3 +	-
4	0 +	4 +	-

注：各项根据每 10 个油镜视野下观察到的每类形态细菌的平均数量进行评分；0 +：未见细菌；1 +：<1 个细菌；2 +：1 ~4 个细菌；3 +：5 ~30 个细菌；4 +：>30 个细菌；-：无此项。

除上述诊断标准外，目前国内外还有其他方法用于 BV 的诊断，供临床参考。

（1）Hay-Ison 评分标准：对阴道分泌物的革兰染色涂片进行分级。

0 级为仅见上皮，未见乳杆菌，提示近期使用过抗生素。

1 级为正常，乳杆菌占优势。

2 级为中间态，乳杆菌减少，混合其他菌群，可见阴道加德纳菌或动弯杆菌。

3 级诊断为 BV，几乎未见或缺乏乳杆菌，主要是阴道加德纳菌和（或）动弯杆菌，可见线索细胞。

4 级与 BV 无关，仅见革兰阳性球菌，未见乳杆菌。

该分级标准与 Nugent 评分标准的诊断效力相当，其诊断敏感度在 97.2% 以上。Hay-Ison 标准将微生态菌群进行定性分类，简化了 Nugent 标准细菌定量评分及疾病严重程度的评估过程，节约了检验医师的时间和精力，并且将临床常见的其他菌群失衡如需氧菌感染囊括在内，使得诊断更加全面。

（2）分子诊断：主要是针对 BV 病原体中加德纳菌的核酸检测，其敏感度在 78% ~100%。

（3）功能学检测：针对厌氧菌代谢产物唾液酸苷酶的检测，需注意的是功能学检测应联合形态学检测结果；当功能学与形态学结果不一致时，以形态学检测结果为准。

此外，由于 BV 是阴道微生态失调，细菌培养的意义不大，不推荐细菌培养作为 BV 的诊断方法。

六、治疗

BV 治疗前应充分评估是否合并其他阴道炎症，并根据混合感染的具体类型选择合适的对应抗菌药物。

（一）非孕期治疗

1. 非孕期治疗的意义

（1）减轻阴道感染症状和体征。

（2）减少流产或子宫切除术感染并发症风险。其他潜在益处包括减少其他感染如 HIV 感染和其他 STD 风险。

2. 治疗指征

（1）有症状的患者。

（2）妇科和产科手术前无论是否伴有症状者。

3. 治疗方案

（1）选用抗厌氧菌药物：主要有硝基咪唑类药物（甲硝唑和替硝唑）、克林霉素。甲硝唑可抑制厌氧菌生长而对乳杆菌影响小，是较理想的治疗药物。局部用药与口服用药疗效相似，治愈率 80% 左右。由于甲硝唑 2 g 顿服对 BV 的治愈率低，不推荐用于治疗 BV。具体用药方案见表 3-2。

（2）其他治疗方法：微生态制剂如阴道局部乳杆菌制剂、中医药对于辅助 BV 患者恢复阴道微生态平衡、巩固疗效及预防复发具有一定的作用。

表 3-2　BV 用药方案

方案	全身用药	局部用药
推荐方案	甲硝唑 400 mg，口服，每天 2 次，共 7 天	方案①：0.75% 甲硝唑凝胶 5 g，阴道用药，每天 1 次，共 5 天 方案②：甲硝唑阴道栓（片）200 mg，每天 1 次，共 5 ~7 天 方案③：2% 克林霉素软膏 5 g，阴道用药，每晚 1 次，共 7 天

续表

方案	全身用药	局部用药
替代方案	方案①：替硝唑 2 g，口服，每天 1 次，共 5 天 方案②：替硝唑 1 g，口服，每天 1 次，共 5 天 方案③：克林霉素 300 mg，口服，每天 2 次，共 5 天	克林霉素阴道栓 100 mg，睡前阴道用药，共 3 天

注：硝基咪唑类药物治疗期间、服用甲硝唑后 24 小时、服用替硝唑后 72 小时应避免饮酒，以避免发生双硫仑样反应；克林霉素阴道栓剂（使用 72 小时内）或克林霉素乳膏（使用 5 天内）油性基质可能减弱乳胶避孕套的防护作用，建议患者在治疗期间避免性生活；BV 表示细菌性阴道病。

治疗期间，建议患者避免性接触或正确使用安全套。阴道冲洗可能会增加 BV 复发风险，尚无证据表明冲洗可治疗或缓解症状。美国 FDA 已批准应用甲硝唑阴道缓释片（750 mg，每天 1 次，阴道放置）治疗 BV。

（二）妊娠合并 BV 的治疗

妊娠期 BV 的发生率波动于 3.5% ~50.0%。妊娠状态与 BV 存在相互影响，一方面，妊娠期雌、孕激素水平变化，阴道局部黏膜免疫功能变化，宫颈黏液及阴道分泌物增多，可能增加了 BV 的易感性；另一方面，BV 可导致上生殖道感染，与不良妊娠结局及产褥感染有关。因此，对于妊娠合并 BV 的管理应充分权衡患者筛查、治疗的获益与潜在的风险。

1. 妊娠期治疗的意义

BV 与胎膜早破、早产、羊膜腔感染和产后子宫内膜炎等的不良妊娠结局有关，妊娠期治疗 BV 唯一确定的益处是缓解阴道感染症状和体征。潜在的益处包括降低妊娠期 BV 相关感染并发症和减少其他 STD 或 HIV 的风险。全身治疗对可能的亚临床生殖器官感染有益。

2. 妊娠期 BV 筛查及治疗原则

无须常规对无症状孕妇进行 BV 筛查和治疗。有症状的孕妇以及无症状、但既往有感染相关流产或早产病史等高风险的孕妇均需筛查，筛查阳性者需进行治疗。

3. 用药方案

可选择甲硝唑和克林霉素。目前的研究数据未发现甲硝唑及克林霉素存在明显的致畸作用。尽管属于妊娠期相对安全药物，妊娠期应用时仍建议充分知情告知应用药物的利弊。妊娠早期尽量避免应用硝基咪唑类药物。

（1）妊娠期：阴道局部用药可能存在胎膜早破等风险，建议口服用药。可参考的用药方案包括：①甲硝唑 400 mg，口服，每天 2 次，共 7 天；②克林霉素 300 mg，口服，每天 2 次，共 7 天。

（2）哺乳期：选择局部用药，尽量避免全身用药。

4. 随访

妊娠合并 BV 者治疗后需随访治疗效果。有条件者，治疗后可复查阴道微生态检测，评估阴道菌群恢复情况及疗效。

（三）复发性 BV 的治疗

复发性 BV 是指 BV 在一年内反复发作 4 次或 4 次以上。复发性 BV 是患者阴道内相关微生物再激活，而不是再感染。与 BV 复发有关的因素包括：①男性性交传染；②治疗不彻底，未根除病原体；③未能恢复以乳杆菌为主要菌群的阴道环境；④危险因素持续存在。

对于复发性BV，目前尚无公认的定义和最佳管理方案，常见治疗策略包括强化治疗、巩固治疗、联合治疗和微生态治疗。

可参考的治疗策略如下。

（1）在甲硝唑400 mg口服、每天2次、连用7天的基础上，增加甲硝唑治疗天数至14天。

（2）每晚睡前阴道内用0.75%甲硝唑凝胶（5 g）共10天，停药3～5天，BV治愈后，开始阴道用0.75%甲硝唑凝胶（5 g），每周2次，连用16周。

（3）口服硝基咪唑类药物（甲硝唑或替硝唑400 mg，每天2次）7天，再用阴道内硼酸制剂（600 mg/d）21天，BV治愈后，应用0.75%甲硝唑凝胶（5 g），每周2次，阴道置药，连用16周。

（4）每月口服甲硝唑2 g联合氟康唑150 mg。

（5）微生态制剂对于预防BV复发具有一定的效果。

联合治疗方案主要选择甲硝唑联合制霉菌素、甲硝唑联合醋酸膏、甲硝唑联合阿奇霉素、替硝唑联合克霉唑等，大多数联合治疗方案研究显示，联合治疗可改善BV治愈率。

针对BV反复发作者治疗的同时还应注意：①寻找并纠正BV发病的高危因素；②注意排除BV混合其他感染，针对混合感染给予对应的治疗；③恢复阴道微生态平衡。

七、预防

由于BV的病因学和发病机制尚不完全明确，目前尚无有效的预防措施。BV与性活动相关，但是否可通过性行为传播尚不清楚。不主张对男性性伴进行常规治疗。减少性伴数、避免阴道内灌洗可降低患BV的危险性。

（董萍萍）

第二节　需氧菌性阴道炎

需氧菌性阴道炎（AV）是阴道内乳杆菌减少或缺失，需氧菌增多引起的阴道炎症。AV是临床新确定的一类阴道炎，它不同于念珠菌性、滴虫性和细菌性阴道炎（BV）。由于临床医生对AV缺乏了解而常被误诊为细菌性阴道炎，这可能导致治疗失败和严重的并发症，如盆腔炎、不孕症、流产、胎膜早破、绒毛膜羊膜炎以及早产。

一、流行病学

AV是Donders于2002年新提出的阴道感染，是常见的阴道感染性疾病之一，不同国家、地区的发病率因就诊人群、种族、诊断方法的不同而有差异。国外相关研究报道显示，AV的发病率为4.9%～11.8%。国内AV在阴道炎症中的所占比例波动于9.4%～23.7%。

二、病因和发病机制

目前，AV的病因和发病机制仍不清楚。健康的阴道菌群主要由产生过氧化氢的乳杆菌组成。Tempera等报道AV患者表现出抑制这种产生过氧化氢的乳杆菌，但需氧细菌的水平

（B 族链球菌、金黄色葡萄球菌、大肠埃希菌和肠球菌）下降。与正常阴道菌群相比，这些需氧菌使阴道黏膜发生炎症的概率增加了 3 ~5 倍。AV 的发病机制可能与免疫调节失衡、雌激素缺乏、大量肠道细菌定植、扁平苔癣以及维生素 D 缺乏有关。

三、临床特点

10% ~20% 的 AV 患者无症状。有症状者主要表现为阴道分泌物呈均匀的脓性、黄色或黄绿色，有或没有泡沫，恶臭腐烂气味（不是鱼腥味），外阴烧灼感或刺痛等，但 KOH 试验测试呈阴性。脓性分泌物是由于大量白细胞的存在。有症状者症状持续时间长、间歇性加重，且治疗后易复发。窥阴器检查发现：阴道黏膜发红和发炎，严重者有散在出血点或溃疡。宫颈表现出侵蚀、充血、散在出血点以及溃疡。

四、诊断

AV 的实验室诊断目前没有精确的方法，需结合临床表现进行诊断。AV 多采用湿片镜检评分≥3 分并结合临床表现进行诊断（表 3-3）。其他诊断方法有分子诊断、功能学检测，不推荐细菌培养法。

（一）Donders 生理盐水湿片镜检

对于单纯性 AV 患者，目前国内外较广泛采用的是 Donders 提出的阴道分泌物生理盐水湿片诊断标准（表 3-3），通过相差显微镜评价乳杆菌分级、白细胞数量、含中毒颗粒白细胞所占比例、背景菌落及基底旁上皮细胞比例，对这 5 个项目分别评分，每项 0 ~2 分，总分 10 分；累计评分≥3 分诊断为 AV，3 ~4 分为轻度，5 ~6 分为中度，7 ~10 分为重度。此诊断标准的优点为可以反映 AV 菌群情况、炎症反应和阴道黏膜萎缩三方面的特征；缺点是对检验人员及设备要求较高，生理盐水湿片不易保存，无法重复阅片，并且未结合患者的临床症状和体征。

表 3-3 AV 湿片镜检（400 × 放大）

得分	乳杆菌分级	白细胞数量	含中毒颗粒白细胞比例	背景菌群	基底旁上皮细胞比例
0	Ⅰ或Ⅱa	<10/高倍镜视野	无或稀疏	不典型或细胞溶解	无
1	Ⅱb	>10，且上皮细胞 <10	<全部白细胞的 50%	小的大肠埃希菌样菌	1% ~10%
2	Ⅲ	上皮细胞 >10	>50%	球菌或链状	>10%

AV 患者易合并其他阴道炎，诊断时应注意排除其他常见阴道炎症的混合感染。治疗前应进行充分评估是否存在其他阴道炎症，如细菌性阴道病、阴道毛滴虫病、外阴阴道念珠菌病等，可同时检查沙眼衣原体和淋病奈瑟菌等。

（二）其他诊断方法

1. Tempera 法

Tempera 等于 2004 年提出的临床特征和湿片特点相结合的方法，评价内容包括：①检查见阴道异常黄色分泌物；②阴道 pH 升高（pH >5.0）；③分泌物有异味（但 KOH 试验阴性）；④阴道分泌物 400 倍镜检见大量白细胞；⑤根据 Donders 标准确定乳杆菌分级为Ⅱa、Ⅱb 或Ⅲ级。该方法的优点是结合了患者的临床表现；缺点是缺乏量化标准，为描述性评价，未包含显示阴道黏膜萎缩的指标；目前临床应用较少。

2. 分子诊断法

应用实时荧光定量 PCR 技术对阴道内乳杆菌属和需氧菌（包括肠杆菌属、链球菌属、葡萄球菌属）的载量进行检测，当乳杆菌载量减少、需氧菌载量增加 10 倍以上诊断 AV。该方法目前尚处于研究阶段。

3. 功能学检测

当 pH 升高、白细胞酯酶阳性、β-葡萄糖醛酸酶或凝固酶阳性可对 AV 的诊断有一定的辅助作用，尚不能作为诊断 AV 的单独标准。功能学检测须联合形态学检测。当功能学与形态学结果不一致时，以形态学检测结果为准。

4. 细菌培养法

AV 患者阴道微生态失调、病原菌相对复杂，可能存在传统培养法难以培养出的致病菌种，因此不推荐细菌培养用于诊断 AV，但可通过药敏试验指导治疗和随访。

五、治疗

AV 常易合并阴道混合感染，治疗前应进行充分评估是否存在其他阴道炎症，如细菌性阴道病、阴道毛滴虫病、外阴阴道假丝酵母菌病等。有条件时还需要同时检查沙眼衣原体和淋病奈瑟菌等。对于单纯性 AV 的治疗，建议根据患者的临床特点及镜检结果进行分类管理，包括抗微生物药物治疗、针对阴道黏膜炎症反应的治疗及恢复阴道微生态等。

AV 患者的性伴无须常规筛查及治疗。对于妊娠期是否进行 AV 筛查和治疗尚缺乏循证医学证据支持，妊娠期 AV 应在权衡治疗获益与潜在风险的情况下进行治疗，妊娠合并 AV 者治疗后注意随访。

（一）抗生素治疗

选择经验性抗菌药物，可根据镜检特点，针对背景菌群为革兰阴性杆菌、革兰阳性球菌或两者同时增多者予以对应的抗生素治疗。对于疗效不佳或反复发作者，也可根据阴道细菌培养及药敏结果调整用药。国内外的治疗经验如下。

1. 克林霉素

克林霉素的抗菌谱可覆盖革兰阳性球菌。采用 2% 克林霉素软膏 5 g，阴道用药，每天 1 次，共 7 ~ 21 天。对于重度 AV（DIV），可采用 2% 克林霉素 5 g，阴道用药，每天 1 次治疗，症状缓解后，可每周用药 1 ~ 2 次进行维持治疗，连用 2 ~ 6 个月，可减少疾病反复发作。应当注意的是，克林霉素乳膏（使用 5 天内）或克林霉素阴道栓剂（使用 72 小时内），其中的油性基质可能减弱乳胶避孕套的防护作用，建议患者在治疗期间避免性生活。

2. 头孢呋辛

头孢呋辛属于第 2 代头孢菌素，对革兰阳性球菌的作用与第 1 代相似，抗革兰阴性杆菌的活性较第 1 代强。可采用头孢呋辛酯 250 mg，口服，每天 2 次，共 7 天。

3. 喹诺酮类

第 3 代喹诺酮类药物的抗菌谱覆盖一些革兰阳性和阴性菌，可选用左氧氟沙星 200 mg，口服，每天 2 次，共 7 天。第 4 代喹诺酮类药物除了具有抗革兰阴性菌活性，且抗革兰阳性菌活性更强，可采用莫西沙星 400 mg，口服，每天 1 次，共 6 天。

4. 卡那霉素

卡那霉素具有较强的抗革兰阴性需氧杆菌活性，对葡萄球菌属（甲氧西林敏感株）也有一定的抗菌作用，对乳杆菌无明显影响。可采用卡那霉素阴道栓剂 100 mg，阴道用药，每天 1 次，共 6 天。

（二）针对阴道黏膜萎缩的治疗

对于表现有阴道黏膜萎缩的 AV 患者，可阴道局部应用雌激素（如 0.1% 戊酸雌二醇），每周 2 次。也有使用氯喹那多-普罗雌烯阴道片获得与克林霉素相当的疗效，氯喹那多是一种广谱抗菌剂，普罗雌烯可作用于下生殖道黏膜，起局部雌激素样作用，具体方案为每天 1 片，睡前阴道用药，共 12 天。应用雌激素类药物时，应当注意激素使用禁忌证，如乳腺癌、既往血栓栓塞史等。

（三）针对外阴阴道黏膜局部炎症的治疗

对于外阴阴道黏膜炎症反应，可局部应用皮质类固醇激素治疗，具体方案为：氢化可的松 300 ~ 500 mg，睡前阴道用药，每天 1 次，7 ~ 21 天，症状改善者可选择维持治疗方案，即应用氢化可的松 300 ~ 500 mg 睡前阴道用药，每周 1 ~ 2 次，连用 2 ~ 6 个月；或丙酸氯倍他索，睡前阴道用药，每天 1 次，连用 1 周。维持治疗中，对于有真菌感染风险者，可考虑加用氟康唑 150 mg，口服，每周 1 次，预防阴道真菌感染。

（四）益生菌治疗

除了抗生素治疗，阴道感染性疾病的治疗应该针对阴道微环境的复苏及其免疫力。益生菌能促进维持阴道内稳态的平衡和免疫调节。乳杆菌对阴道内环境的维持很重要，因为这些细菌能通过生产乳酸、过氧化氢以及竞争性黏附阴道上皮细胞对抗病原体定植。

对于慢性阴道炎，医生有必要通过药物来维持防御性菌群的生产，如甲硝哒唑、克林霉素或定期应用外源性乳杆菌（如每月使用），长时间频繁使用抗生素可产生不良反应。

（五）中医中药治疗

传统中药不同于西药类抗菌药物，药效相对温和，耐药相对少见，其对于 AV 具有一定的疗效，为 AV 治疗提供了新的方向。

六、随访

AV 患者若症状持续或反复发作需要随访复查。有条件者，AV 治疗后可复查阴道微生态检测，评估阴道菌群恢复情况及疗效。

（董萍萍）

第三节 外阴阴道假丝酵母菌病

外阴阴道假丝酵母菌病（VVC）通常由白假丝酵母菌引起，但偶尔也可由其他假丝酵母菌属或酵母菌引起。以往称霉菌性阴道炎、念珠菌性阴道炎，目前正式命名为外阴阴道假丝酵母菌病。VVC 临床通常表现为外阴瘙痒，阴道分泌物异常。

一、流行病学

75%的女性一生至少感染一次外阴阴道假丝酵母菌病（VVC），40%～45%的女性会发生两次及以上VVC。其中有5%的患者发展为复发性外阴阴道假丝酵母菌病（RVVC），即1年中VVC发作4次或4次以上假丝酵母菌性阴道病。

假丝酵母菌可存在于人的口腔、肠道及阴道黏膜上，一般不引起症状，这3个部位的假丝酵母菌可以互相感染。当局部环境条件适合时易发病。此外，少部分患者可通过性交直接传染或接触感染的衣物间接传染。

二、临床表现

假丝酵母菌感染最常见的症状是白带多、外阴及阴道灼热瘙痒，典型的白带呈凝乳状或片块状，阴道黏膜高度红肿，可见白色鹅口疮样斑块附着，易剥离，其下为受损黏膜的糜烂基底，或形成浅溃疡，严重者可遗留瘀斑。但白带并不都具有上述典型特征，从水样直至凝乳样白带均可出现，有的完全是一些稀薄的浆液性渗出液，其中常含有白色片状物。妊娠期霉菌性阴道炎的瘙痒症状尤为严重，甚至坐卧不宁，痛苦异常，也可有尿频、尿痛及性交痛等症状。

三、诊断

根据典型的临床表现及肉眼观察阴道分泌物，诊断假丝酵母性阴道炎通常并无困难。若在分泌物中找到芽孢及假菌丝即可确诊。方法是取少许分泌物于玻片上，加一滴生理盐水或10%氢氧化钾溶液，上覆以盖玻片微加热后，置于显微镜下检查，高倍镜下可找到成群的卵圆形芽孢和假菌丝，阳性率约为60%。有症状而多次检查阴性者，可用培养法。此外，也要注意相关的诱因，如有应用大剂量甾体激素或广谱抗生素史，以及糖尿病患者需做尿糖及血糖检查等。

（一）分类诊断

根据临床表现、病原菌类型、宿主因素和对治疗的反应，VVC可分为单纯性或复杂性VVC（表3-4）。10%～20%的女性会有复杂性VVC，诊断和治疗需要特殊的考虑。

表3-4 外阴阴道假丝酵母菌病的分类

单纯性	复杂性
零星或散发	复发性
轻度至中度	重度
白假丝酵母菌	非白假丝酵母菌
非免疫力低下的女性	患糖尿病、免疫功能低下疾病、潜在免疫缺陷或免疫抑制治疗的女性

需要注意的是，单纯性VVC的诊断必须同时满足以上4个因素，而复杂性VVC只需要满足以上4个因素之一即可。

（二）妊娠期VVC诊断

妊娠期VVC的诊断与非妊娠期大致相同，有外阴阴道炎症状或体征的妊娠期女性，同时阴道分泌物中找到假丝酵母菌芽生孢子及假菌丝即可明确诊断。目前主要通过10%氢氧化钾湿片法（敏感度50%～85%）或革兰染色法诊断。然而，有症状且真菌培养阳性的VVC中，约50%的女性其显微镜检查并未见到假丝酵母菌菌丝及芽生孢子，对阴道显微镜检阴性的有症状VVC女性，进行真菌培养明确诊断是有必要的。因菌群集落的数目并不能决定VVC的严重程度，并没有统一、标准化的定量方法评估真菌培养结果，目前仍是基于菌群集落形成的定性方法来进行判定。单纯的VVC并不引起阴道pH改变，阴道pH测定有助于与其他类型阴道炎进行鉴别。

四、治疗

（一）治疗原则

（1）消除发病诱因：如积极治疗糖尿病，及时停用广谱抗生素、性激素和肾上腺皮质激素。讲究卫生，勤换内衣尤其是内裤。换下的衣物一定要水煮消毒处理，避免公共场所的交叉感染。

（2）无症状带菌者不需治疗。

（3）单纯性VVC患者性伴无需治疗，RVVC患者性伴应同时检查治疗。

（4）用药要规范，严格按疗程。不主张行阴道灌洗术。

（5）重视随访，于治疗结束后7～14天和下次月经后进行复查，两次复查真菌学检查阴性为治愈。

（6）具体用药选择疗效确切、广谱安全、快速见效、能迅速缓解症状的药物。以阴道用药为首选，因为阴道局部给药安全，全身吸收少，妊娠期妇女可用。用药前不主张灌洗，因为易致上行性感染，据统计，阴道灌洗者盆腔炎患病率增加3～4倍。对月经期及未婚妇女可采用全身用药。

（二）单纯性VVC的治疗

所有有VVC症状或体征的女性都应行KOH制片检查，并应对结果呈阳性的女性进行治疗。对于湿片检查阴性但存在体征或症状者，应考虑行阴道假丝酵母菌培养。如果无法进行培养，可以考虑经验性治疗。

短程外用制剂可有效治疗单纯性VVC。唑类治疗可使80%～90%的患者得到症状缓解和培养阴性。表3-5推荐的方案，选择任意一种即可。

表3-5 单纯性VVC推荐治疗方案

给药方式	治疗方案
非处方阴道内用药	1%克霉唑乳膏5 g，每天1次，共7～14天
	2%克霉唑乳膏5 g，每天1次，共3天
	2%咪康唑乳膏5 g，每天1次，共7天
	4%咪康唑乳膏5 g，每天1次，共3天
	100 mg咪康唑阴道栓，每天1支，共7天；200 mg咪康唑阴道栓，每天1支，共3天
	1 200 mg咪康唑阴道栓，单次给药
	6.5%噻康唑软膏5 g，单次给药

续表

给药方式	治疗方案
处方阴道内用药	2% 布康唑乳膏 5 g，单次给药 0.4% 特康唑乳膏 5 g，每天 1 次，共 7 天 0.8% 特康唑乳膏 5 g，每天 1 次，共 3 天 80 mg 特康唑阴道栓剂，每天 1 支，共 3 天
口服药物	氟康唑 150 mg，单次口服

（三）复杂性 VVC 的治疗

白色假丝酵母菌对唑类的耐药已变得越来越普遍，而非白色假丝酵母菌本身对唑类耐药。因此，对于症状反复的患者，应考虑进行培养和药敏试验。没有数据支持治疗复杂性 VVC 患者的性伴。具体治疗方案见表 3-6。

表 3-6　复杂性 VVC 治疗方案

类型	治疗方案
复发性 VVC	强化治疗：7～14 天的阴道局部治疗或每 3 天口服 100 mg、150 mg 或 200 mg 氟康唑，总共 3 次（第 1、第 4 和第 7 天）。 巩固治疗：首选每周口服 1 次氟康唑（即 100 mg、150 mg 或 200 mg）连续 6 个月；次选间歇使用局部治疗。
重度 VVC	推荐使用 7～14 天的局部唑剂或 150 mg 氟康唑，口服 2 次（首次给药后 72 小时第 2 次给药）
非白假丝酵母菌 VVC	最佳治疗方法仍然未知 建议使用非氟康唑（口服或局部）的延长治疗（7～14 天）方案。如果出现复发，建议每天 1 次阴道给药 600 mg 的硼酸，持续 3 周。

（四）妊娠期 VVC 的治疗

治疗妊娠期 VVC 的主要目的是缓解症状，尤其是反复发作的妊娠期 VVC 引起的明显不适，其中包括情绪、症状和体征等；另一个重要目的是减少母儿不良结局的发生。

治疗方案应以局部用药为宜，建议在孕妇中使用为期 7 天的局部唑类治疗方案。

流行病学研究表明，单剂量 150 mg 氟康唑可能与自然流产和先天性畸形有关，因此妊娠期禁用。

（董萍萍）

第四章

异常子宫出血

第一节　正常月经周期

月经是由下丘脑、垂体和卵巢三者生殖激素之间的相互作用来调节的，在月经周期中的月经期和增殖期，血中雌二醇和孕酮水平很低，从而对腺垂体和下丘脑的负反馈作用减弱或消除，导致下丘脑对促性腺激素释放激素的分泌增加，继而导致腺垂体分泌的卵泡刺激素和黄体生成素增多，因而使卵泡发育，雌激素分泌逐渐增多。此时，雌激素又刺激子宫内膜进入增殖期。黄体生成素使孕激素分泌增多，导致排卵。此期中雌激素与孕激素水平均升高。这对下丘脑和腺垂体产生负反馈抑制加强的作用，因而使排卵刺激素和黄体生成素水平下降，导致黄体退化，进而雌激素和孕激素水平降低。子宫内膜失去这两种激素的支持而剥落、出血，即发生月经。此时，雌激素和孕激素的减少，又开始了下一个月经周期。

月经周期是由下丘脑、垂体和卵巢三者生殖激素之间的相互作用来调节的，在月经周期中出现下列的变化过程。

（1）女性达到青春期后，在下丘脑促性腺激素释放激素的控制下，垂体前叶分泌促卵泡成熟素 FSH 和少量黄体生成素 LH 促使卵巢内卵泡发育成熟，并开始分泌雌激素。在雌激素的作用下，子宫内膜发生增生性变化。

（2）卵泡渐趋成熟，雌激素的分泌也逐渐增加，当达到一定浓度时，又通过对下丘脑垂体的正反馈作用，促进垂体前叶增加促性腺激素的分泌，且以增加 LH 分泌更为明显，形成黄体生成素释放高峰，它引起成熟的卵泡排卵。

（3）在黄体生成素的作用下，排卵后的卵泡形成黄体，并分泌雌激素和孕激素。此期子宫内膜主要在孕激素的作用下，加速生长且机能分化，转变为分泌期内膜。

（4）由于黄体分泌大量雌激素和孕激素，血中这两种激素浓度增加，通过负反馈作用抑制下丘脑和垂体，使垂体分泌的卵泡刺激素和黄体生成素减少，黄体随之萎缩因而孕激素和雌激素也迅速减少，子宫内膜骤然失去这两种激素的支持，便崩溃出血，内膜脱落而月经来潮。

一般月经量不需要精确计算，因为月经病的诊断和治疗多依据患者所提供的月经周期、经量和出血时间等信息，而且患者的观察与实际出血量有很大的出入。月经周期中的出血是排卵前雌激素下降的结果，然而月经周期间的出血则经常是病理性因素所致。

理解正常的月经生理是认识功能性子宫出血（以下简称功血）的基础和前提。月经性出血是自限性的，原因如下。

（1）月经是一种普遍的子宫内膜现象。由于月经开始和结束与雌、孕激素精确的序贯调节有关，故月经的变化与子宫内膜发育各个阶段几乎同时出现。

（2）雌、孕激素的适当刺激维持子宫内膜结构的稳定性。雌、孕激素避免了因组织脆性引起的子宫内膜随机性脱落。生殖激素的周期性变化引起子宫内膜有序且渐进性缺血、崩解，并与血管节律性收缩持续时间增加有关。

（3）月经伴有雌、孕激素的变化，或周而复始，或停止。子宫内膜节律性出血收缩引起缺血和内膜崩塌，并促进凝血因子从出血部位析出。雌激素活性的恢复对子宫内膜创面的止血起到重要的辅助作用。

很显然，雌、孕激素撤退性出血并非甾体类激素存在或作用引起的唯一的出血形式，还有雌激素撤退性出血、雌激素突破性出血以及孕激素撤退性出血和孕激素突破性出血等形式。雌激素撤退性出血见于双卵巢切除术后、卵泡闭锁、卵巢去势雌激素治疗中断后等。月经间期出血（排卵期出血）往往是促排卵后雌激素下降引起。雌激素突破性出血是相对小剂量的内、外源性雌激素引起。雌激素水平对子宫内膜刺激的出血量和出血类型有一定关系。相对小剂量的雌激素可引起长期间歇性淋漓出血，大剂量雌激素持续性应用将引起长时间闭经，之后会突发严重的出血。孕激素撤退性出血仅出现于已接受内源性或外源性雌激素刺激的子宫内膜增生的基础上。如果雌激素继续治疗而孕激素撤退仍然会引起孕激素撤退性出血。如果雌激素水平增加10～20倍则孕激素撤退性出血将被延迟。孕激素突破性出血出现在雌、孕激素剂量比例明显异常时，如雌激素不足而孕激素继续治疗将引起间断性出血，类似于小剂量雌激素突破性出血，这种类型的出血多见于应用长效单纯孕激素避孕时，如左炔诺酮皮下埋植或长效甲羟黄体酮避孕针剂。

（夏一丹）

第二节　无排卵性异常子宫出血

无排卵性异常子宫出血，常见于绝经过渡期或是青春期的女性，指的是生殖内分泌异常导致的子宫出血。对于青春期女性患有无排卵性异常子宫出血，是因为下丘脑-垂体-卵巢轴的反馈调节不成熟；而绝经期的患者是因为卵巢功能衰退，导致无法排卵。

一、病因和发病机制

1. 青春期

青春期功血患者血E2水平在育龄妇女的正常范围内，但无正常月经周期中期的血LH、FSH峰，提示病因是下丘脑-垂体对雌激素的正反馈反应异常。青春期中枢神经系统下丘脑-垂体-卵巢轴正常功能的建立需经过一段时间。如果此时受到过度劳累、应激等刺激，或肥胖、胰岛素抵抗等遗传因素的影响，就可能引起功血或其他月经病，如多囊卵巢综合征。

2. 绝经过渡期

此时妇女卵泡储备低，对促性腺激素的敏感性降低，或下丘脑-垂体对性激素正反馈调节的反应性降低，可先出现黄体功能不足，间断或不规则排卵，最终排卵停止。此时卵泡仍有一定程度的发育，但缓慢、不充分，或退化不规则，不足以引起正反馈，造成孕激素水平不足或缺如而引起本病。

3. 育龄期

可因内、外环境某种刺激，如劳累、应激、流产、手术或疾病等引起短暂的无排卵。也可因肥胖、多囊卵巢综合征、高泌乳素血症等因素引起持续无排卵。

二、临床表现

月经完全不规则，出血的类型决定于血清雌激素的水平及其下降的速度、雌激素对子宫内膜持续作用的时间及内膜的厚度。量可少至点滴淋漓，或可多至有大血块造成严重贫血；持续时间可由 1~2 天至数月不等；间隔时间可由数天至数月，因而可误认为闭经。同时可有贫血、多毛、肥胖、泌乳、不育等表现。一般不伴有痛经。盆腔检查除子宫稍丰满及变软外，其余皆正常。

三、诊断

首先除外非生殖道（泌尿道、直肠、肛门）及生殖道其他部位（宫颈、阴道）的出血，全身或生殖系统器质性疾病引起的出血及医源性子宫出血。

鉴别诊断需依靠详细的月经及出血史、既往妇科疾病、服药情况、家族出血性疾病史。一线检查有全身体检及盆腔检查、血常规检查、血 HCG、宫颈刮片。酌情选择凝血功能、LH、FSH、催乳激素（PRL）、E2 测定，甲状腺功能检查。经腹部或阴道超声检查有助于观察宫腔、内膜情况，发现卵巢小囊肿，应列为一线检查。

基础体温（BBT）曲线呈单相型。血清雌二醇（E2）浓度相当于中晚卵泡期水平，失去正常周期性变化。黄体酮浓度 <3 ng/mL。单次黄体生成激素（LH）及卵泡生成激素（FSH）水平正常或 LH/FSH 比值过高，周期性高峰消失。子宫内膜活检病理检查可呈增生、单纯增生、复合增生（腺体结构不规则，但无腺上皮异型性改变）、子宫内膜息肉或非典型增生（腺上皮有异型性改变），无分泌期表现。非典型增生属癌前病变。偶可并发子宫内膜腺癌。

宫腔镜检查可列为二线检查，尤其对药物治疗无效，或超声检查提示宫腔异常的患者。与子宫输卵管造影比较有优势。宫腔镜检查及直视下选点活检，敏感性高于一般诊断性刮宫。宫腔镜检查的可靠性与术者的经验有关，熟练者可能有 20% 的假阳性，而无假阴性。

子宫磁共振成像（MRI）检查只在未婚患者、超声检查提示子宫腺肌病或多发性子宫肌瘤，为决定治疗对策时选用。

有时本症还可与某些器质性疾病同时存在，如子宫肌瘤、卵巢分泌雌激素肿瘤等。诊断时也应想到。

四、治疗

无排卵性异常子宫出血患者应对内分泌治疗有效。具体方案应根据患者年龄、病程、血红蛋白水平、既往治疗效果、有无生育或避孕要求、文化水平、当地医疗及随诊条件等因素全面考虑。总的原则是：出血阶段应迅速有效止血及纠正贫血；血止后应尽可能明确病因，并进行针对性治疗，选择合适方案控制月经周期或诱导排卵，预防复发及远期并发症。

（一）止血

1. 性激素治疗

（1）孕激素内膜脱落法（药物刮宫法）：针对无排卵患者子宫内膜缺乏孕激素的影响，给患者以足量孕激素使增殖或增生的内膜转变为分泌期；停药后2～3天内膜规则脱落，出现为期7～10天的撤退性出血，在内源性雌激素的影响下，内膜修复而止血。常用肌内注射黄体酮20～40 mg/d，连续3～5天；或口服地屈黄体酮10～20 mg/d，连续10天；或微粒化黄体酮（琪宁）200～300 mg/d，连续3～10天；或醋甲羟黄体酮（MPA）6～10 mg/d，连续10天。可根据不同患者出血的病程、子宫内膜的厚度决定孕激素的剂量及疗程。本法效果确实可靠，但近期内必有进一步失血，若累积于宫腔的内膜较厚，则撤退性出血量会很大，可导致血红蛋白进一步下降，故只能用于血红蛋白大于80 g/L的患者。在撤退性出血量多时，应卧床休息，给一般止血剂，必要时输血，此时不用性激素。若撤退性出血持续10天以上不止，应怀疑器质性疾病的存在。

（2）雌激素内膜修复法：只适用于青春期无性生活患者且血红蛋白＜80 g/L时。原理是以大剂量雌激素使增殖或增生的子宫内膜在原有厚度基础上，修复创面而止血。不同患者止血的有效雌激素剂量与其内源性雌激素水平的高低呈正相关。原则上，应以最小的有效剂量达到止血目的。一般采用肌内注射苯甲酸雌二醇或口服戊酸雌二醇，可从3～4 mg/d开始，分2～3次应用。若出血量无减少趋势，逐渐加至8～12 mg/d。也可从6～8 mg/d开始，止血收效较快，最多不超过12 mg/d。若贫血重者需同时积极纠正贫血，输血及加用一般止血药。血止2～3天后可逐步将雌激素减量，速度以不再引起出血为准。直至1 mg/d时即不必再减，维持至用药20天左右，血红蛋白已高于90 g/L时，再改用黄体酮及丙酸睾酮使内膜脱落，结束这一止血周期。

（3）高效合成孕激素内膜萎缩法：①育龄期或绝经过渡期患者，血红蛋白＜80 g/L，近期刮宫已除外恶性病变者；②血液病患者，病情需要月经停止来潮者。方法为：左炔诺黄体酮每天1.5～2.25 mg/d，炔诺酮（妇康）5～10 mg/d，醋甲地黄体酮（妇宁）8 mg/d。醋甲羟黄体酮（甲羟黄体酮）10 mg/d等，连续22天。目的是使增殖或增生的内膜蜕膜化，继而分泌耗竭而萎缩。血止后也可逐渐减量维持。同时积极纠正贫血。停药后内膜脱落而出血。

（4）三代短效口服避孕药：常用的有复方去氧孕烯（妈富隆）、复方环丙黄体酮（达英35）等。其机制也是萎缩内膜，但含有炔雌醇。剂量为每天2～3片，血止后也可逐渐减量，连续21天。同时纠正贫血。

（5）丙酸睾酮：可对抗雌激素的作用，减轻盆腔充血，从而减少出血量，但不能止血。可与黄体酮同时肌内注射，25 mg/d（青春期患者）或50 mg/d（绝经过渡期患者），但总量应低于每月200 mg。

2. 诊断性刮宫

止血效果迅速，还可进行内膜病理检查除外恶性情况。诊刮时了解宫腔大小、有无不平感也有助于鉴别诊断。对于病程较长的已婚育龄期或绝经过渡期患者，应常规使用。但对未婚患者及近期刮宫已除外恶变的患者，则不必反复刮宫。

3. 止血药物

（1）抗纤溶药物：氨甲环酸1.0 g，口服，每天2～3次。也可用注射针剂1 g/10 mL，以5%葡萄糖注射液500 mL稀释后静脉点滴，每天1～2次。

（2）甲萘氢醌（维生素K_4）4 mg，每天3次口服；或亚硫酸氢钠甲萘醌（维生素K_3）4 mg肌内注射，每天1～2次，有促进凝血作用。

（3）维生素C及卡巴克络（安络血）：能增强毛细血管抗力。前者可口服或静脉滴注，0.3～3 g/d；后者5～10 mg口服，每天3次，或10～20 mg肌内注射，每天2～3次。

（4）酚磺乙胺（止血敏、止血定）：能增强血小板功能及毛细血管抗力，剂量为0.25～0.5 g肌内注射，每天1～2次，或与5%葡萄糖注射液配制成1%溶液静脉滴注，5～10 g/d。

（5）注射用血凝酶（立止血）：是经过分离提纯的凝血酶，每支1单位（IU），可肌内注射或静脉注射，每次2 IU，第1天2次，第2天1次，第3～4天1 IU/次。注射20分钟后出血时间会缩短1/3～1/2，疗效可维持3～4天。

4. 其他治疗

包括补充铁剂、叶酸。加强营养，注意休息，减少剧烈运动。长期出血患者应适当预防感染。

（二）调节月经周期、促排卵

出血停止后应继续随诊，测量基础体温。择时检查血清生殖激素浓度，以明确有无排卵。根据患者不同的要求，制订诱导排卵或控制周期的用药方案，以免再次发生不规则子宫出血。

对要求生育的患者，应根据无排卵的病因选择促排卵药物，最常用的是氯米芬。首次剂量为50 mg/d，从周期第5天起，连服5天，同时测定BBT，以观察疗效，若无效可酌情增加至100～150 mg/d。若因高泌乳素血症所致无排卵，则应选用溴隐亭，剂量为5～7.5 mg/d。需定期复查血清PRL浓度，以调整剂量。

对要求避孕的患者可服各种短效避孕药控制出血。对青春期无性生活的患者或氯米芬无效的患者，可周期性用孕激素，使内膜按期规则脱落，从而控制周期。对体内雌激素水平低落者则应用雌、孕激素周期序贯替代治疗，控制周期。对绝经过渡期患者可每隔1～2个月用黄体酮配伍丙酸睾酮或醋酸甲羟孕酮（MPA），使内膜脱落1次。若用药后2周内无撤退性出血，则估计体内雌激素水平已低落，绝经将为时不远，只需观察随诊。

若有子宫内膜非典型增生时，应根据病变程度（轻、中、重），患者年龄，有无生育要求，决定治疗方案。病变轻、年轻有生育要求者可用己酸黄体酮每周500 mg，左炔诺黄体酮1.5～3 mg/d，醋甲地黄体酮4～8 mg/d等。一般3个月后复查子宫内膜，根据对药物的反应决定停药、继续用药或改手术治疗。若病变消失，则应改用促排卵药争取妊娠。

总之，尽可能用最小的有效剂量达到治疗目的，以减轻不良反应，方案力求简便。最好指导患者掌握病情变化规律及用药对策，并在适当时间嘱患者来医院随诊进行督查。用药3～6个月后可短期停药，观察机体有无自然调整之可能。若症状复发则及早再用药，也有把握控制。

（夏一丹）

第五章

子宫内膜异位性疾病

第一节　子宫内膜异位症

子宫内膜异位症（EU）是指具有生长功能的子宫内膜组织［腺体和（或）间质］，在子宫腔被覆内膜和宫体肌层以外的部位生长、浸润，并反复周期性出血，继而引发疼痛、不孕及包块等症状的一种常见妇科病。近年文献报道其临床发病率为10%～15%，且有逐年增加的趋势。本病多见于30岁左右的育龄妇女，生育少、生育晚的女性发病率高于多生育者。不孕症妇女中罹患此病的概率为正常妇女的7～10倍，发病率高达20%～40%。偶见于青春期发病，多与梗阻性生殖道畸形有关。而青春期前如婴儿、儿童或青少年极少发生。绝经后，子宫内膜异位病灶将随卵巢功能衰退而萎缩退化，再发病者极少，一旦发生多与雌激素替代有关，提示病变的发生及发展与卵巢功能密切相关。

子宫内膜异位症在组织学上是一种良性疾病，但却具有增生、浸润、种植、复发、恶变等恶性生物学潜能。90%的子宫内膜异位病灶位于盆腔，特别是卵巢、子宫直肠陷凹、宫骶韧带等部位最为常见，也可以出现在阴道直肠隔、阴道、宫颈、直肠、膀胱、会阴切口部位、剖宫产切口部位、输卵管、阑尾、结肠、腹股沟管及腹膜后淋巴结等处，甚至在远离子宫的鼻腔、胸腔、脑膜、乳腺及四肢也偶有发生。子宫内膜异位症病灶分布如此之广，在良性疾病中极其罕见。

一、病因与发病机制

1860年Rokitansky首次描述了子宫内膜异位症，虽然关于子宫内膜异位症发病机制的研究近年来已取得不少进展，但至今尚未完全阐明，主要有以下几种学说。

1. 经血逆流与种植学说

早在1921年Sampson提出月经期脱落的子宫内膜碎片，可随经血经输卵管逆流至盆腔，黏附并浸润种植在盆腔腹膜和卵巢表面，形成子宫内膜异位症。有人通过手术使猴的经血直接流入腹腔，若干时日后，发现部分实验猴的腹腔内出现了典型的子宫内膜异位症病灶。研究发现，在月经期，59%～79%的妇女腹腔液中存在体外培养可成活的子宫内膜细胞，而且患有子宫内膜异位症的妇女，其逆流的经血容量及子宫内膜碎片的数量均比正常妇女多，且经血逆流现象更为常见。临床也发现生殖道畸形伴经血潴留者，常并发盆腔子宫内膜异位症；剖宫取胎术后发生于腹壁瘢痕的子宫内膜异位症，很可能是术中由手术者将小块子宫内膜带至腹壁切口内引起的。由此可见，不论是通过经血逆流还是医源性扩散，子宫内膜组织均可在身体其他部位种植，并发展为子宫内膜异位症。

经血逆流是一种常见的生理现象，但并不是所有妇女都发生内膜异位症。目前研究发现：内膜异位症患者的在位子宫内膜在黏附、侵袭和血管形成等多方面有别于正常子宫内膜，其根本差异很可能基于基因表达的差异，如内膜异位症妇女在位子宫内膜存在细胞周期蛋白、糖基化蛋白、同源核基因 A-10（HOXA-10）、基质金属蛋白酶（MMPs）等基因的表达差异。而这些差异表达的基因可能是逆流经血中的内膜碎片发生黏附、侵袭和生长的关键因素，即不同人（患者与非患者）在位子宫内膜的差异是发生子宫内膜异位症的决定因素。故认为子宫内膜异位症是否发病取决于患者在位子宫内膜的特性，经血逆流可能只是实现这一由潜能到发病的桥梁。

2. 体腔上皮化生学说

卵巢的表面上皮、腹膜上皮、腹股沟管的疝囊上皮和胸膜上皮等，与子宫内膜及输卵管黏膜一样，均来源于原始体腔上皮。Meyer 认为原始体腔上皮有高度分化的潜能，这些来源于体腔上皮的组织，在反复受到某些因素，如炎症、激素或经血等的刺激后，可向子宫内膜组织衍化，形成子宫内膜异位症。有研究发现，癌基因 k-ras 的激活可能诱导了卵巢表面上皮化生为卵巢子宫内膜异位病灶的过程。这一学说似可解释病变的广泛性，但目前尚缺乏充分的临床依据和实验证明。

3. 淋巴及血行转移学说

1925 年，Halban 首次提出远离盆腔的子宫内膜异位症可能是通过淋巴扩散的。不少学者不仅在盆腔淋巴结，而且在小静脉内发现了子宫内膜组织。在盆腔子宫内膜异位症患者尸检中发现，20% 的盆腔淋巴结内有异位子宫内膜。1952 年 Javert 观察到子宫静脉内有子宫内膜组织，认为子宫内膜的腺体和间质细胞可以像恶性肿瘤那样，先侵入子宫肌层或肌束间的淋巴管及微血管，然后再向邻近器官、腹膜后淋巴结及远处转移。

4. 免疫学说

1980 年 Weed 等发现子宫内膜异位症患者的宫腔内膜组织有淋巴细胞和浆细胞浸润，以及补体 C3 沉积，提出子宫内膜异位症的发病与免疫有关。由于发现子宫内膜异位症患者的自身抗体检出率较高，且不少患者合并类风湿关节炎、系统性红斑狼疮等自身免疫性疾病，因而有人认为它是一种自身免疫性疾病。近年来随着免疫学研究的深入，已经证明子宫内膜异位症患者的细胞免疫和体液免疫功能均有明显变化，认为患者机体免疫系统对盆腔内各种子宫内膜细胞的免疫清除能力下降，是导致子宫内膜异位症发生的原因之一。研究发现，患者外周血和腹腔积液中的自然杀伤细胞（NK）的细胞毒活性明显降低。病变愈严重者，NK 活性降低就愈明显。还有学者发现 NK 活性还与雌激素水平呈负相关，雌激素水平愈高，NK 活性则愈低，细胞毒性 T 淋巴细胞的活性也下降。另外，有证据表明，内膜异位症与亚临床腹膜炎症有关。表现在内膜异位症患者可见腹腔积液量增加，腹腔积液中巨噬细胞明显增多且高度活化，释放大量具有不同生物活性的细胞因子；血清及腹腔积液中，免疫球蛋白 IgG、IgA 及补体 C3、C4 水平均增高，还出现抗子宫内膜抗体和抗卵巢组织抗体等多种自身抗体。以上免疫功能的种种变化说明子宫内膜异位症与机体免疫功能异常密切相关，但两者的因果关系仍有待进一步探讨。

5. 遗传学说

子宫内膜异位症患者中，7% ~10%有家族史。直系亲属中有患子宫内膜异位症者，其发病的危险性明显增高，是正常人群的7倍以上，提示本病有遗传倾向。最近的研究表明，子宫内膜异位症具有与卵巢癌相似的遗传特征，如异位内膜细胞有非整倍体核型、杂合子缺失、某些基因的突变等，推测它可能与卵巢癌类似，是以遗传为基础，多因素诱导、多基因变化的遗传性疾病。

6. 干细胞学说

上述比较广为接受的几个学说难以解释一些特殊部位的子宫内膜异位症（如膀胱内壁、肺部、鼻黏膜等处的子宫内膜异位症），更无法解释近年来屡有报道的男性子宫内膜异位症病例。并且研究发现，内膜异位症患者的异位内膜在基因和蛋白表达谱及生物学特性方面与在位内膜存在显著差异，内膜异位症为多中心起源而每一异位病灶内的细胞又呈现明显的单克隆性。这些均提示，即使在经血反流存在的情况下，有生长活性的异位内膜细胞也不完全来自在位内膜，异位病灶可能由不同的干细胞分化而来。目前已有学者从经血中成功分离出子宫内膜干细胞，并经体外诱导分化成为各种成熟细胞，这一点很好地解释了盆腔、剖宫产腹壁切口及顺产会阴切口部位的子宫内膜异位症。

目前，关于子宫内膜异位症的病因研究已深入到细胞分子和基因水平，并涌现出许多新的假说，如表观遗传改变、在位内膜决定论等，但尚无单一理论可以解释所有内膜异位症的发生。上述学说仅能解释不同部位的子宫内膜组织的由来，但能否发展为子宫内膜异位症，可能主要决定于机体的免疫功能，尤其是细胞免疫功能，性激素以及遗传基因决定个体易感性。

二、病理

子宫内膜异位症的基本病理变化是子宫体以外的组织或器官内有内膜组织的生长，在病理形态上有子宫内膜腺体和间质两种成分存在。异位种植的子宫内膜受卵巢激素变化的影响而周期性出血，由此诱发局部的炎症反应，伴纤维细胞增生及纤维化，形成瘢痕性硬结，或与邻近器官紧密粘连。病灶反复出血或出血较多时，血液在局部组织中积聚，形成大小不等的包块，称为子宫内膜样瘤。

1. 大体特征

绝大多数的子宫内膜异位症发生在盆腔。病灶的大体外观取决于种植的部位、病灶的严重程度以及种植时间的长短。位于卵巢和腹膜的病灶以周期性出血导致周围组织纤维增生形成囊肿为主要表现，而位于直肠阴道隔、宫骶韧带等处的深部浸润性病灶，还可以出现平滑肌和纤维组织增生。

（1）卵巢内膜样囊肿：约80%患者病变位于一侧卵巢，20%患者双侧卵巢受累。病灶位于卵巢深部。由于病灶反复出血，初始的卵巢表面囊泡内积血增多，并向卵巢深部扩张，逐渐形成一个灰蓝色或灰白色的卵巢囊肿，囊肿直径大多在10 cm以内，囊壁厚薄不均，常与盆底、子宫及阔韧带后叶及腹膜粘连。由于异位内膜在卵巢皮质内生长、周期性出血，陈旧性的血液可聚集在囊内形成黯咖啡色、黏稠状液体，似巧克力样，故又称为卵巢巧克力囊肿。值得注意的是任何卵巢囊肿有陈旧性出血时，其内容物均可呈巧克力糖浆样，故在进行诊断卵巢内膜样囊肿时需根据组织学并结合临床全面考虑。

（2）浅表子宫内膜异位症：病变可位于卵巢表浅或盆腔、腹膜和脏器浆膜面。由于腹腔镜的广泛应用，发现病灶呈多种形态，早期呈斑点状或小泡状突起，单个或数个呈簇，无色素沉着。病灶可因出血时间先后不等、残留脱落组织的量不同而呈不同颜色，包括红色、紫蓝色、褐黄色及棕黑色等，新近有出血者，颜色较鲜红，出血较陈旧者，颜色较黯。于卵巢表面可见红色或棕褐色斑点或小囊泡。出血逐渐吸收后，病灶呈淡黄色或白色，似腹膜瘢痕。手术中辨认病灶可进行热色试验（HCT），即将可疑病变部位加热，其内的含铁血黄素可呈现出棕褐色。还有的病灶表现为局部腹膜缺损。

（3）深部浸润性子宫内膜异位症：其病灶浸润深度超过腹膜下 5 mm，可侵犯盆腔前、中、后三部分所有脏器，包括宫骶韧带、直肠阴道隔、结直肠、膀胱和输尿管等部位，可导致痛经、性交痛、非周期性的盆腔痛、尿痛、血尿，以及下消化道症状等。病灶生长活跃，病变伴有明显的平滑肌和纤维组织增生，使之形成坚硬的结节；病灶反复出血及纤维化后，与周围组织或器官发生粘连，子宫直肠陷凹常因粘连而变浅，甚至完全消失，使子宫后屈固定。病变向阴道黏膜发展时，在阴道后穹隆形成多个息肉样赘生物或结节样瘢痕。月经期，有的病灶表面黏膜出现小的出血点。随病程进展，直肠阴道隔的病灶结节逐渐增大，形成包块，甚至压迫直肠。少数患者病变可累及直肠黏膜，出现月经期便血，侵入直肠或乙状结肠壁时可以诱发恶性病变或导致完全梗阻。由于深部子宫内膜异位症（DIE）常常位于腹膜外盆腔深处，常合并盆腔广泛粘连，对药物治疗不敏感，而手术治疗难度大，是目前内膜异位症治疗的难点。

2. 镜下特征

早期和较小的病灶，镜下常可见典型的子宫内膜腺体与间质，以及吞噬了大量含铁血黄素的巨噬细胞。卵巢内膜样囊肿的内壁为子宫内膜样上皮细胞覆盖。囊肿较大者，由于反复出血和囊内压力的影响，囊壁薄，内衬上皮可脱落或萎缩，因而有的仅在囊壁皱褶处发现少许残存的子宫内膜样上皮细胞和少量内膜间质细胞；有的囊肿上皮可全部脱落，囊壁仅见大量含铁血黄素细胞，或含铁血黄素沉积。现通常认为，子宫内膜异位症的异位内膜组织有 4 种成分——子宫内膜腺体、子宫内膜间质、纤维素和富含含铁血黄素的巨噬细胞，确诊需要有 2 种以上的成分。当组织学缺乏子宫内膜异位症的证据时，应结合临床进行诊断。

异位的子宫内膜组织与宫腔内膜一样，具有雌激素受体（ER）、孕激素受体（PR），但 ER、PR 含量均较宫腔内膜低，且 ER 在月经周期中无明显变化。因此，在月经周期中，异位的子宫内膜组织虽也可随卵巢激素的变化而出现增生或分泌反应，但其反应程度一般不及宫腔内膜敏感，尤其对孕激素的反应更差；故异位的子宫内膜与宫腔内膜的组织学变化往往不同步，且异位子宫内膜多呈增生期改变。

3. 恶变可能

子宫内膜异位症是一种良性疾病，但其中少数可发生恶变，文献报道的恶变率多小于 1%。恶变部位多见于卵巢，发展为卵巢内膜样腺癌、卵巢透明细胞癌、卵巢浆液性腺癌或卵巢黏液性腺癌等。流行病学研究显示，子宫内膜异位症和卵巢癌之间存在某种关联，子宫内膜异位症妇女发生卵巢癌的相对危险度为普通人群的 1.3～1.9 倍。分子生物学研究也发现，子宫内膜异位症具有与恶性肿瘤相似的一些共性，如病灶细胞的单克隆生长、抑癌基因 p53 的突变等。卵巢癌，尤其是卵巢透明细胞癌和卵巢内膜样腺癌，合并子宫内膜异位症者并非少见，文献报道分别高达 17.4%～53.0% 与 11%～33%，并认为合并子宫内膜异位症的卵巢癌细胞分化较好，5 年生存率较高。

三、临床表现

（一）症状

子宫内膜异位症的临床表现根据其病变部位和程度而有不同。临床上最常见的症状是慢性盆腔痛、不孕和盆腔包块，其中最典型的临床症状是盆腔疼痛，70% ~80% 的内膜异位症患者有不同程度的盆腔疼痛，典型的三联症是：痛经、性交痛和排便困难。约 25% 的患者无症状。

1. 痛经

60% ~70% 的患者有痛经，常为继发性痛经伴进行性加剧。患者多于月经前 1 ~2 天开始出现下腹部和（或）腰骶部胀痛，经期第 1 ~2 天症状加重，月经干净后疼痛逐渐缓解。病灶位于宫骶韧带及阴道直肠隔者，疼痛可向臀部、会阴及大腿内侧放射。病变较广泛及严重者，还可出现经常性的盆腔痛。一般痛经程度较重，常需服止痛药，甚至必须卧床休息。通常疼痛的程度与病灶深度有关，宫骶韧带和阴道直肠隔等深部浸润性病灶，即使病灶较小，也可出现明显的痛经；卵巢内膜样囊肿，尤其是囊肿较大者，疼痛也可较轻，甚至毫无痛感。这种痛经与经前水肿以及血液和内膜碎片外渗，引起周围组织强烈的炎症反应有关，而炎症反应主要与病灶局部前列腺素（PG）增高有关。月经期异位的子宫内膜组织释放大量 PG，局部诱发炎症反应，使病灶高度充血、水肿和出血，产生大量激肽类致痛物质，刺激周围的神经末梢感受器而引起疼痛。有人报道痛经愈严重者，病灶中的 PG 浓度也愈高。此外，近期研究显示，子宫内膜异位症妇女异位病灶局部存在感觉神经纤维末梢的分布，并且神经纤维的分布密度高于正常对照组妇女，这也提示在痛觉传导过程中，子宫内膜异位症妇女的痛经感觉可能更为严重。

2. 性交痛

病灶位于宫骶韧带、子宫直肠陷凹及直肠阴道隔的患者，因性交时触碰这些部位，可出现盆腔深部疼痛，国外报道性交痛的发生率为 30% ~40%。月经前，病灶充血、水肿，性交痛更明显。因子宫内膜异位症所致的严重盆腔粘连，也常引发性交痛。

3. 排便困难

当病变累及宫骶韧带、子宫直肠陷凹及直肠阴道隔时，由于月经前或月经期异位内膜的肿胀，粪便通过宫骶韧带之间时，可能出现典型的排便困难和便秘。

4. 不孕

是子宫内膜异位症的主要症状之一。据统计子宫内膜异位症中 40% ~60% 有不孕，不孕症中 25% ~40% 为子宫内膜异位症，可见两者关系之密切。

5. 月经失调

部分患者可因黄体功能不健全或无排卵而出现月经期前后阴道少量出血、经期延长或月经周期紊乱。有的患者因合并子宫肌瘤或子宫腺肌病，也可出现经量增多。

6. 急性腹痛

较大的卵巢内膜样囊肿，可因囊内压力骤增而破裂，囊内容物流入腹腔刺激腹膜，产生剧烈腹痛；常伴有恶心、呕吐及肠胀气，疼痛严重者甚至可出现休克。临床上需与输卵管妊娠破裂、卵巢囊肿蒂扭转等急腹症鉴别。通常，卵巢内膜样囊肿破裂多发生在月经期或月经前后。阴道后穹隆穿刺若抽出咖啡色或巧克力色液体可诊断本病。

7. 直肠、膀胱刺激症状

病灶位于阴道直肠隔、直肠或乙状结肠者，可出现与月经有关的周期性排便痛，肛门及（或）会阴部坠胀及排便次数增多。若病灶压迫肠腔，可致排便困难。少数病变累及直肠黏膜时，可出现月经期便血。

病灶位于膀胱和输尿管者，可出现尿频、尿急和周期性血尿。若病灶压迫输尿管，则可并发肾盂积水和反复发作的肾盂肾炎。

（二）体征

子宫内膜异位症的典型体征为妇科检查发现宫骶韧带及（或）宫颈后上方、子宫直肠陷凹等处有1个或数个质地较硬的小结节，多为绿豆至黄豆大小，常有压痛。子宫大小正常，多数因与直肠前壁粘连而呈后位，活动受限。有的因合并子宫肌瘤或子宫腺肌病，子宫也可增大。于一侧或双侧附件区可扪及囊性包块，囊壁较厚，常与子宫、阔韧带后叶及盆底粘连而固定，也可有轻压痛。

深部浸润性子宫内膜异位病灶多位于后穹隆。检查时见后穹隆黏膜呈息肉样或乳头突起，扪时呈瘢痕样硬性结节，单个或数个，有的结节融合并向骶韧带或阴道直肠隔内发展，形成包块，常有压痛。月经期，病灶表面可见黯红色的出血点。

腹壁及会阴手术瘢痕的子宫内膜异位症，可于局部扪及硬结节或包块，边界欠清楚，常有压痛。病变较表浅或病程较长者，表面皮肤可呈紫铜色或褐黄色。月经期，患者除感局部疼痛外，包块常增大，压痛更明显。

四、诊断

子宫内膜异位症是妇科常见病，典型病例根据病史、症状和体征不难诊断，但有些患者的症状与体征可不相称，例如有明显痛经者，妇科检查并无异常发现，而盆腔有明显包块者，却可以毫无症状，因而造成诊断困难。

诊断子宫内膜异位症应行盆腔三合诊检查，特别注意宫骶韧带及子宫直肠陷凹有无触痛性结节或小包块，必要时可在月经周期的中期和月经期的第2天，各做一次妇科检查，如发现月经期结节增大且压痛更明显，或盆腔出现新的结节，可诊断为子宫内膜异位症。当临床诊断困难时，可采取以下方法协助诊断。

1. B超检查

妇科检查发现或怀疑有盆腔包块时，可行B超检查。卵巢内膜样囊肿的图像特征多为单房囊肿，位于子宫的一侧或双侧，囊壁较厚，囊内为均匀分布的细小弱光点。若囊肿新近有出血或出血量较多时囊内可出现液性暗区；陈旧血块机化后，可见液性暗区间有小片状增强回声区。有的囊肿可有分隔或多房，囊内回声可不一致。但B超对于一些较小的囊肿、浅表子宫内膜异位症以及深部浸润性子宫内膜异位症的检出率不高。

2. 磁共振成像（MRI）

为多方位成像，组织对比度较好，分辨率高。卵巢内膜样囊肿，由于囊肿反复出血，使其MRI信号呈多样性的特征，囊内形成分层状结构，囊肿边缘锐利，有人报道根据①T_1加权像显示高信号；②T_2加权像部分或全部显示高低混杂信号，可以诊断为内膜样囊肿。MRI对发现深部浸润性子宫内膜异位症也有较高的敏感性和特异性。

3. 血清 CA125 检测

子宫内膜异位症患者血清 CA125 常增高，但多数在 100 U/mL 以下。由于 CA125 的升高并无特异性，而且病变较轻者 CA125 往往正常（<35 U/mL）。因此，一般认为 CA125 检测用于诊断子宫内膜异位症的价值不大。

4. 腹腔镜检查

目前认为腹腔镜检查是诊断子宫内膜异位症的金标准。腹腔镜检查可以发现影像学不能诊断的腹膜病灶。通常，腹膜的红色及褐色病灶容易发现，而无色素沉着的病灶和仅有腹膜粘连者，可用热-色试验加以识别，若病灶中有含铁血黄素沉着，局部加热后病灶呈棕黑色，即可确认为子宫内膜异位症。必要时可取活检证明。腹腔镜检查还可了解盆腔粘连的部位与程度，卵巢有内膜样囊肿及输卵管是否通畅等。但有资料显示，即使是腹腔镜检查，对一些早期、不典型的子宫内膜异位症病灶仍有遗漏的可能性，漏诊率可达 5%～10%，能否识别出早期不典型的子宫内膜异位症病灶主要与手术医生的经验有关。

五、鉴别诊断

1. 卵巢恶性肿瘤

患者除下腹或盆腔可扪及包块外，子宫直肠陷凹内常可扪及肿瘤结节，但与子宫内膜异位症不同的是包块较大，多为实质性或囊实性，常伴有腹腔积液，癌结节较大且无压痛。患者病程较短，一般情况较差，多数血清 CA125 升高较为明显，彩色多普勒超声显示肿块内部血供丰富（PI 和 RI 指数较低），必要时抽取腹腔积液进行细胞学检查，有条件可行 MRI 或腹腔镜检查加以确诊。

2. 盆腔炎性包块

急性盆腔感染，若未及时和彻底治疗，可转为慢性炎症，在子宫双侧或一侧形成粘连性包块。患者常感腰骶部胀痛或痛经及不孕。但其痛经程度较轻，也不呈进行性加剧。多数有急慢性盆腔感染病史，用抗生素治疗有效。包块位置较低者，可经阴道后穹隆穿刺包块，若抽出巧克力色黏稠液体，可诊断为卵巢内膜样囊肿。

结核性盆腔炎也可在子宫旁形成包块及有压痛的盆腔结节。患者除不孕外，有的可出现经量减少或闭经，若患者有结核病病史，或胸部 X 线检查发现有陈旧性肺结核，对诊断生殖道结核有重要参考价值。进一步检查可行诊断性刮宫、子宫输卵管碘油造影以协助诊断。

3. 直肠癌

发生在阴道直肠隔的子宫内膜异位症，有时需与直肠癌鉴别。直肠癌病变最初位于直肠黏膜，患者较早出现便血和肛门坠胀，且便血与月经无关。肿瘤向肠壁及阴道直肠隔浸润而形成包块。三合诊检查包块较硬，表面高低不平，直肠黏膜不光滑，肛检指套有血染。子宫内膜异位症较少侵犯直肠黏膜，患者常有痛经、经期肛门坠胀或大便次数增多；病变累及黏膜者可出现经期便血。病程较长，患者一般情况较好。直肠镜检查并活检行组织学检查即可明确诊断。

4. 子宫腺肌病

痛经症状与子宫内膜异位症相似，但通常更为严重和难以缓解。妇科检查时子宫多呈均匀性增大，球形，质硬，经期检查触痛明显。本病常与子宫内膜异位症合并存在。

六、治疗

迄今为止，尚无一种理想的根治方法，无论是药物治疗还是保守性手术治疗，术后的复发率仍相当高。而根治则须以切除全子宫及双附件为代价。因此，应根据患者年龄、生育要求、症状轻重、病变部位和范围，以及有无并发症等全面考虑，给予个体化治疗。

（一）治疗原则

1. 有生育要求者

（1）即使是无症状或症状轻微的微型和轻度子宫内膜异位症患者，也建议行腹腔镜检查，而不主张期待疗法。由于子宫内膜异位症是一种进行性发展的疾病，早期治疗可防止病情进展及减少复发。因此，如果是行腹腔镜诊断者，应同时将病灶消除。术后无排卵者可给予控制性促排卵，年龄 >35 岁者可考虑积极的辅助生育技术，以提高妊娠率。

（2）有症状的轻度和中度子宫内膜异位症患者，建议行积极的腹腔镜检查，大量文献证明腹腔镜检查可提高轻中度内膜异位症患者的术后妊娠率。术后予促排卵治疗，以提高妊娠率。

（3）重度子宫内膜异位症或有较大的卵巢内膜样囊肿（直径≥5 cm）者、直径 2 ~4 cm 连续 2 ~3 个月经周期者，建议腹腔镜检查及手术治疗，手术效果也优于期待治疗。

2. 无生育要求者

（1）无症状者，若盆腔肿块直径 <2 cm，且无临床证据提示肿块为恶性肿瘤（包括 CA125 正常水平，多普勒超声显示肿块血供不丰富，阻力指数 >0. 5），可定期随访或给予药物治疗。若盆腔肿块在短期内明显增大或肿块直径已达 5 cm 以上，或 CA125 显著升高，无法排除恶性肿瘤可能，则需行手术治疗。

（2）有痛经的轻中度子宫内膜异位症患者，可用止痛药对症治疗。症状较重或伴经常性盆腔痛者，宜口服避孕药，或先用假孕疗法或假绝经疗法 3 ~4 个月，然后口服避孕药维持治疗。

（3）症状严重且盆腔包块 >5 cm，或药物治疗无效者，需手术治疗。根据患者年龄和病情，选择根治性手术或仅保留卵巢的手术。若保留卵巢或部分卵巢，术后宜药物治疗 2 ~3 个月，以减少复发。

3. 卵巢内膜样囊肿破裂者

需急诊手术，行囊肿剥除或一侧附件切除术，对侧卵巢若有病灶一并剔除，保留正常卵巢组织。术后予以药物治疗。

（二）药物治疗

1. 假孕疗法

早在 1958 年 Kistner 模拟妊娠期体内性激素水平逐渐增高的变化，采用雌、孕激素联合治疗子宫内膜异位症取得成功，并将此种治疗方法称为假孕疗法。治疗期间患者出现闭经及恶心、呕吐、嗜睡和体重增加等不良反应。最初，由于激素剂量过大，患者多难以坚持治疗，随后将剂量减小，每日服炔诺酮 5 mg、炔雌醇 0. 075 mg，其疗效相当而不良反应明显减轻。假孕疗法疗程长，需连续治疗 6 ~12 个月，症状缓解率可达 80% 左右，但妊娠率仅 20% ~30%，停药后复发率较高。目前对要求生育者，一般不再单独选择此种方法治疗。

2. 孕激素类药物应用

单纯高效孕激素治疗可抑制子宫内膜增生，使异位的子宫内膜萎缩，患者出现停经。一般采用甲羟孕酮、18-甲基炔诺酮等。治疗期间如出现突破性阴道出血，可加少量雌激素，如炔雌醇0.03 mg/d或结合雌激素（倍美力）0.625 mg/d。治疗后的妊娠率与假孕疗法相当，但不良反应较轻，患者多能坚持治疗。

3. 假绝经疗法

（1）达那唑：是一种人工合成的17α-乙炔睾酮的衍生物，具有轻度雄激素活性。它通过抑制垂体促性腺激素的合成与分泌，以抑制卵泡发育，使血浆雌激素水平降低；同时，它还可能与雌激素受体结合，导致在位和异位的子宫内膜萎缩，患者出现闭经，因而又称此种治疗为假绝经疗法。体外实验证明达那唑可抑制淋巴细胞增生和自身抗体的产生，具有免疫抑制作用。推测达那唑还可能通过净化盆腔内环境，减少自身抗体的产生等而提高受孕能力。常用剂量为400～600 mg/d，分2～3次口服，于月经期第1天开始服药，连续6个月。症状缓解率达90%～100%，停药1～2个月内可恢复排卵。治疗后的妊娠率为30%～50%。若1年内未妊娠，其复发率为23%～30%。

达那唑的不良反应，除可出现痤疮、乳房变小、毛发增多、声调低沉及体重增加等轻度男性化表现外，少数可致肝脏损害，出现血清转氨酶升高，故治疗期间需定期检查肝功能，如发现异常，应及时停药，一般在停药2～3周后肝功能可恢复正常。阴道或直肠使用达那唑栓可减少全身用药的不良反应，有较好的疗效。

（2）孕三烯酮：为19-去甲睾酮的衍生物，作用机制与达那唑相似，但雄激素作用较弱。由于它在体内的半衰期较长，故不必每天服药。通常从月经期第1天开始服药，每次服2.5 mg，每周服2次。治疗后的妊娠率与达那唑相近，但不良反应较轻，较少出现肝脏损害，停药后的复发率也较高。有人报道停药1年的复发率为25%。

（3）促性腺激素释放激素动剂（GnRHa）：是人工合成的10肽类化合物，其作用与垂体促性腺激素释放激素（GnRH）相同，但其活性比GnRH强50～100倍。持续给予GnRHa后，垂体的GnRH受体将被耗尽而呈现降调作用，使促性腺激素分泌减少，卵巢功能明显受抑制而闭经。体内雌激素水平极低，故一般称为“药物性卵巢切除”。

GnRHa有皮下注射和鼻腔喷雾两种剂型，GnRHa乙酰胺喷雾剂为每次200～400 mg，每日3次；皮下注射剂有每日注射和每月注射1次者，目前应用较多的是每月1次，大多数患者于开始治疗的8周内停经，末次注射后的2～3个月内月经复潮。

GnRHa治疗的不良反应为低雌激素血症引起的潮热、出汗、外阴及阴道干涩、性欲减退和骨质丢失，长期用药可致骨质疏松。为预防低雌激素血症和骨质疏松，可采用反加疗法，即在GnRHa治疗期间，加小量雌激素或植物类雌激素，如黑升麻提取物（莉芙敏）。有报道血浆E_2水平控制在30～50 ng/L范围内，既可防止骨质疏松，又不致影响GnRHa的疗效。GnRHa的疗效优于达那唑，但无男性化和肝脏损害，故更安全。

（三）手术治疗

手术治疗的目的：①明确诊断及进行临床分期；②清除异位内膜病灶及囊肿；③分解盆腔粘连及恢复盆腔正常解剖结构；④治疗不孕；⑤缓解和治疗疼痛等症状。

手术方式有经腹和经腹腔镜手术，由于后者创伤小、恢复快，术后较少形成粘连，现已成为治疗子宫内膜异位症的最佳处理方式。

1. 保留生育功能的手术

对要求生育的年轻患者，应尽可能行保留生育功能的手术，即在保留子宫，输卵管和正常卵巢组织的前提下，尽可能清除卵巢及盆腔、腹膜的子宫内膜异位病灶，分离输卵管周围粘连等。术后疼痛缓解率达80%以上，妊娠率为40%～60%。若术后1年不孕，复发率较高。

2. 半根治手术

对症状较重且伴有子宫腺肌病又无生育要求的患者，宜切除子宫及盆腔病灶，保留正常的卵巢或部分卵巢。由于保留了卵巢功能，患者术后仍可复发，但复发率明显低于行保守手术者。

3. 根治性手术

即行全子宫及双侧附件切除术。由于双侧卵巢均已切除，残留病灶将随之萎缩退化，术后不再需要药物治疗，也不会复发。但病变广泛且粘连严重者，术中可能残留部分卵巢组织。为预防卵巢残余综合征的发生，术后药物治疗2～3月不无裨益。

4. 缓解疼痛的手术

对部分经多次药物治疗无效的顽固性痛经患者还可试采取以下两种手术方案缓解疼痛。①宫骶神经切除术（LUNA）。即切断多数子宫神经穿过的宫骶韧带，将宫骶韧带与宫颈相接处1.5～2.0 cm的相邻区域切除或激光破坏。②骶前神经切除术（PSN）。在下腹神经丛水平切断子宫的交感神经支配。近期疼痛缓解率较好，但远期复发率高达50%。

七、预防

尽管子宫内膜异位症的发病机制尚未完全阐明，但针对流行病学调查发现的某些高危因素，采取一些相应的措施，仍有可能减少子宫内膜异位症的发生。

1. 月经失调和痛经者

劝导晚婚妇女，尤其是伴有月经失调和痛经者，尽早生育。若婚后1年尚无生育应行不孕症的有关检查。

2. 暂无生育要求或已有子女者

若有痛经，经量增多或月经失调，建议口服避孕药，既可避孕，还可减少子宫内膜异位症的发生。

3. 直系亲属中有子宫内膜异位症者

有原发性痛经者，建议周期性服用孕酮类药物或避孕药，并坚持有规律的体育锻炼。

4. 尽早治疗并发经血潴留的疾病

如处女膜无孔、阴道及宫颈先天性闭锁或粘连等。

5. 防止医源性子宫内膜异位症的发生

（1）凡进入宫腔的腹部手术和经阴道分娩的会阴切开术，在缝合切口前，应用生理盐水冲洗切口，以免发生瘢痕子宫内膜异位症。

（2）施行人工流产电吸引术时，在吸管出宫颈前，应停止踩动吸引器，以使宫腔压力逐渐回升，避免吸管出宫颈时，在宫腔压力骤变的瞬间，将宫内膜碎片挤入输卵管和盆腔。

（3）输卵管通液或通气试验，以及子宫输卵管碘油造影等，均应在月经干净后3～7天内进行，以免手术中将月经期脱落的子宫内膜碎片送至盆腔。

（夏一丹）

第二节　子宫腺肌病

子宫腺肌病是由子宫内膜的腺体及间质侵入子宫肌层生长所引起的一种良性疾病。由于子宫腺肌病通常仅在子宫切除术时确诊，因此其发病率尚无准确统计。据报道在手术切除的子宫标本中，20%～35%有子宫腺肌病。患者多为35～45岁的中年妇女。

一、发病机制

子宫腺肌病的发病机制尚不清楚，目前主要有两大理论：其一是子宫内膜内陷入子宫肌层形成。通过对子宫腺肌病的子宫标本作连续组织切片，发现子宫内膜的基底层常与肌层内的病灶相连，使人们相信子宫腺肌病是由基底层子宫内膜直接长入肌层所致。子宫内膜并无黏膜下层，但与身体其他器官的黏膜一样，通常都是向空腔面生长，提示可能子宫肌层有抵抗内膜入侵的能力。多次分娩、人工流产刮宫术及宫腔感染等，可破坏局部肌层的防御能力，使基底层宫内膜得以入侵肌层并生长。其二是来源于米勒管巢的细胞化生。在MRKH综合征女性（缺乏异位的子宫内膜）中发生的子宫腺肌病似乎更能用组织化生过程来解释。由于子宫腺肌病常合并子宫肌瘤和子宫内膜增生过长，提示本病的发生还可能与较长时间的高雌激素刺激有关。此外，人绒毛膜促性腺激素（hCG）、催乳素（PRL）、卵泡刺激素（FSH）也与本病的发生有关。虽然子宫腺肌病和子宫内膜异位症均是子宫内膜异位性疾病，且两者易共存，但这两种疾病并无其他相关性。

二、病理

子宫腺肌病可分为弥漫型与局限型两种类型。弥漫型者子宫呈均匀增大，质较硬。通常子宫增大不超过3个月妊娠大小，过大者常合并子宫肌瘤。剖面见肌层肥厚，常以后壁为甚。增生的平滑肌束呈小梁状或编织样结构，边界不清，无包膜。增厚的肌壁中可见小的腔隙，直径多在5 mm以内。腔隙内常有黯红色陈旧积血。偶见肌壁内形成较大的积血囊腔，可向子宫表面突出，甚至发生破裂。局限型者，又称子宫腺肌瘤，子宫内膜在肌层内呈灶性浸润生长，形成结节，但无包膜，故难以将结节从肌壁中剥出。结节内也可见含陈旧出血的小腔隙。有的结节向宫腔突出，颇似黏膜下子宫肌瘤。

镜下见子宫肌层内有呈岛状分布的子宫内膜腺体与间质。其周围平滑肌纤维呈不同程度增生。子宫内膜侵入肌层的深度不一，严重者可达肌层全层，甚至穿透子宫浆膜，引起子宫表面粘连和盆腔子宫内膜种植。病灶中的子宫内膜多呈增生反应或简单型（腺囊型）增生过长，偶为分泌反应。一般认为是由于病灶中的内膜来自宫内膜的基底层，故而对孕激素不敏感或缺乏反应所致。

三、临床表现

1. 痛经

约70%的患者有痛经。痛经程度不一，但常呈进行性加重趋势。一般认为痛经是月经期病灶出血，刺激子宫平滑肌产生痉挛性收缩引起的。病变愈广泛，痛经也愈严重。

2. 经量增多

由于子宫增大，供血增多，以及肌层中的病变干扰了子宫肌壁正常的收缩止血功能，引起经量增多；有的患者合并子宫肌瘤和子宫内膜增生过长，也可出现经量增多，经期延长或月经周期紊乱。

3. 不孕

病变弥漫及痛经较明显者，多有不孕。

4. 子宫增大

患者子宫常呈均匀性增大，质较硬，可出现压痛。有的子宫大小尚属正常，但后壁有结节突起。子宫活动度欠佳，月经期因病灶出血，局部压痛更明显。

四、诊断

凡中年妇女出现进行性加剧的痛经伴经量增多，盆腔检查发现子宫增大且质地较硬，双侧附件无明显异常时，应首先考虑子宫腺肌病。若月经期再次妇科检查，发现子宫较经前增大且出现压痛，或压痛较以前更明显，则诊断可基本成立。经阴道超声及 MRI 检查诊断子宫腺肌病的敏感性和特异性相似，主要特征如下。

（1）子宫肌层不对称增厚（多见于后壁）。

（2）肌层内见囊肿。

（3）自子宫内膜形成辐射样线性条索状。

（4）子宫内膜与肌层边界不清。

在 MRI 上，子宫内膜结合带厚度定量测定时，大于 12 mm 时考虑子宫腺肌病的诊断，若小于 8 mm 可以排除此病。由于一些患者可无痛经或症状轻微，临床上常误诊为子宫肌瘤。但子宫腺肌病的血清 CA125 水平往往升高，而子宫肌瘤多为正常，检测血清 CA125 对两者的鉴别可有一定帮助。

五、治疗

（一）药物治疗

根据患者不同的症状，可选择药物、手术或其他综合治疗。

症状较轻者，可口服吲哚美辛（消炎痛）类前列腺素合成酶抑制剂或是雌激素-孕激素复合口服避孕药，以减轻疼痛和异常子宫出血。左炔诺孕酮-宫内缓释系统（LNG-IUD）在缓解症状、缩小子宫体积方面有明显疗效。其他药物，如达那唑、18-甲基三烯炔诺酮和 GnRHa 等均可通过抑制卵巢功能，使子宫内膜萎缩，造成人工绝经，使症状缓解。停药后，往往随月经复潮症状又起。对要求生育者，采用上述药物治疗能否提高妊娠率，尚待研究。

（二）手术治疗

手术治疗分为保守性手术和根治性手术。由于腺肌病局限于子宫，可保留双侧卵巢。目前尚无关于子宫腺肌病的药物或局限性手术治疗的大型对照研究数据。通常症状较严重且年龄较大无生育要求者，可行全子宫切除术，而全子宫切除术是目前唯一确认有效的治疗方法。年轻且要求生育者，如病灶很局限，也可考虑保守性手术（包括子宫内膜肌层消融术或切除术、腹腔镜下肌层电凝术或子宫腺肌瘤切除术）。但由于子宫腺肌病的病灶边界不清又无包膜，故不易将其全部切除。虽然病灶切除可缓解症状，提高妊娠率，但复发率仍较高。保守性手术治疗后联合使用 GnRH 药物治疗对于症状控制优于单纯的手术治疗。

此外，子宫动脉栓塞术（UAE）也可部分缓解患者月经过多的症状。

（夏一丹）

第六章

妊娠滋养细胞疾病

妊娠滋养细胞疾病（GTD）是一组来源于胎盘滋养细胞的疾病。根据 WHO 女性生殖器官肿瘤分类，GTD 在组织学上分为：①妊娠滋养细胞肿瘤（GTN），包括绒毛膜癌（简称绒癌）、胎盘部位滋养细胞肿瘤（PSTT）和上皮样滋养细胞肿瘤（ETT）；②葡萄胎妊娠，包括完全性葡萄胎、部分性葡萄胎和侵蚀性葡萄胎；③非肿瘤病变，包括超常胎盘床，胎盘部位结节和斑块；④异常（非葡萄胎）绒毛病变。虽然 WHO 新分类将侵蚀性葡萄胎归为交界性或不确定行为肿瘤，但侵蚀性葡萄胎在临床上可表现为侵袭、转移等恶性肿瘤特征，国际妇产科联盟（FIGO）妇科肿瘤委员会癌症报告（2015 年）仍将侵蚀性葡萄胎和绒癌在临床上归为一类，合称为妊娠滋养细胞肿瘤，并进一步根据病变范围再分为两类：①病变局限于子宫者，为无转移妊娠滋养细胞肿瘤；②病变扩散至子宫以外部位者，为转移性滋养细胞肿瘤。侵蚀性葡萄胎和绒癌的临床表现、诊断和处理原则基本相似，但与胎盘部位滋养细胞肿瘤和上皮样滋养细胞肿瘤有明显不同。非肿瘤病变和异常（非葡萄胎）绒毛病变仅为形态学改变，通常临床上无须处理。

第一节　葡萄胎

葡萄胎是因妊娠后胎盘绒毛滋养细胞增生、间质水肿，而形成大小不一的水泡，水泡间以蒂相连成串，形如葡萄而命名之，也称水泡状胎块（HM）。葡萄胎可分为完全性葡萄胎（CHM）和部分性葡萄胎（PHM）两类。

一、病因

葡萄胎发生的确切原因，虽尚未完全清楚，但已取得一些重要进展。

（一）完全性葡萄胎

1. 流行病学

流行病学调查显示葡萄胎在亚洲和拉丁美洲国家的发生率较高，如韩国和印度尼西亚约 400 次妊娠 1 次，而北美和欧洲国家发生率较低，如美国约 1 500 次妊娠仅 1 次。根据我国 23 个省市自治区的调查，平均每 1 000 次妊娠 0. 78 次，其中浙江省最高为 1. 39 次，山西省最低为 0. 29 次。即使同一族种居住在不同地域，其葡萄胎的发生率也不相同，如居住在北非和东方国家的犹太人后裔的发生率是居住在西方国家的 2 倍，提示造成葡萄胎发生率地域差异的原因除种族外，尚有多方面的因素。

2. 营养学说

营养状况与社会经济因素是可能的高危因素之一。饮食中缺乏维生素 A 及其前体胡萝卜素和动物脂肪者发生葡萄胎的概率显著升高。

3. 年龄及前次妊娠史

年龄是另一高危因素，大于 35 岁和大于 40 岁的妇女妊娠时葡萄胎的发生率分别是年轻妇女的 2 倍和 7.5 倍。相反小于 20 岁妇女的葡萄胎发生率也显著升高，其原因可能与该两个年龄段容易发生异常受精有关。前次妊娠有葡萄胎史也是高危因素，有过 1 次和 2 次葡萄胎妊娠者，再次妊娠葡萄胎的发生率分别为 1% 和 15% ~20%。既往有自然流产史和不孕史也被认为可增加葡萄胎的发生。

4. 遗传学因素

细胞遗传学研究表明，完全性葡萄胎的染色体核型为二倍体。根据基因来源可分为两组染色体均来源于父系的完全性葡萄胎（AnCHM）及两组染色体分别来自父亲和母亲的双亲来源的完全性葡萄胎（BiCHM）。AnCHM 中 90% 为 46，XX，由一个细胞核基因物质缺失或失活的空卵与单倍体精子（23，X）受精，经自身复制为二倍体（46，XX）。另有 10% 核型为 46，XY，认为是由一个空卵分别和两个单倍体精子（23，X 和 23，Y）同时受精而成。AnCHM 的染色体基因均为父系，但其线粒体 DNA 仍为母系来源。研究表明，胚胎的正常发育需要基因组印迹正常。基因组印迹指哺乳动物和人类的某些基因位点，其父源性和母源性等位基因呈现不同程度的表达，即在一方的单等位基因表达时，另一方沉默。显然，父母双亲染色体的共同参与才能确保基因组印迹的正常调控。但在 AnCHM 时，由于缺乏母系染色体参与调控，则引起印迹紊乱。

5. 其他

如地理环境、气候、温度、病毒感染及免疫等方面，在葡萄胎发病中也起作用。

（二）部分性葡萄胎（PHM）

传统认为部分性葡萄胎的发生率远低于完全性葡萄胎，但近年资料表明，部分性葡萄胎和完全性葡萄胎的比例基本接近或者更高，如日本和英国的报道分别为 0.78 和 1.13，其原因可能与完全性葡萄胎发病率的下降和对部分性葡萄胎诊断准确性的提高有关，许多伴有三倍体的早期流产其实为部分性葡萄胎。有关部分性葡萄胎高危因素的流行病学调查资料较少，一项病例对照研究显示，与部分性葡萄胎发病有关的高危因素有不规则月经、前次活胎妊娠均为男性和口服避孕药大于 4 年等，但与饮食因素无关。

细胞遗传学研究表明，部分性葡萄胎其核型 90% 以上为三倍体，如果胎儿同时存在，其核型一般也为三倍体。最常见的核型是 69，XXY，其余为 69，XXX 或 69，XYY，为一看似正常的单倍体卵子和两个单倍体精子受精，或由一看似正常单倍体卵子（精子）和一个减数分裂缺陷的双倍体精子（卵子）受精而成，所以一套多余的染色体多来自父方。已经证明，不管是完全性还是部分性葡萄胎，多余的父源基因物质是造成滋养细胞增生的主要原因。另外尚有极少数部分性葡萄胎的核型为四倍体，但其形成机制还不清楚。

二、病理

1. 完全性葡萄胎

大体检查水泡状物形如串串葡萄，大小自直径数毫米至数厘米不等，其间有纤细的纤维素相连，常混有血块及蜕膜碎片。水泡状物占满整个宫腔，虽经仔细检查仍不能发现胎儿及其附属物或胎儿痕迹。镜下见绒毛体积增大，轮廓规则，滋养细胞增生，间质水肿和间质内胎源性血管消失。

2. 部分性葡萄胎

仅部分绒毛变为水泡，常合并胚胎或胎儿组织，胎儿多已死亡，合并足月儿极少，且常伴发育迟缓或多发性畸形。镜下可见部分绒毛水肿，轮廓不规则，滋养细胞增生程度较轻，且常限于合体滋养细胞，间质内可见胎源性血管及其中的有核红细胞。此外，还可见胚胎和胎膜的组织结构。

三、临床表现

（一）完全性葡萄胎

近年来，由于超声诊断及血 hCG 的检测，完全性葡萄胎的临床表现发生了变化，停经后阴道流血仍然是最常见的临床表现，90% 的患者可有阴道流血。而其他症状如子宫异常增大、妊娠剧吐、子痫前期、甲状腺功能亢进、呼吸困难等却已少见，但若出现，支持诊断。完全性葡萄胎的典型症状如下。

1. 停经后阴道流血

为最常见的症状。停经 8～12 周开始有不规则阴道流血，量多少不定，时有时无，反复发作，逐渐增多。若葡萄胎组织从蜕膜剥离，母体大血管破裂，可造成大出血，导致休克，甚至死亡。葡萄胎组织有时可自行排出，但排出之前和排出时常伴有大量流血。葡萄胎反复阴道流血如不及时治疗，可导致贫血和继发感染。

2. 子宫异常增大、变软

约有半数以上葡萄胎患者的子宫大于停经月份，质地变软，并伴有血清 hCG 水平异常升高。其原因为葡萄胎迅速增长及宫腔内积血。由于大部分葡萄胎在妊娠早期得以诊断，子宫异常增大已较少见。另有少数子宫大小小于停经月份，其原因可能与水泡退行性变、停止发展有关。

3. 腹痛

因葡萄胎增长迅速和子宫过度快速扩张所致，表现为阵发性下腹痛，一般不剧烈，能忍受，常发生于阴道流血之前。若发生卵巢黄素化囊肿扭转或破裂，可出现急腹痛。

4. 妊娠呕吐

多发生于子宫异常增大和 hCG 水平异常升高者，出现时间一般较正常妊娠早，症状严重，且持续时间长。发生严重呕吐且未及时纠正时可导致水电解质平衡紊乱。

5. 妊娠期高血压疾病征象

多发生于子宫异常增大者，出现时间较正常妊娠早，可在妊娠 24 周前出现高血压、水肿和蛋白尿，而且症状严重，容易发展为子痫前期，但子痫罕见。

6. 卵巢黄素化囊肿

由于大量 hCG 刺激卵巢卵泡内膜细胞发生黄素化而形成囊肿，称卵巢黄素化囊肿。常为双侧性，但也可单侧，大小不等，最小仅在光镜下可见，最大直径可在 20 cm 以上。囊肿表面光滑，活动度好，切面为多房，囊肿壁薄，囊液清亮或琥珀色。光镜下见囊壁为内衬 2～3 层黄素化卵泡膜细胞。黄素化囊肿一般无症状。由于子宫异常增大，在葡萄胎排空前一般较难通过妇科检查发现，多由 B 超检查作出诊断。黄素化囊肿常在水泡状胎块清除后 2～4 个月自行消退。

7. 甲状腺功能亢进征象

约 7% 的患者可出现轻度甲状腺功能亢进表现，如心动过速、皮肤潮湿和震颤，但突眼少见。

（二）部分性葡萄胎

可有完全性葡萄胎的大多数症状，但一般程度较轻。子宫大小与停经月份多数相符或小于停经月份，一般无腹痛，妊娠呕吐也较轻，常无妊娠期高血压疾病征象，一般不伴卵巢黄素化囊肿。有时部分性葡萄胎在临床上表现不全流产或过期流产，仅在对流产组织进行病理检查时才发现。有时部分性葡萄胎也和完全性葡萄胎较难鉴别，需刮宫后经组织学、遗传学检查和 $P57^{KIP2}$ 免疫组化染色方能确诊。

四、自然转归

了解葡萄胎排空后 hCG 的消退规律对预测其自然转归非常重要。在正常情况下，葡萄胎排空后，血清 hCG 稳定下降，首次降至正常的平均时间大约为 9 周，最长不超过 14 周。若葡萄胎排空后 hCG 持续异常要考虑妊娠滋养细胞肿瘤。完全性葡萄胎发生子宫局部侵犯和（或）远处转移的概率约为 15% 和 4%。研究发现，出现局部侵犯和（或）远处转移的危险性增高约 10 倍的高危因素有：①hCG > 100 000 IU/L；②子宫明显大于相应孕周；③卵巢黄素化囊肿直径 > 6 cm。另外，年龄 > 40 岁者发生局部侵犯和（或）远处转移的危险性达 37%，> 50 岁者高达 56%。重复葡萄胎局部侵犯和（或）远处转移的发生率增加 3～4 倍。因此，有学者认为年龄 > 40 岁和重复葡萄胎也应视为高危因素。

部分性葡萄胎发生子宫局部侵犯的概率约为 4%，一般不发生转移。与完全性葡萄胎不同，部分性葡萄胎缺乏明显的临床或病理高危因素。发展为妊娠滋养细胞肿瘤的部分性葡萄胎绝大多数也为三倍体。

五、诊断

停经后不规则阴道流血是较早出现的症状，要考虑葡萄胎可能。若有子宫大于停经月份、严重妊娠呕吐、子痫前期，双侧卵巢囊肿及甲亢征象等，则支持诊断。若在阴道排出物中见到葡萄样水泡组织，诊断基本成立。常选择下列辅助检查以进一步明确诊断。

1. 超声检查

是诊断葡萄胎常用的辅助检查方法，最好采用经阴道彩色多普勒超声检查。完全性葡萄胎的典型超声影像学表现为子宫明显大于相应孕周，无妊娠囊或胎心搏动，宫腔内充满不均质密集状或短条状回声，呈“落雪状”，若水泡较大而形成大小不等的回声区，则呈“蜂窝状”。子宫壁薄，但回声连续，无局灶性透声区。常可测到两侧或一侧卵巢囊肿，多房，囊壁薄，内见部分纤细分隔。彩色多普勒超声检查可见子宫动脉血流丰富，但子宫肌层内无血流或仅稀疏“星点状”血流信号。但早期葡萄胎妊娠可不出现典型的“落雪状”超声图像，无胎儿回声、胎盘囊性改变、妊娠囊变形提示葡萄胎可能。

部分性葡萄胎宫腔内可见由水泡状胎块所引起的超声图像改变及胎儿或羊膜腔，胎儿常合并畸形。

2. 血清绒毛膜促性腺激素（hCG）测定

正常妊娠时，在孕卵着床后数日便形成滋养细胞并开始分泌 hCG。随孕周增加，血清 hCG 滴度逐渐升高，在孕 8 ~10 周达高峰，持续 1 ~2 周后血清 hCG 滴度逐渐下降。但葡萄胎时，滋养细胞高度增生，产生大量 hCG，血清中 hCG 滴度通常高于相应孕周的正常妊娠值，而且在停经 8 ~10 周以后，随着子宫增大仍继续持续上升，利用这种差别可进行辅助诊断。但也有少数葡萄胎，尤其是部分性葡萄胎因绒毛退行性变，hCG 升高不明显。常用的 hCG 测定方法是放射免疫测定和酶联免疫吸附试验。但在正常妊娠血 hCG 处于峰值时较难鉴别，可根据动态变化或结合超声检查作出诊断。

3. 组织学诊断

组织学诊断是葡萄胎的确诊方法，所以葡萄胎每次刮宫的刮出物必须送组织学检查。完全性葡萄胎组织学特征为：①可确认的胚胎或胎儿组织缺失；②绒毛水肿；③弥漫性滋养细胞增生；④种植部位滋养细胞呈弥漫和显著的异型性。部分性葡萄胎的组织学特征为：①有胚胎或胎儿组织（细胞）存在的证据，如胎儿血管或有核红细胞；②局限性滋养细胞增生。③绒毛大小及其水肿程度明显不一；④绒毛呈显著的扇贝样轮廓，间质内可见明显的滋养细胞包涵体；⑤种植部位滋养细胞呈局限和轻度的异型性。

4. 细胞遗传学诊断

染色体核型检查有助于完全性和部分性葡萄胎的鉴别诊断。完全性葡萄胎的染色体核型为二倍体，部分性葡萄胎为三倍体。

5. 母源表达印迹基因检测

部分性葡萄胎拥有双亲染色体，所以表达父源印迹、母源表达的印迹基因，而完全性葡萄胎无母源染色体，故不表达该类基因，因此检测母源表达印迹基因可区别完全性和部分性葡萄胎。

六、鉴别诊断

1. 流产

葡萄胎病史与先兆流产相似，容易相混淆。先兆流产有停经、阴道流血及腹痛等症状，妊娠试验阳性，B 超见胎囊及胎心搏动。葡萄胎时 hCG 水平持续高值，B 超显示葡萄胎特点。难免流产有时与部分性葡萄胎较难鉴别，需要刮宫后标本仔细组织学检查。

2. 剖宫产术后子宫瘢痕妊娠

是剖宫产术后的一种并发症，胚囊着床于子宫瘢痕部位，表现为停经后阴道流血，容易与葡萄胎相混淆，B 超检查有助于鉴别。

3. 双胎妊娠

子宫大于相应孕周的正常单胎妊娠，hCG 水平也略高于正常，容易与葡萄胎相混淆，但双胎妊娠无阴道流血，B 超检查可以确诊。

七、治疗

（一）清宫

葡萄胎一经确诊，应及时清宫。但清宫前首先应仔细做全身检查，注意有无休克、子痫前期、甲状腺功能亢进、水电解质紊乱及贫血等。必要时先对症处理，稳定病情。清宫应由有经验的医生操作。一般选用吸刮术，其具有手术时间短、出血少、不易发生子宫穿孔等优点，比较安全。由于葡萄胎子宫大而软，清宫出血较多，也易穿孔，所以清宫应在手术室内进行，在输液、备血准备下，充分扩张宫颈管，选用大号吸管吸引。待葡萄胎组织大部分吸出、子宫明显缩小后，改用刮匙轻柔刮宫。为减少出血和预防子宫穿孔，可在术中应用缩宫素静脉滴注（10 U 加入 5% 葡萄糖注射液 500 mL 中，可根据情况适当调整滴速），但缩宫素可能把滋养细胞压入子宫壁血窦，导致肺栓塞和滋养细胞转移，所以一般在充分扩张宫颈管和开始吸宫后使用缩宫素。若第一次刮宫后有持续性出血或术中感到一次刮净有困难时，可于 1 周后行第二次刮宫。

在清宫过程中，有极少数患者因子宫异常增大、缩宫素使用不当或操作不规范等原因，造成大量滋养细胞进入子宫血窦，并随血流进入肺动脉，发生肺栓塞，出现急性呼吸窘迫，甚至急性右心衰竭。及时给予心血管及呼吸功能支持治疗，一般在 72 小时内恢复。为安全起见，建议子宫大于妊娠 16 周的葡萄胎患者应转送至有治疗妊娠滋养细胞疾病经验的医院进行清宫。

由于组织学诊断是葡萄胎最重要和最终的诊断，所以需要强调葡萄胎每次刮宫的刮出物，必须送组织学检查。取材应注意选择近宫壁种植部位新鲜无坏死的组织送检。

（二）卵巢黄素化囊肿的处理

因囊肿在葡萄胎清宫后会自行消退，一般不需处理。若发生腹痛、怀疑有扭转可能时，可先予观察，如腹痛不缓解，可在超声引导下或腹腔镜下囊肿抽液。如扭转时间过久，已发生变性坏死，则宜将患侧附件切除。

（三）预防性化疗

不推荐常规预防性化疗，因为常规应用会使约 80% 的葡萄胎患者接受不必要的化疗。有前瞻性随机对照研究显示，对高危葡萄胎患者给予预防性化疗可使妊娠滋养细胞肿瘤的发生从 50% 下降至 10% ~15%，因此预防性化疗仅适用于随访困难和有高危因素的完全性葡萄胎患者，但也并非为常规。化疗方案选择建议采用氨甲蝶呤、氟尿嘧啶或放线菌素-D 等单一药物，hCG 正常后停止化疗。实施预防性化疗时机尽可能选择在葡萄胎清宫前 2 ~3 天或清宫时。预防性化疗不能完全防止葡萄胎恶变，所以化疗后仍需定期随访。部分性葡萄胎不作预防性化疗。

（四）子宫切除术

已很少应用。若同时存在其他切除子宫的指征时，可考虑行全子宫切除术，绝经前妇女应保留卵巢。对于子宫大小小于妊娠 14 周者，可直接切除子宫。与刮宫相比，子宫切除术虽能使葡萄胎恶变的机会从 20% 减少到 3.5%，但单纯子宫切除只能去除葡萄胎侵入子宫肌层局部的危险，而不能预防子宫外转移的发生，术后仍应随访和监测血 hCG。

八、随访

葡萄胎患者作为高危人群，其随访有重要意义。通过定期随访，可早期发现妊娠滋养细胞肿瘤并及时处理。随访应包括以下内容。

1. hCG 定量测定

第一次测定应在清宫后 24 小时内，以后每周 1 次，直至连续 3 次正常，然后每个月 1 次持续至少半年。

2. 症状、体征观察

每次随访时除必须 hCG 测定外，应注意月经是否规则，有无异常阴道流血，有无咳嗽、咯血及其转移灶症状，并做妇科检查，可选择一定间隔定期或必要时作 B 超、X 线胸片或 CT 检查。

葡萄胎随访期间应可靠避孕，由于葡萄胎后滋养细胞肿瘤极少发生于 hCG 自然阴性以后，故葡萄胎后 6 个月如果 hCG 已降至阴性者可以妊娠。即使发生随访不足 6 个月的意外妊娠，只要 hCG 已阴性，也不需考虑终止妊娠。再次葡萄胎的发生率在一次葡萄胎妊娠后为 0.6% ~2%，但在连续葡萄胎后升高，所以对于葡萄胎后的再次妊娠，应在早孕期间做 B 超和 hCG 测定，以明确是否正常妊娠。分娩后也需 hCG 随访直至阴性。

避孕方法首选避孕套，也可选用口服避孕药，一般不选用宫内节育器，以免子宫穿孔或混淆子宫出血的原因。

（夏一丹）

第二节 妊娠滋养细胞肿瘤

妊娠滋养细胞肿瘤 60% 继发于葡萄胎，30% 继发于流产，10% 继发于足月妊娠或异位妊娠。继发于葡萄胎排空后半年以内的妊娠滋养细胞肿瘤的组织学诊断多数为侵蚀性葡萄胎，而 1 年以上者多数为绒癌，半年至 1 年者，绒癌和侵蚀性葡萄胎均有可能，但一般来说时间间隔越长，绒癌可能性越大。继发于流产、足月妊娠以及异位妊娠后者，组织学诊断则应为绒癌。侵蚀性葡萄胎恶性程度一般不高，大多数仅造成局部侵犯，仅 4% 的患者并发远处转移，预后较好。绒癌恶性程度极高，在化疗药物问世以前，其死亡率高达 90% 以上。现由于诊断技术的进展及化学治疗的发展，绒癌患者的预后已得到极大的改善。

一、病理

侵蚀性葡萄胎的大体检查可见子宫肌壁内有大小不等、深浅不一的水泡状组织，宫腔内可有原发病灶，也可以没有原发病灶。当侵蚀病灶接近子宫浆膜层时，子宫表面可见紫蓝色结节。侵蚀较深时可穿透子宫浆膜层或阔韧带。镜下可见侵入肌层的水泡状组织的形态与葡萄胎相似，可见绒毛结构及滋养细胞增生和分化不良。但绒毛结构也可退化，仅见绒毛阴影。

绝大多数绒癌原发于子宫，但也有极少数可原发于输卵管、宫颈、阔韧带等部位。肿瘤常位于子宫肌层内，也可突向宫腔或穿破浆膜，单个或多个，大小在 0.5 ~5 cm，但无固定形态，与周围组织分界清，质地软而脆，海绵样，黯红色，伴出血及坏死。镜下特点为肿瘤细胞由细胞滋养细胞、合体滋养细胞及中间型滋养细胞组成，滋养细胞不形成绒毛或水泡状结构，成片高度增生，排列紊乱，并广泛侵入子宫肌层并破坏血管，造成出血及坏死。肿瘤中不含间质和自身血管，瘤细胞靠侵蚀母体血管而获取营养物质。

二、临床表现

（一）无转移妊娠滋养细胞肿瘤

大多数继发于葡萄胎后，仅少数继发于流产或足月产后。

1. 阴道流血

在葡萄胎排空、流产或足月产后，有持续的不规则阴道流血，量多少不定。也可表现为一段时间的正常月经后再停经，然后又出现阴道流血。长期阴道流血者可继发贫血。

2. 子宫复旧不全或不均匀性增大

常在葡萄胎排空后 4 ~6 周子宫未恢复到正常大小，质地偏软。也可因受肌层内病灶部位和大小的影响，表现出子宫不均匀性增大。

3. 卵巢黄素化囊肿

由于 hCG 的持续作用，在葡萄胎排空、流产或足月产后，两侧或一侧卵巢黄素化囊肿可持续存在。

4. 腹痛

一般无腹痛，但当子宫病灶穿破浆膜层时可引起急性腹痛及其他腹腔内出血症状。若子宫病灶坏死继发感染也可引起腹痛及脓性白带。黄素化囊肿发生扭转或破裂时也可出现急性腹痛。

5. 假孕症状

由肿瘤分泌的 hCG 及雌、孕激素的作用，表现为乳房增大，乳头及乳晕着色，甚至有初乳样分泌，外阴、阴道、宫颈着色，生殖道质地变软。

（二）转移性妊娠滋养细胞肿瘤

大多为绒癌，尤其是继发于非葡萄胎妊娠后的绒癌。肿瘤主要经血行播散，转移发生早而且广泛。最常见的转移部位是肺，其次是阴道，以及盆腔、肝和脑等。由于滋养细胞的生长特点之一是破坏血管，所以各转移部位症状的共同特点是局部出血。

转移性妊娠滋养细胞肿瘤可以同时出现原发灶和继发灶症状，但也有不少患者原发灶消失而转移灶发展，仅表现为转移灶症状，若不注意常会误诊。

1. 肺转移

当转移灶较小时可无任何症状，仅靠 X 线胸片或 CT 作出诊断。当病灶较大或病变广泛时表现为胸痛、咳嗽、咯血及呼吸困难。这些症状常呈急性发作，但也可呈慢性持续状态达数月之久。在少数情况下，可因肺动脉滋养细胞瘤栓形成，造成急性肺梗死，出现肺动脉高压和急性肺功能衰竭。

2. 阴道转移

转移灶常位于阴道前壁，呈紫蓝色结节，破溃时引起不规则阴道流血，甚至大出血。一般认为系宫旁静脉逆行性转移所致。

3. 肝转移

为不良预后因素之一，多同时伴有肺转移，表现为上腹部或肝区疼痛，若病灶穿破肝包膜可出现腹腔内出血，导致死亡。

4. 脑转移

预后凶险，为主要的致死原因，一般同时伴有肺转移和（或）阴道转移。脑转移的形成可分为3个时期：首先为瘤栓期，初期并无症状，仅由CT或MRI诊断，进一步表现为一过性脑缺血症状如猝然跌倒、暂时性失语、失明等；继而发展为脑瘤期，即瘤组织增生侵入脑组织形成脑瘤，出现头痛、喷射样呕吐、偏瘫、抽搐直至昏迷；最后进入脑疝期，因脑瘤增大及周围组织出血、水肿，造成颅内压进一步升高，脑疝形成，压迫生命中枢、最终死亡。

5. 其他转移

包括脾、肾、膀胱、消化道、骨等，其症状视转移部位而异。

三、诊断

（一）临床诊断

根据葡萄胎排空后或流产、足月分娩、异位妊娠后出现阴道流血和（或）转移灶及其相应症状和体征，应考虑妊娠滋养细胞肿瘤可能，结合hCG测定等检查，妊娠滋养细胞肿瘤的临床诊断可以确立。

1. 血清hCG测定

对于葡萄胎后妊娠滋养细胞肿瘤，hCG水平是主要诊断依据，如有可能可以有影像学证据，但不是必要的。凡符合下列标准中的任何一项且排除妊娠物残留或妊娠即可诊断为妊娠滋养细胞肿瘤。

（1）升高的血hCG测定4次呈平台状态（10%），并持续3周或更长时间，即1、7、14、21日。

（2）血hCG测定连续上升（>10%）达3次，并至少持续2周或更长时间，即1、7、14日。

（3）血hCG水平持续异常达6个月或更长。

对非葡萄胎后妊娠滋养细胞肿瘤，以hCG水平为单一诊断依据存在不足，需结合临床表现综合考虑。当流产、足月产、异位妊娠后，出现异常阴道流血或腹腔、肺、脑等脏器出血，或肺部症状、神经系统症状等时，应考虑滋养细胞肿瘤可能，及时行血hCG检测。

2. X线胸片检查

是诊断肺转移的重要检查方法，并被用于预后评分中的肺转移灶的计数。肺转移的最初X线征象为肺纹理增粗，以后发展为片状或小结节阴影，典型表现为棉球状或团块状阴影。转移灶以右侧肺及肺中下部较为多见。

3. CT和磁共振检查

CT对发现肺部较小病灶有较高的诊断价值。在胸片阴性而改用肺CT检查时，常可发现肺微小转移灶。对胸部X线阴性者应常规做肺CT检查以排除肺转移。对胸片或肺CT阳性者应常规做脑、肝CT或MRI，以排除脑、肝转移。

4. 超声检查

在声像图上，子宫可正常大小或不同程度增大，肌层内可见高回声团块，边界清但无包膜；或肌层内有回声不均区域或团块，边界不清且无包膜；也可表现为整个子宫呈弥漫性增高回声，内部伴不规则低回声或无回声。彩色多普勒超声主要显示丰富的血流信号和低阻力型血流频谱。

（二）组织学诊断

侵蚀性葡萄胎的镜下表现为保留绒毛结构的葡萄胎组织侵入子宫肌层和（或）血管；而绒癌的镜下表现为肿瘤细胞呈弥漫性、大片状侵入子宫肌层并伴出血、坏死，但不形成绒毛结构，常有淋巴及血管浸润。凡在子宫肌层内或子宫外转移灶组织中见到绒毛或退化的绒毛阴影，则诊断为侵蚀性葡萄胎；若仅见成片滋养细胞浸润及坏死出血，未见绒毛结构者，则诊断为绒癌。若原发灶和转移灶诊断不一致，只要在任一组织切片中见有绒毛结构，均诊断为侵蚀性葡萄胎。为避免出血风险，转移灶的活检既不是必需的也不被推荐。

滋养细胞肿瘤可仅根据临床作出诊断，影像学证据和组织学证据对于诊断并不是必需的。影像学证据支持诊断。若有组织获得时，应作出组织学诊断并以组织学诊断为准。

四、治疗

（一）治疗前评估

在滋养细胞肿瘤诊断成立后，必须在治疗前对患者做全面评估。评估内容包括两个方面：第一，评估肿瘤的病程进展和病变范围，为治疗方案的制订提供依据；第二，评估一般状况及重要脏器功能状况，以估计患者对所制订的治疗方案的耐受力。

用于治疗前评估必要的检查手段和方法：①仔细询问病情；②全面体格检查（包括妇科检查），尤其注意阴道转移灶；③血、尿常规；④心电图；⑤肝肾功能；⑥血清 hCG 测定，必须测定其最高值；⑦盆腔超声，注意测量子宫原发病灶和盆腔转移灶的大小和数目；⑧胸部 X 线摄片，应为常规检查，阴性者再行肺 CT 检查。对肺转移或阴道转移者或绒癌患者应选择颅脑及上腹部 CT 或 MRI，以除外肝、脑转移。肝功能检查异常者也应选择腹部超声或 CT 检查以除外肝转移。

可选择的检查手段和方法：①血和脑脊液 hCG 测定有助于脑转移诊断，其比值在 20 以下时有脑转移可能，但由于血 hCG 变化快于脑脊液，所以不能单凭一次测定作出判断；②存在消化道出血症状时应选择消化道内镜检查或动脉造影；③存在血尿症状时应选择 IVP 和膀胱镜检查；④盆腔、肝等部位动脉造影有助于子宫原发病灶和相关部位转移病灶的诊断；⑤腹腔镜检查有助于子宫病灶及盆腔、腹腔转移病灶的诊断。

（二）治疗原则

治疗原则为采用以化疗为主、手术和放疗为辅的综合治疗。在制订治疗方案之前，必须在明确临床诊断的基础上，根据病史、体征及各项辅助检查的结果，作出正确的临床分期，治疗方案的选择应根据 FIGO 分期与评分、年龄、对生育的要求和经济情况综合考虑，实施分层或个体化治疗。

（三）化疗

可用于妊娠滋养细胞肿瘤化疗的药物很多，目前常用的一线化疗药物有氨甲蝶呤（MTX）、氟尿嘧啶（5-FU）、放线菌素 D（Act-D）或国产更生霉素（KSM）、环磷酰胺（CTX）、长春新碱（VCR）、依托泊苷（VP-16）等。

化疗方案的选择目前国内外已基本一致，低危患者选择单一药物化疗，而高危患者选择联合化疗。

1. 单一药物化疗

低危患者可首选单一药物化疗，常用的一线单一化疗药物有氨甲蝶呤（MTX）、氟尿嘧啶（5-FU）和放线菌素 D（Act-D）。当对一线药物有反应但 hCG 水平不能降至正常或出现不良反应阻止化疗的正常实施时，应更换另一种单一药物。当对一线单一药物无反应（如 hCG 水平上升或出现新的转移灶）或两种单药化疗 hCG 也不能降至正常，应给予联合化疗。

2. 联合化疗

适用于高危病例，首选的方案是 EMA-CO 方案。EMA-CO 方案初次治疗高危转移妊娠滋养细胞肿瘤的完全缓解率及远期生存率均在 80% 以上。该方案耐受性较好，最常见的不良反应为骨髓抑制，其次为肝肾毒性。由于粒细胞集落刺激因子（G-CSF）骨髓支持和预防性抗吐治疗的应用，EMA-CO 方案的计划化疗剂量强度已能得到保证。EMA-CO 方案的远期不良反应是可诱发骨髓细胞样白血病、黑色素瘤、结肠癌和乳癌等，其中继发白血病的发生率高达 1.5%。

3. 疗效评估

在每一疗程结束后，应每周 1 次测定血清 hCG，结合妇科检查，超声、胸片、CT 等检查。在每疗程化疗结束至 18 日内，血清 hCG 下降至少 1 个对数称为有效。

4. 不良反应防治

化疗主要的不良反应为骨髓抑制，其次为消化道反应、肝功能损害、肾功能损害及脱发等。

（1）骨髓抑制：是最常见的一种。主要表现为外周血白细胞和血小板计数减少，对红细胞影响较少。在上述规定剂量和用法下，骨髓抑制在停药后均可自然恢复，且有一定规律性。在用药期间细胞计数虽有下降，但常在正常界线以上，但用完 10 天后即迅速下降。严重的白细胞可达 1×10^9/L 左右，血小板可达 20×10^9/L 左右。但几天后即迅速上升，以至恢复正常。白细胞下降本身对患者无严重危害，但如白细胞缺乏则可引起感染。血小板减少则引起自发性出血。

（2）消化道反应：最常见的为恶心、呕吐，多数在用药后 2～3 天开始，5～6 天后达高峰，停药后即逐步好转。一般不影响继续治疗。但如呕吐过多，则可因大量损失胃酸而引起代谢性碱中毒和钠、钾和钙丢失，出现低钠、低钾或低钙症状，患者可有腹胀、乏力、精神淡漠、手足搐搦或痉挛等。除呕吐外，常见消化道溃疡，以口腔溃疡为最明显，多数在用药后 7～8 天出现。抗代谢药物常见口腔黏膜溃疡，更生霉素常见于舌根或舌边溃疡。严重的溃疡均可蔓延至咽部，以至食管，甚至肛门。一般于停药后均能自然消失。除影响进食和造成痛苦外，很少有不良后患。但由于此时正值白细胞和血小板下降，细菌很易侵入机体而发生感染。5-FU 除上述反应外，还常见腹痛和腹泻。一般在用药 8～9 天开始，停药后即好转，但如处理不当，并发伪膜性肠炎，后果十分严重。

（3）药物中毒性肝炎：主要表现为用药后血转氨酶值升高，偶见黄疸。一般在停药后一定时期即可恢复，但未恢复时不能继续化疗，而等待恢复时肿瘤可以发展，影响治疗效果。

（4）肾功能损伤：MTX 和顺铂等药物对肾脏均有一定的毒性，肾功能正常者才能应用。

（5）皮疹和脱发：皮疹最常见于应用 MTX 后，严重者可引起剥脱性皮炎。脱发最常见于应用 KSM。1 个疗程往往即为全秃，但停药后头发可恢复生长。

为预防并发症的发生，用药前需先检查肝、肾和骨髓功能及血、尿常规，正常才可开始用药。用药时应注意血常规变化，宜隔日检测白细胞和血小板计数，必要时每日检测。如发现血常规低于正常即应停药，待血常规恢复后再继续用药。疗程完成后仍要检查血常规至恢复正常为止。如血常规下降过低或停药后不及时回升，应及时使用粒细胞集落刺激因子（G-CSF），G-CSF 不与化疗同时使用，距离化疗至少 24 小时。如患者出现发热，应及时给予有效抗生素。有出血倾向者可给止血药物以及升血小板药物。呕吐严重者引起脱水、电解质紊乱或酸碱平衡失调时，可补给 5% ~10% 葡萄糖盐水，缺钾时应加氯化钾。因缺钙而发生抽搐时可静脉缓慢注射 10% 葡萄糖酸钙 10 mL（注射时需十分缓慢）。为防止口腔溃疡发生感染，用药前即应注意加强口腔卫生，常用清洁水漱口。已有溃疡时要加强护理，每天用生理盐水清洗口腔 2 ~3 次。用氟尿嘧啶发生腹泻时要注意并发伪膜性肠炎。一般氟尿嘧啶使用后每日大便次数不超过 4 次，大便不成形。但如见有腹泻应立即停药，严密观察。如大便次数逐步增多，即勤做大便涂片检查（每半小时 1 次），如涂片经革兰染色出现革兰阴性杆菌（大肠埃希菌）迅速减少，而革兰阳性球菌（成堆）或阴性菌增加，即应认为有伪膜性肠炎可能，宜及时给予有效抗生素（如万古霉素、盐酸去甲万古霉素及口服甲硝唑）。

5. 停药指征

hCG 阴性后，低危患者继续 2 ~3 个疗程的化疗，高危患者继续至少 3 个疗程化疗。

也有国外学者提出对低危患者，可根据 hCG 下降速度决定是否给予第 2 个疗程化疗，其指征是第 1 个疗程化疗结束后，hCG 连续 3 周不下降或上升，或 18 日内下降不足 1 个对数。

（四）手术治疗

手术主要作为辅助治疗。对控制大出血等各种并发症、消除耐药病灶、减少肿瘤负荷和缩短化疗疗程等方面有一定作用，在一些特定的情况下应用。

1. 子宫切除术

主要适用于：①病灶穿孔出血；②低危无转移且无生育要求；③耐药。

由于妊娠滋养细胞肿瘤具有极强的亲血管性，因而子宫肌层病灶含有丰富的肿瘤血管，并常累及宫旁血管丛。如肿瘤实体破裂，易发生大出血而难以控制，因而需要进行急诊子宫切除。化疗作为妊娠滋养细胞肿瘤主要的治疗手段，其不良反应也是很明显的，因此，对于低危无转移且无生育要求的患者，为缩短化疗疗程，减少化疗的不良反应，可选择切除子宫，子宫切除能明显降低化疗药物的总剂量。对于已经发生耐药的妊娠滋养细胞肿瘤患者，如果耐药病灶局限于子宫，而其他部位转移灶明显吸收，可行子宫切除术，以改善治疗效果，提高缓解率。

2. 肺切除术

肺是妊娠滋养细胞肿瘤最常见的转移部位。绝大多数患者经化疗药物治疗后效果较好。对少数局限性肺部耐药病变、hCG 水平接近正常者可考虑肺叶切除。为防止术中扩散，需于手术前后应用化疗。

3. 其他手术

腹部手术适用于肝、胃肠道、肾、脾转移所致的大出血，开颅手术适用于颅内出血所致的颅内压升高或孤立的耐药病灶。

（五）介入治疗

指在医学影像设备指导下，结合临床治疗学原理，通过导管等器材对疾病进行诊断治疗的一系列技术，其中动脉栓塞以及动脉灌注化疗在耐药性妊娠滋养细胞肿瘤的治疗中具有一定的应用价值。

1. 动脉栓塞

动脉栓塞在妊娠滋养细胞肿瘤治疗中主要用于：①控制肿瘤破裂出血；②阻断肿瘤血运，导致肿瘤坏死；③栓塞剂含有抗癌物质，起缓释药物的作用。动脉栓塞治疗用于控制妊娠滋养细胞肿瘤大出血常取得较好效果。Garner 等通过选择性子宫动脉栓塞成功地治疗了妊娠滋养细胞肿瘤所致的子宫大出血，同时保留了生育功能并成功地获得足月妊娠。动脉栓塞治疗操作时间短、创伤小，在局部麻醉下行股动脉穿刺，通过动脉造影可快速找到出血部位并准确地予以栓塞以阻断该处血供，达到及时止血目的。

2. 动脉灌注化疗

动脉灌注化疗不仅可提高抗癌药物疗效，而且可降低全身不良反应，是由于：①药物直接进入肿瘤供血动脉，局部浓度高，作用集中；②避免药物首先经肝、肾等组织而被破坏、排泄；③减少了药物与血浆蛋白结合而失效的概率。目前，动脉灌注化疗多采用 Seldinger 技术穿刺股动脉，依靠动脉造影，插管至肿瘤供血动脉，再进行灌注化疗。采用超选择性动脉插管持续灌注合并全身静脉用药治疗绒癌耐药患者有较满意的疗效。

（六）放疗

目前应用较少，主要用于肝、脑转移和肺部耐药病灶的治疗。

（七）超高危滋养细胞肿瘤的治疗

以综合治疗为主。可直接选择 EP-EMA 等二线方案，但这类患者一开始采用强烈化疗可能引起出血、败血症，甚至器官衰竭，可在标准化疗前先采用低剂量强度化疗，如 VP $100\ mg/m^2$ 和顺铂 $20\ mg/m^2$，每周 1 次共 1 ~ 3 周，病情缓解后，转为标准化疗。综合治疗措施包括脑部手术、栓塞介入、全身化疗 + 鞘内注射 MTX。

五、随访

治疗结束后应严密随访，第一年每月随访 1 次，1 年后每 3 个月 1 次直至 3 年，以后每年 1 次共 5 年。随访内容同葡萄胎。随访期间应严格避孕，一般于化疗停止≥12 个月才可妊娠。

（夏一丹）

第三节　胎盘部位滋养细胞肿瘤

胎盘部位滋养细胞肿瘤（PSTT）是一种特殊类型的妊娠滋养细胞肿瘤，组织学起源为胎盘种植部位的中间型滋养细胞，临床相对罕见。

PSTT 主要发生于生育年龄，可以继发于各种类型的妊娠。临床病程多为良性经过，病灶多局限于子宫，预后较好。尽管接受了手术和联合化疗，PSTT 一旦发生转移，预后不良。与其他类型的 GTN 不同，PSTT 对化疗相对不敏感，因此手术是主要的治疗手段，而手术将导致育龄期患者失去生育能力。

一、发病机制

PSTT的发病机制尚不明确。遗传学分析为PSTT的发病机制研究提供了一些线索。PSTT的基因型多为二倍体，但也有少数病例发现存在四倍体。Hui等发现PSTT患者的前次足月妊娠大多数为女性胎儿，89%（23/26）病例组织的染色体核型分析结果为XX，提示PSTT的形成需要功能性的父源性X染色体（Xp）存在，并推测Xp可能的两个作用机制为：①Xp上存在癌基因，如Esx1、Pem、MYCL2、IAP等；②功能性X染色的含量异常。研究者在后续的研究中扩大了样本量，进一步验证了功能性的Xp与PSTT发病的关联性。

二、病理

1. 组织来源

滋养细胞是人体中一种特殊类型的细胞，其特殊性具体表现在组织来源、发育过程、形态变化以及生物学特性等方面。滋养细胞来源于胚胎外层细胞，着床后分化为两层，内层的细胞滋养细胞（CT）和外层的合体滋养细胞（ST），也存在中间型滋养细胞（IT）。目前的研究大多认为，ST是由CT分化而来的，IT是这种变化的过渡性细胞。

CT具有增殖分化能力，绒毛表面的CT分化为ST，而绒毛外锚定绒毛的CT分化为IT，IT又可分为3个亚型：绒毛型IT、种植部位IT、绒毛膜型IT。种植部位IT可侵入蜕膜和肌层，浸润并取代子宫螺旋小动脉内皮细胞，进行血管重塑，以增加胎盘血供，而当IT异常侵入到子宫肌层时，形成PSTT。

与其他类型的滋养细胞疾病（葡萄胎、侵蚀性葡萄胎和绒癌）源于细胞滋养细胞（CT）及合体滋养细胞（ST）的异常增生不同，PSTT源于种植部位中间型滋养细胞（IT）的异常增生。

2. 病理

PSTT的生长方式多样，可呈结节息肉型、实质性肿块型或弥漫浸润型。肿瘤平均直径为5 cm。肿瘤切面多呈黄色或褐色，组织软脆，可有局灶性出血及坏死，但无绒癌样的广泛出血坏死。

PSTT镜下特征为肿瘤组织几乎全部由中间型滋养细胞（IT）组成，几乎没有典型的细胞滋养细胞（CT）和合体滋养细胞（ST），没有绒毛结构。瘤细胞通常由弥漫一致的单核细胞组成，多核巨细胞少见，核分裂象不一。最能反映PSTT特点的表现是肿瘤细胞对子宫基层和血管的浸润，这种大的单核瘤细胞可呈单个，也可融合成片状、条索状或岛状。

3. 免疫组织化学标志物

免疫组织化学染色显示，PSTT肿瘤组织中50%～100%的细胞人胎盘生乳素（hPL）染色阳性，而人绒毛膜促性腺激素（hCG）阳性的细胞不足10%，强hPL与弱hCG的免疫组化染色可作为PSTT相对特征性的标志，用于鉴别诊断。

三、临床表现

PSTT多发生于生育年龄女性，平均年龄34岁；PSTT可继发于各种类型的妊娠，包括足月妊娠、葡萄胎、自然流产、人工流产、异位妊娠等，其中足月妊娠最为多见。文献综述发现，PSTT 有 61% 继发于足月妊娠，12% 继发于葡萄胎，9% 继发于自然流产，8% 继发于人工流产，2% 继发于其他妊娠相关疾病，另外有 8% 原因不明。

PSTT 患者临床症状缺乏特异性，常见症状包括不规则阴道流血、停经、子宫增大等，其他并发或继发症状还有子宫穿孔、肾病综合征、高催乳素血症等。

大多数 PSTT 临床进程表现缓慢，病灶局限于子宫，预后较好。但有 10% ~15% 的病例发生子宫外转移，常见的转移部位包括阴道、肺、肝等。一旦发生转移，尽管接受了手术和联合化疗，预后不良。

四、诊断

PSTT 的临床表现不典型，容易误诊、漏诊。临床确诊需要结合病史、病理学、血清学及影像学等辅助检查综合判断。

1. 血清 hCG 测定

多数阴性或轻度升高，80% 不高于 1 000 mIU/mL。超过 35% 的 PSTT 患者血清游离 hCG-β 亚单位呈阳性、高糖化 hCG（hCG-H）阴性或低水平、尿 β 核心片段阳性。这些血清学检查均有助于 PSTT 与绒癌及其他滋养细胞肿瘤相鉴别。

2. 血 HPL 测定

一般为轻度升高或阴性。

3. 超声检查

是常用的辅助诊断方法。二维超声提示子宫增大，腔内未见胚囊，子宫肌层内多个囊性结构或蜂窝状低回声区或类似子宫肌瘤的回声，或腔内见光点紊乱区。彩色多普勒提示肌壁间蜂窝状回声内血流丰富，呈低阻血流图像。

4. 其他影像学检查

CT 对肺部转移灶有很高的敏感性，主要用于肺转移的诊断；MRI 多用于对子宫和盆腔病灶的诊断。在 MRI 图像上精确定位，尤其适用于要求保留生育功能的子宫孤立病灶的 PSTT 年轻患者，为保守性治疗提供依据。PET-CT 敏感性高，多用于判断有无全身转移和复发后评估，但费用较高，不作为常规检查。

5. 宫腔镜和腹腔镜诊断性检查

需要与其他妊娠相关疾病鉴别，如胎盘残留、异位妊娠等；对无法经过诊刮确诊的局限在子宫腔或子宫壁的占位，可经宫腔镜、腹腔镜或宫-腹腔镜联合切除病灶或活检，获得组织病理，以明确诊断。

6. 染色体核型检查

大部分的胎盘部位滋养细胞肿瘤是二倍体，少数为四倍体。

7. 组织学诊断

组织病理学诊断是金标准，同时进行免疫组织化学染色和其他滋养细胞肿瘤鉴别。

五、鉴别诊断

PSTT 需要与绒癌、胎盘部位过度反应（EPS）、胎盘部位结节（PSN）、上皮样滋养细胞肿瘤（ETT）等滋养细胞疾病进行鉴别。与其他类型的 GTN 相比，PSTT 有其特异性：病灶以坏死性病变为主，而非出血性病变，这是由于 PSTT 的血管受累程度不如其他 GTN 明显；其他类型 GTN 中合体滋养细胞（ST）增殖旺盛，可分泌大量 hCG，血清 hCG 水平明显升高，而 PSTT 由中间型滋养细胞（IT）组成，仅能分泌少量 hCG，其血清 hCG 升高不如其他类型 GTN 明显。但鉴别需要病理和免疫组化染色。

同时，PSTT 还需与其他妊娠相关疾病相鉴别。足月产后以及流产后 hCG 轻度升高，发现宫腔占位，需与胎盘和妊娠物残留鉴别，需要诊刮或宫腔镜检查；停经后阴道出血，或不规则阴道出血，hCG 升高，超声发现子宫肌壁间，尤其是位于宫角的血供丰富的病灶，还需要与异位妊娠鉴别。近年来随着二胎政策放开，剖宫产切口妊娠发病率增加，剖宫产切口部位 PSTT 也有报道。

对于 hCG 正常的宫腔占位，还需与黏膜下子宫肌瘤、子宫内膜息肉等鉴别。

六、治疗

（一）手术治疗

PSTT 对化疗不敏感，手术是主要的治疗手段，首选全子宫切除术，因卵巢镜下转移率仅为 3%，故卵巢外观无异常者可以保留卵巢，特别是绝经前希望保留卵巢功能的患者。对于无高危因素的 PSTT 患者，全子宫切除后不必给予任何辅助治疗。

（二）化疗

与其他妊娠滋养细胞肿瘤相比，PSTT 患者对化疗不敏感，一般作为手术后的辅助治疗。化疗指征为：①有高危因素（距前次妊娠时间 >2 年、有丝分裂指数 >5 个/10HP、肌层浸润深度 >1/2、脉管受累）的Ⅰ期患者；②Ⅱ期及Ⅱ期以上的 PSTT 患者；③保守术后可疑有残余肿瘤患者；④远处转移、术后复发或疾病进展患者。一般认为对于 FIGOⅠ期低危患者术后可不予化疗，Ⅱ期及Ⅱ期以上的患者应给予辅助性化疗。

由于 PSTT 对化疗不如妊娠滋养细胞肿瘤敏感，不主张单药化疗，推荐首选 EP-EMA 方案和 EMA-CO 方案，实施化疗的疗程数和巩固化疗原则同高危 GTN。

（三）放疗

在姑息治疗中有一定疗效，但非一线选择，仅推荐用于局部、孤立的复发病灶患者，对于盆腔残余灶，放疗联合手术和化疗可能有一定好处。放疗必须个体化。

七、随访

和其他 GTN 一样，PSTT 治疗后也应随访。一般建议，第 1 年每 3 个月随访 1 次，然后每 6 个月 1 次至 3 年，此后每年 1 次直至 5 年，以后可每 2 年 1 次。随访内容同 GTN，由于通常缺乏肿瘤标志物，临床表现和影像学检查在随访中的意义相对更重要。

尽管大部分 PSTT 患者血清 hCG 阴性或轻度升高，但目前多数学者还是建议通过血清 hCG 水平的测定来监测治疗的疗效和疾病是否复发。即使 β-hCG 水平很低，可能疾病仍有进展。对于 β-hCG 无法检测或低血清水平，尿 β-核心片段或 β-hCG 也是好的监测方法。磁共振（MRI）对胎盘部位滋养细胞肿瘤病灶的监测具有较高的敏感性，因此在胎盘部位滋养细胞肿瘤的随访中 MRI 具有一定的重要性。

（夏一丹）

第七章

孕期保健

第一节　产前检查

产前检查是孕期保健的重要内容。包括孕妇和胎儿两个方面检查。对孕妇的管理，不同孕期有不同的侧重点。胎儿的健康状况评估包括胎儿出生缺陷、胎儿宫内生长发育及宫内安危状况的监测。孕期营养管理也是孕期保健的重要部分，尤其是对伴有各种并发症的孕妇。

一、孕妇管理

（一）孕早期

产前检查的初诊时间应从确诊早孕时开始，以便早期确定受孕的准确时间，并了解健康情况，了解既往孕产史，确定是否适宜妊娠，制订出孕期保健计划并及早进行孕期综合管理，同时建立围生期保健卡，及早发现、干预高危妊娠，确保母婴健康。

1. 详细询问病史

（1）月经史及既往孕产史：询问月经周期，了解末次月经，如月经周期不规则或与往常不同，还需询问上次月经日期及行经情况，有助于预产期推算的准确性。若为经产妇，应了解有无难产史、流产史、死胎死产史、分娩方式，以及有无产后出血史，若为剖宫产，要特别对手术相关问题进行了解，并问明末次分娩或流产的日期及处理情况，以及新生儿情况，有无畸形儿等。

（2）既往疾病史及手术史：着重了解有无高血压、心脏病、肝肾疾病、内分泌疾病、免疫性疾病、结核病、糖尿病、血液病、性传播疾病等，注意其发病时间及治疗情况，并了解何时、何地做过何种手术，手术情况及术后情况。

（3）家族史：询问家族有无传染病、高血压、糖尿病、双胎妊娠及其他遗传性疾病。若有遗传病家族史，应及时进行遗传咨询及筛查，以决定本次妊娠的去留。

2. 辅助检查

最好在孕10周以前完成下列产检内容：血型（ABO和Rh血型）及血常规检查，尿常规、肝肾功能、空腹血糖检查，乙型肝炎筛查，梅毒螺旋体及HIV筛查，感染性疾病筛查，心电图检查等。以后酌情每月复查血常规及尿常规。有条件者建议行甲状腺功能检查、丙型肝炎筛查、子宫颈细胞学检查（孕前12个月未检查者）。

超声检查：孕6～8周行超声检查，以确定是否为宫内妊娠及孕周、胎儿是否存活、子宫及附件情况。

3. 健康教育及营养指导

（1）健康教育：流产及早产的认识和预防，保持健康的生活方式，如规律饮食起居、适当运动，戒烟酒，避免接触有毒、有害物质，谨慎用药，必须用药时要在医师的指导下使用。孕前1～3个月开始服用叶酸0.4～0.8 mg/d，直至孕3个月。讲解产前筛查和产前诊断的意义。

（2）营养指导：孕早期在营养需要上与孕前没有太大区别，如早孕反应较重，可少食多餐，选择清淡适口的膳食。各种营养素有不同生理功效，相互之间有协同作用，也有制约作用，因此某些营养素过多或过少均会影响身体健康。但为保证胚胎发育和孕妇生理变化的需要，要合理调配膳食，保证热能和营养素的供给。

（二）孕中、晚期

1. 产前筛查和产前诊断

有条件者，建议对以下高危人群，重点做产前诊断：高龄孕妇，孕早期接触过可能导致胎儿先天缺陷的物质，胎儿发育异常或可疑胎儿畸形，羊水过多或羊水过少，有遗传病家族史或曾分娩过严重先天缺陷儿，曾有2次以上不明原因流产，死胎或新生儿死亡，筛查结果异常等。

不同孕周有不同的产前筛查方法。绒毛穿刺取样术：孕10～13^{+6}周；B超测量胎儿颈部透明层的厚度（NT）：孕11～13^{+6}周；无创产前基因检测（NIPT）：孕12～22^{+6}周；唐氏筛查：孕15～20周（最佳16～18周）；羊膜腔穿刺术检查胎儿染色体核型：孕16～22周。

2. 产前检查

孕期定期进行产前检查，是早期发现妊娠并发症的有力措施。产前检查的孕周：建议12～13^{+6}周、14～19^{+6}周、20～24周、25～28周、29～32周、33～36周、37～41周（最好每周1次）。

胎儿系统超声筛查（妊娠20～24周）：筛查胎儿的严重畸形。以后酌情进行超声检查（评估胎儿大小、胎位、羊水量、胎盘成熟度，有条件者可检测脐动脉收缩期峰值和舒张末期流速之比）。

GDM筛查（24～28周）：直接行75 g糖耐量试验OGTT，筛查妊娠期糖尿病。

建议孕34周左右可复查肝肾功能、凝血功能及心电图。妊娠35～37周行B族链球菌（GBS）筛查。有妊娠合并症或并发症者，孕32～34周后可开始行电子胎心监护（NST）；无异常者，37周后每周1次NST。

随着“二孩”政策的放开，中国高龄孕妇人数迅速增加。高龄孕妇生育妊娠期和分娩期并发症明显增多，如何做好高龄孕妇的孕前及孕期保健，加强分娩期管理，是改善不良妊娠结局、促进成功阴道分娩的关键。

随着年龄的增加，卵巢功能逐渐退化，女性生育能力逐渐下降，卵细胞老化致使怀孕的概率呈明显下滑趋势，无论是自然受孕能力还是辅助生育受孕机会均明显下降。卵子质量降低、胚胎质量下降导致流产、早产、死胎的发生率增加，自身染色体发生突变的概率也逐渐增加。

高龄妇女随着年龄的增长、内分泌的变化、肥胖体质指数的增加以及工作生活压力造成的心理压力增加，使妊娠并发症如妊娠期高血压疾病、妊娠期糖尿病（GDM）、甲状腺疾病发病率明显增加。

慢性高血压患者随着年龄的增长，血管内皮损伤进行性加重，血管内皮源性舒张因子分泌减少，收缩因子分泌增加，外周血管痉挛，妊娠后随着孕周增加，合并子痫前期的风险明显升高。高龄孕妇妊娠期高血压疾病的发病率是非高龄孕妇的5倍。有子痫前期病史的高龄孕妇是再次妊娠发生子痫前期的危险因素。

肥胖本身已知是2型糖尿病的独立危险因素。随着人群中肥胖和糖尿病发病人数的不断增多，育龄妇女中2型糖尿病患者增加，我国20～39岁育龄妇女的糖尿病患病率约为3.2%。高龄和多产次也是公认的妊娠期糖尿病危险因素，随着妊娠次数增加，再发妊娠期糖尿病的风险也逐渐增加。糖尿病所导致的微血管病变、视网膜病变、肾功能损害、心血管病变、神经病变可影响妊娠结局，妊娠也可加重糖尿病病情。

年龄可影响甲状腺激素状态和脱碘酶的表达和活性。因此，高龄、有甲状腺疾病史或家族史的妇女，再次妊娠时患妊娠期甲状腺疾病的概率升高。妊娠期甲状腺功能减退症（包括临床甲减、亚临床甲减和低 T_4 血症）发病率为2%～5%。妊娠期甲状腺功能异常者，孕期并发症明显增加，如自然流产、早产、低体重儿、子痫前期等，还会影响胎儿的神经及智力发育。建议将其作为孕期常规筛查项目。其他不良围产儿结局均与产妇年龄有关，如低出生体重儿、小于胎龄儿、早产儿、胎儿窘迫及新生儿窒息率、围产儿死亡率等。因此，做好高龄孕妇的孕期保健十分重要。

建议建立高龄孕妇专科门诊进行专项管理，孕早期即开始规范的产前保健。整个孕期对高龄孕妇进行风险评估，将所有孕妇按照正常、异常（包括疾病轻、重再分级）分级，按照不同级别的风险分级管理：低风险的及轻微合并症、并发症者可在二级医院保健分娩；对于严重合并症、并发症者应在三级专科以上医院保健分娩，以确保孕产妇的安全。

对于妊娠期高血压疾病、糖代谢异常、甲状腺疾病等常见并发症管理建议：严格按照各项疾病诊治指南管理和治疗。坚持规律的产前检查，早期发现异常情况及时给予必要的治疗，保证病情稳定，避免严重并发症的发生或延缓其病情加重；合并妊娠期糖尿病的高龄产妇通过饮食调整及增加运动，必要时应用胰岛素，将血糖控制在正常范围内，以减少不良妊娠结局的发生。

3. 营养管理

孕、中晚期胎儿生长发育迅速，因此饮食方面应注意营养管理。

（1）孕中期：基础代谢增强，胎儿生长发育速率加快，应在孕早期的基础上，增加热能及优质蛋白质，但仍以全面平衡为要点，适当增加鱼、禽、蛋、海产品、奶类、维生素、钙、铁的摄入，注意必需脂肪酸的补充。每天奶类比孕早期增加200 g；动物性食物（鱼、禽、蛋、瘦肉）比孕早期增加：孕中期20 g/d，孕晚期70 g/d；多食绿色蔬菜、虾皮、紫菜、海带等补充微量营养素。

（2）孕晚期：胎儿增大、宫底升高，胃肠蠕动减慢，一次进食过多会引起胃部不适，因此，建议少量多餐。体重增加以每周0.3～0.5 kg为宜。孕期热量的过度摄入会导致母亲体重过度增长，产生肥胖、巨大胎儿，易发生妊娠并发症如妊娠期高血压疾病、妊娠期糖尿病等。

注意不要走进择食误区，不是越贵的食品越有营养，平衡膳食才是“金”！尽量避免油炸、熏烤、肥厚油腻、强烈刺激性的食物。

4. 孕期运动

提倡正常孕妇每天进行中等强度的有氧运动即全身大肌肉群的运动，可以消耗葡萄糖、动员脂肪、刺激心肺。常见的运动形式有快走、慢跑、游泳、骑自行车、瑜伽、打太极拳、打球等。运动强度以运动时心率不超过靶心率为限：靶心率（次/分）＝（220－年龄）×70%或运动后稍有出汗。当出现阴道出血、不规律宫缩或头晕、头痛时应停止运动。

二、胎儿健康状况评估

（一）先天缺陷的产前诊断

主要通过各种手段对胎儿进行先天性缺陷或遗传性疾病的诊断。产前诊断在不断发展中，检测手段更加精确，主要包括筛查性和诊断性试验。

（二）胎儿生长发育的监测

1. 胎儿生长发育影响因素

受许多因素影响，包括母体因素、胎儿因素及胎盘因素。

（1）母体因素：包括遗传因素，母亲的身高在一定程度上决定了胎儿的大小，身材矮小的胎儿一般也小，但这种不是发育异常。母体全身性疾病如病毒感染、并发妊娠期高血压疾病等，以及不良的生活习惯如吸烟、酗酒等，都会影响胎儿的生长发育。

（2）胎儿因素：胎儿的内分泌调节自身的生长发育，如比较肯定的胰岛素作用。其他如胎儿垂体的泌乳素、生长激素等可能也影响胎儿生长发育。

（3）胎盘因素：胎盘是母体与胎儿之间连接的桥梁，母体的营养物质、氧气等全部通过胎盘输送给胎儿，一旦胎盘功能受到某些疾病的影响，导致绒毛间隙血流量及绒毛内血管面积减少，均可影响胎儿在宫内的生长发育。

2. 监测方法

（1）临床监测：妊娠图的监测简单易行，包括孕妇体重和宫高、腹围增长情况。孕妇体重增长幅度，一般情况下可大致反映出胎儿大小的生长情况。子宫底高度与相应孕周对照，可反映出胎儿生长过大还是过小。腹围的测量受腹壁厚度、腹壁的松紧度等影响，与宫高曲线相比，对预测胎儿发育大小参考价值不大。

（2）超声监测：用于孕早期估计孕龄；用于获得孕中晚期双顶径、股骨长、头围、腹围、小脑横径等多种体格测量值，参照本地区相应孕周的正常值标准，低于两个标准差时应考虑胎儿生长受限；根据以上数据，计算机软件可自动计算出胎儿体重等。

（三）胎儿安危状况的监测

1. 胎动计数

胎动计数是孕妇监测胎儿宫内状况的一个很好的方法。但是，理想的胎动计数方法仍无定论，单次1小时胎动计数应>3次以上；或早、中、晚各数1小时胎动，将3小时胎动数相加，12小时胎动>30次。目前，尚无证据支持所有低危孕妇数胎动，建议高危孕妇孕晚期计数胎动。

2. 电子胎心监护

电子胎心监护（EFM）作为一种评估胎儿宫内状态的手段已被广泛应用。EFM可从妊娠32周开始，但具体开始时间和频率应根据孕妇情况及病情进行个体化应用。无应激试验

（NST）分为反应型和无反应型。

（1）NST 反应型：指监护时间内出现 2 次或以上的胎心加速。妊娠 32 周前，加速在基线水平上≥10 次/分钟，持续时间≥10 秒。

（2）NST 无反应型：指超过 40 分钟没有足够的胎心加速。NST 反应型预示着胎儿宫内状况良好；无反应型最常见的情况是胎儿睡眠周期所致，但也可能与胎儿神经系统抑制（如酸中毒）有关。当 EFM 反复出现 NST 无反应型，可疑胎儿宫内缺氧状态时，可行 CST 进一步评估胎儿宫内状态。①阴性，无晚期减速或明显的变异减速；②阳性，50% 以上的宫缩后出现晚期减速（即使宫缩频率 <3 次/10 分钟）；③可疑阳性，间断出现晚期减速或明显的变异减速。

3. 胎儿生物物理评分

胎儿生物物理评分（BPPs）包括 NST + 超声下观察 4 项指标（胎儿呼吸运动、胎儿运动、胎儿肌张力及羊水量），每项评分满分是 2 分，总分 8 ~ 10 分为正常，6 分是可疑，4 分以下为异常。对于 <36 周、怀疑胎盘功能不良或可疑胎儿缺氧时应行 BPPs。

4. 羊水量及性状评估

羊水过少与围生期发病率升高密切相关，和胎儿异常也密切相关，如 FGR、畸形等。孕中期：注意泌尿系畸形，必要时做染色体检查。孕末期：作为慢性缺氧的一个指标。

正常妊娠不同孕周最大垂直羊水池（MVP）和羊水指数（AFI）有不同的正常值范围。国内多以 MVP <2 cm 为羊水过少的标准；AFI <5 cm 为羊水过少，<8 cm 为羊水偏少。

足月妊娠羊水胎便污染率为 12% ~22%。目前认为羊水中胎便排出多是神经控制下胎儿胃肠道功能成熟的表现；或脐带牵拉刺激迷走神经使胃肠蠕动增强，不一定是胎儿宫内缺氧。羊水三度污染是持续胎心监护的指征，如同时伴有胎心监护异常，才考虑是胎儿缺氧所致。

5. 彩色多普勒超声血流监测

（1）胎儿脐动脉（UA）血流监测：脐动脉血流能反映胎儿-胎盘循环的血流动力学状态。正常脐动脉妊娠 12 ~ 14 周前无舒张期血流。随着孕龄增加，胎盘循环阻力下降，血流量增加，胎儿脐动脉的频谱显示 S/D、阻力指数（RI）、搏动指数（PI）值随妊娠周数的增加呈逐渐下降趋势。至 28 周以后，脐动脉 S/D <3、RI <0.6，逐渐降至足月。当 S/D >3、PI >1.7、RI >0.6 时，可作为预测胎儿宫内缺氧的临界值。

（2）大脑中动脉（MCA）血流监测：MCA 血流阻力指数（S/D、PI、RI）是颅脑血液循环的阻力指标，可判断胎儿脑液血循环情况。

MCA 血流频谱从 16 ~ 36 周较稳定，脑血管阻力较低，整个舒张期都可出现血流。正常妊娠时，随着孕龄增加，胎儿脑发育逐渐成熟，氧需求量增加，脑血管扩张，血流阻力减少，脑血流量增加，MCA 血流 PI 等各阻力指标呈逐渐下降倾向，以充分保证大脑的血液供应和氧需求量。

胎儿缺氧时，供应心、脑等重要器官的血管扩张，阻力下降，血流量增加，而外周血管收缩，阻力增加，四肢、肾血流量相应下降。这种现象称为“脑保护效应”或称为“血流再分布”现象，表现为 MCA 的 S/D 值下降，收缩期峰值（VP）升高。但如缺氧极其严重，MCA PI 反而升高。当 MCA 血流 S/D <4，PI <1.6，RI <0.6 时，可作为预测胎儿宫内缺氧的临界值。

（3）肾动脉（RA）血流监测：正常妊娠随孕期的进展，胎儿肾动脉的阻力随之下降，肾血流灌注逐渐增加，促使肾发育渐趋成熟直至分娩。肾动脉阻力指数（S/D、PI、RI）是肾循环的阻力指标，反映肾的血供情况。阻力指标与肾动脉管径呈负相关性，与循环阻力呈正相关性。当缺氧时肾动脉搏动指数明显升高，尤其羊水过少时，胎儿肾动脉异常的搏动指数对胎儿宫内缺氧的监测具有较高的敏感性，正常孕32周后RA PI约为（1.89±0.08）。如果MCA PI/RA PI>1预后良好，MCA PI/RA PI<1、RA RI增高、MCA RI降低则预后不佳。

三、孕期营养管理

针对不同的人群，孕期营养管理的侧重点应该不同。

（一）消瘦和肥胖者

低体重者（BMI<18.5 kg/m^2）：应适当增加能量密度高的食物摄入，以保证热卡至少2 000 kcal/d（1 kcal=4.184 kJ），每天可有1~2次加餐。

肥胖者（BMI≥28.0 kg/m^2）：应改变不良饮食习惯，减慢进食速度，应在保证营养素供应的前提下控制总能量摄入，热卡应控制在1 500 kcal/d，减少高能量、高脂肪、高糖食物的摄入，多选择低升糖指数（GI）、富含膳食纤维的食物。适当增加运动，推荐每天30~90分钟中等强度的运动。

高龄孕妇随着年龄的增长、内分泌的变化、体质指数增加，肥胖人群增多。因此，高龄孕妇保持健康的生活方式，控制体重合理增长，避免形成巨大胎儿更为重要。

由于我国尚缺乏足够的数据推荐孕期适宜的体重增长值，目前仍建议应用美国医学研究院（IOM）2009年推荐的孕期合理的体重增长范围。

（二）妊娠合并糖尿病者

妊娠合并糖尿病患者营养管理应以保证母亲和胎儿的最佳营养状况，摄入足够能量，保证孕期适宜的体重增加，达到并维持正常的血糖水平，避免发生酮症为目标。糖尿病患者的膳食疗法并非是碳水化合物越低越好，而是要适当地限制能量和脂肪的摄入量，保证适宜的碳水化合物和蛋白质比例。

1. 合理控制总能量，适当限制碳水化合物

妊娠合并糖尿病孕妇机体仍需要较多的能量，以弥补尿糖的损失和供给胎儿生长发育的需要。一般孕早期每天能量摄入建议不低于1 500 kcal/d，在孕中期、后期每天能量摄入控制在1 800~2 200 kcal为宜。美国妇产科医师协会（ACOG）推荐，患妊娠糖尿病的超重和肥胖妇女，应降低能量摄入、自我监测血糖和尿酮体并增加适量运动。然而过分的能量限制可能加速脂肪分解而发生酮症酸中毒，对胎儿神经发育造成损害。对于肥胖孕妇（BMI>30 kg/m^2），美国糖尿病学会（ADA）建议需要减少能量30%~33%（可按不超过25 kcal/kg实际体重来计算）；对于体重较轻或体质虚弱的孕妇，要注意供给足够的能量。孕妇适当限制饮食摄入不会增加营养不良机会并且可减少剖宫产。

在制订膳食计划时应考虑碳水化合物的数量和种类。在同等量情况下可优先选择低GI的食物，最好选用多糖如米、面、玉米面等杂粮，同时与一些新鲜蔬菜（如土豆、山药等根茎类）混合食用。由于不同食物来源的碳水化合物在消化、吸收、食物相互作用等方面的差异以及由此引起的血糖和胰岛素反应的区别，混合膳食可使糖的消化吸收缓慢，有利于

控制病情。如果已经补充了胰岛素，可以给予适量的多糖类食物以增加胰岛素的敏感性，并适当鼓励富含膳食纤维食物的摄入。

2. 保证充足的蛋白质

充足的蛋白质对胎儿的发育至关重要。蛋白质供能比应占膳食总能量的15%～20%，每天需80～100 g，其中动物性蛋白至少占1/3。根据《中国居民膳食营养素参考摄入量》，孕早期在每天每千克体重提供1.0 g蛋白质的基础上，每天增加5 g；孕中期每天增加15 g；孕晚期每天增加20 g。ADA关于糖尿病患者蛋白质摄取建议：①虽然蛋白质也像碳水化合物一样是胰岛素刺激因子，但控制良好的2型糖尿病患者摄入蛋白质并不使血糖浓度升高；②对于糖尿病患者，尤其对血糖控制不好的患者来说，蛋白质的需要量比每天膳食推荐量（RDA）高，但不要超过总能量的20%；③对于没有肾病并发症的糖尿病患者，没有证据表明其膳食蛋白质摄入量占总能量的15%～20%需要改变；④尚不清楚高蛋白、低碳水化合物膳食对糖尿病控制远期效果的影响。虽然这种膳食可以在短期内使体重减轻，但尚无证据表明这种膳食能长期维持体重减轻。富含优质蛋白质的食物有肉类包括禽、畜和鱼类；蛋类；奶类；大豆类。

3. 合理的脂肪摄入

推荐膳食脂肪量占总能量的百分比为25%～30%。但应适当限制饱和脂肪酸，如动物油脂、红肉类、椰奶、全脂奶制品等富含饱和脂肪的食物，糖尿病患者饱和脂肪酸摄入量不应该超过总摄入能量的7%（A级）；减少反式脂肪酸摄入量有助于降低低密度脂蛋白胆固醇，增加高密度脂蛋白胆固醇（A级）；糖尿病孕妇应减少反式脂肪酸的摄入量（B级）；烹调油可选用不饱和脂肪酸含量较高的橄榄油、山茶油、大豆油或玉米油。

4. 膳食纤维的摄入要充足

膳食纤维按理化性质分为可溶性纤维和非可溶性纤维。可溶性纤维如水果中的果胶、海带、紫菜中的藻胶，某些豆类中的瓜尔胶和魔芋块茎中的魔芋粉等；非可溶性纤维如植物中的纤维素、半纤维素和木质素，在谷类、豆类种子的外皮，蔬菜的茎、叶和果实中均含有。研究表明，每天从燕麦、大麦、干豆类或纯纤维来源（如果胶和瓜尔胶等）摄入可溶性膳食纤维5～10 g，可使血清胆固醇降低5%～10%。可溶性纤维可以降低血糖，并能改善血糖控制。流行病学研究也证明，摄入谷类食物中的不溶性纤维可使冠心病和2型糖尿病的危险性降低，每增加10 g可使患这两种疾病的危险性降低30%。膳食纤维的供给量，一般推荐每天摄入25～35 g膳食纤维。同时也应清楚地认识到膳食纤维并非“多多益善”。过多摄入可能造成：腹胀、消化不良；影响蛋白质的消化吸收；影响钙、铁、锌等元素的吸收。

5. 保证足够的维生素、矿物质

每天供给一定量的鲜奶或奶制品、动物肝脏、蛋、鱼、虾、豆类、干果类、大量的新鲜叶菜类，可以获得足量的钙、镁、铁、锌、碘、铬、硒、维生素和膳食纤维。维生素，尤其是维生素B_1、维生素B_2和烟酸在糖代谢中起重要作用。糖尿病患者因排尿过多，容易使钾、钠、钙、镁、磷等矿物质丢失而影响体液酸碱平衡。微量元素中的锌、铬参与体内胰岛素的生物合成和体内能量代谢。铬能提高组织对胰岛素的敏感性，促进糖代谢和蛋白质的合成。动物性食物如畜、禽、鱼肉中含锌量较高，牡蛎、蛋黄中铬的活性较强，宜选用。此外研究还发现，食物中的钠含量与淀粉的消化、吸收速度和血糖反应有着直接的关系。食盐可通过刺激淀粉酶的活性而加速对淀粉的消化，或加速小肠对消化释出的葡萄糖的吸收。实验结果证实，进食含盐食物者的血浆葡萄糖浓度比进食不含盐食物者高。

目前尚无证据表明，妊娠合并糖尿病孕妇和普通孕妇在维生素和矿物质需要量方面存在差异。因此，妊娠合并糖尿病孕妇应同样遵循中国营养学会对孕妇膳食营养素参考摄入量的推荐。孕妇（包括妊娠合并糖尿病孕妇）若膳食摄入不能满足膳食营养素参考摄入量，应该鼓励维生素和矿物质的补充。

6. 进行适宜的体力活动

糖尿病患者应增加体力活动，没有禁忌证的2型糖尿病推荐每周至少参加150分钟的中等强度有氧运动。对于妊娠合并糖尿病患者，除有不宜如先兆流产、先兆早产、产前出血、子痫前期患者除外，均鼓励坚持适量有规律的运动，如餐后半小时至1小时可散步30分钟。体力活动已被证明在糖尿病患者中能够起到改善血糖控制、减少胰岛素抵抗、降低心血管疾病发病率、有利于体重控制和身心健康的作用。

7. 给予合理的餐次安排

糖尿病患者总的原则是以分餐为主。有建议对于肥胖的妊娠糖尿病患者三餐外仅在晚上睡前加1次餐。而另外一些学者则建议每餐都少吃，但是每餐之间都有加餐。一般来说每天5~6餐，使血糖尽可能波动少，早餐宜占总能量的10%~15%，中餐占30%，晚餐占30%，上午9~10点、下午3~4点及睡前各加餐1次（占总能量的5%~10%），防止低血糖的发生。当出现早期妊娠呕吐和恶心及7~9个月出现胃肠功能障碍时可考虑再增加正餐及加餐的次数。总之，膳食计划必须实现个体化，要根据当地习惯、生活方式、经济条件和教育程度进行合理的膳食安排和相应的营养教育。

（三）妊娠期高血压疾病患者

妊娠期高血压疾病是妊娠期特有的疾病，其发生与许多因素有关。其中与营养密切相关。膳食调查发现，妊娠期高血压疾病患者能量、蛋白质、碳水化合物摄入量与正常孕妇相近，而总脂肪及饱和脂肪酸摄入量较正常孕妇多，钙、铁、维生素A、维生素B_2的摄入量减少，已发现多种营养素如钙、镁、锌、硒等缺乏与子痫前期发生、发展有关。

妊娠期高血压疾病膳食防治原则如下。

1. 控制总能量摄入

孕期能量摄入过高易致肥胖，而肥胖是妊娠期高血压疾病的一个重要危险因素，所以孕期应以妊娠期正常体重增加为标准调整进食量。孕前体重正常的单胎孕妇孕中、晚期摄入能量应以保持每周增重0.3~0.4 kg为宜，肥胖孕妇每月体重增长不超过1 kg。

2. 减少脂肪的摄入量

脂肪占总能量的比例应少于30%，而且饱和脂肪酸提供的能量应低于总能量的10%，相应增加不饱和脂肪的摄入，即少吃动物性脂肪，以富含不饱和脂肪酸的植物油代之。胆固醇摄入量每天300 mg以下。减少动物内脏、蛋黄、鱼子、鱿鱼等富含胆固醇食物的摄入。

3. 增加优质蛋白质

严重妊娠期高血压疾病孕妇若尿中蛋白丢失过多，可出现低蛋白血症，这种情况应适当多摄入优质蛋白以弥补其不足。孕妇应适当多吃鱼、禽、蛋、奶及大豆制品等含丰富优质蛋白质且脂肪含量低的食物，在补充优质蛋白质的同时还可提供多不饱和脂肪酸以调整脂肪的代谢。

4. 减少盐的摄入量

控制钠盐的摄入在防治高血压中发挥非常重要的作用，一般建议患者每天食盐的摄入量应限制在3~5 g，同时少用酱油、盐腌渍食品。可以用葱、姜、蒜等调味品制出多种风味的食品来改善少盐烹调的口味。

5. 保证足够的微量营养素摄入

钙、镁、锌、硒摄入量增加可降低妊娠期高血压的发病率，也可使血压降低，对有高危因素的孕妇从孕20周起每天补钙2 g可降低妊娠期高血压疾病的发生率。硒可防止机体受脂质过氧化物的损害，提高机体的免疫功能，维持细胞膜的完整性，避免血管损伤。血硒下降可使前列环素合成减少，血栓素增加；锌在核酸和蛋白质的合成中有重要作用。补充维生素C和维生素E也能够抑制血中脂质过氧化作用，减轻内皮细胞的损伤。若自孕16周开始补充维生素E 400 mg和维生素C 100 mg可使妊娠期高血压疾病发生率下降18%。豆类、新鲜蔬菜、水果、海产品等是补充多种微量营养素的良好来源。

（四）胎儿生长受限者

胎儿生长受限（FGR）为产科重要并发症，在我国平均发生率为6.39%，其围产儿死亡率为正常儿的4~6倍。其病因多样而复杂，通常将FGR病因分为3个方面，即母体因素、胎儿因素和胎盘因素。无论在发达国家还是发展中国家孕期母亲营养低能量摄入、孕期体重增加不足均是导致FGR发生的主要因素之一。FGR不仅影响胎儿的发育，对儿童期及青春期的体能和智能也会产生影响，甚至会增加成年后患肥胖、冠心病、高血压、糖尿病等慢性疾病发生的危险。

1. 因营养因素导致FGR发生的原因

（1）能量摄入不足：孕妇是胎儿营养物质的基本来源，孕妇营养不良，尤其是蛋白质和能量摄入不足是FGR的重要因素，几乎占50%~60%。孕妇偏食、挑食、妊娠剧吐、存在胃肠道疾患以及边远贫困地区食物供给不足等均是导致能量摄入不足的原因。

（2）微量营养素缺乏：资料表明，孕妇体内维生素A、铁、锌、碘浓度下降也与FGR及低体重儿发生密切相关。维生素A有促进胎儿正常发育的作用，维生素A缺乏时，可致骨质生长不良及生长发育受阻。而铁缺乏可导致低血红蛋白性贫血，可使孕妇携氧能力下降，导致胎儿长期处于慢性缺氧环境中，而使其生长发育障碍。孕妇缺锌可影响核酸和蛋白质的合成，使胎盘绒毛总面积缩小，影响胎儿的发育，可致FGR和胎儿畸形。碘是合成甲状腺素的重要元素，甲状腺素具有促进蛋白质的生物合成、促进胎儿生长发育的作用，当孕妇严重缺碘时甲状腺素合成减少，导致FGR。

（3）过多的蛋白质补充：在1 076名妇女参加的2项研究中，补充高蛋白质（蛋白质提供25%以上的能量），孕妇体重有少量增加，但新生儿平均出生体重降低了，生育小于胎龄儿的风险显著增加，新生儿死亡的风险也增加（但与对照组比较差异均无统计学意义）。

2. 营养治疗方法

在临床上膳食因素导致FGR的患者可分为两种，一种为孕期能量摄入不足，体重增长不满意的孕妇；另一种为孕期体重增长正常甚至增长过速的孕妇，后者有时会合并妊娠期高血压疾病、妊娠糖尿病等其他合并症。针对不同的情况，营养治疗也有所不同。

（1）对食欲欠佳，体重增长不满意的孕妇的营养支持策略如下。

1）适当增加总能量：能量计算方法见妊娠糖尿病营养治疗部分，能量可达到甚至超过2 500 kcal。

2）鼓励少量多次进餐，食欲不好的孕妇多次进餐，可增加食物的总摄入量。

3）每日主食不少于5~6两［1两=50克（g）］，强调粗细粮搭配。

4）保证足够的优质蛋白质摄入：鼓励增加肉、蛋、奶等富含优质蛋白食物的摄入。如有乳糖不耐受症，不能喝鲜奶的孕妇，鼓励喝酸奶，或使用低乳糖的孕妇配方奶，或适当增加大豆类制品的摄入；对优质蛋白质类食物摄取有困难的孕妇，可使用高蛋白孕妇配方奶或强化蛋白粉。

5）保证足够的优质脂肪酸摄入：脂类对促进胎儿生长发育，特别是胎儿中枢神经系统的发育非常重要。丹麦的一项研究显示，吃鱼少是早产和低出生体重的危险因素。若鱼类摄入困难，可适当补充DHA，关于孕期DHA的推荐值，目前尚未得到公认，美国有专家建议孕期DHA摄入量为300 mg/d。

6）新鲜蔬菜、水果摄入要充足。

7）保证足够的维生素、矿物质摄入：对缺铁性贫血孕妇除鼓励多摄入含铁丰富的食物外，可补充铁剂治疗，根据膳食调查可适当补充钙剂、多维片等；食欲差者，可给予锌制剂，如葡萄糖酸锌10 mL，每天2次；B族维生素可促进能量合成，对胎儿的生长发育有一定益处。

（2）对食欲较好，体重增长过速孕妇的营养干预：调整膳食结构为重点，不建议过多增加能量，重视相关妊娠合并症的治疗，如妊娠期高血压疾病、妊娠合并糖尿病等，强调改善胎盘血流量的同时，根据膳食调查得到的信息，有针对性地给予膳食调整，同时注重微量营养素的补充。

（3）对胎儿直接补给营养物质：已有对人类胎儿直接补充营养物质的病例报道，但缺少对照和准确的生长测量。在动物实验中，对胎儿直接静脉补充营养物质确实可预防FGR。有动物试验表明：对正常生长的胎羊直接输注葡萄糖可使胎羊体重增加，肌体脂肪组织增加。对胎羊静脉输注葡萄糖和氨基酸混合营养液可以预防因胎盘栓塞造成的FGR。直接对胎羊补充营养物质不受营养物质转运环节的影响。然而，对人类胎儿直接补充营养物质尚有很多困难。

（4）经羊水直接补充营养物质：在孕后期，正常胎儿吞咽大量羊水。胎儿在孕后期吞咽的羊水量每天高达700 mL，并通过此途径获得约10%的热卡和蛋白质。研究显示：注入宫腔的碳水化合物和蛋白质可被胎儿吞咽、消化、吸收和参与机体构成。动物试验发现将营养物质注入胎羊胃肠道可预防因母羊营养不良导致的FGR。另有研究报道将葡萄糖和氨基酸注入孕妇羊膜腔可以改善胎儿生长，但该试验没有胎儿大小的准确测量或设对照组以评估这项干预措施。

注意：后面提到的两种方法目前仍只能作为可能对FGR具有潜在应用前景的方法，营养补充治疗并非没有危险。对氧合正常的胎儿输注葡萄糖可造成胎儿氧耗增加并引起胎儿氧合下降，这已在人FGR胎儿中得到证实。因此一种营养物质的补充（葡萄糖）可造成另一种营养物质的缺乏（氧），这对已存在损伤的胎儿是不利甚至是致命的。

（五）双胎妊娠者

双胎妊娠与单胎妊娠相比，母体全身各个系统的负担均加重，而且胎儿的宫内生长环境也更复杂，因此早产、围产儿病死率、胎儿生长受限、先天发育畸形等的发病率明显升高。

1. 双胎妊娠孕妇体重管理目标

妊娠期适宜的体重增长是成功妊娠最基本和最直观的条件。孕期母体体重下降或增长偏低与胎儿生长受限和围生期死亡危险性增加有关，而孕期体重增长过多与胎儿出生时的高体重、妊娠合并糖尿病和继发性头盆不称致产妇死亡的危险性增加相关。

孕期适宜增重需要考虑母体的孕前体质指数、年龄、是否多胎及是否哺乳等因素。目前，按照2009年美国医学研究院（IOM）推荐的双胎妊娠孕期体重增加建议：孕前正常体重者，孕期增长范围17～25 kg；孕前超重者，孕期增长范围14～23 kg；孕前肥胖者，孕期增长范围11～19 kg。

2. 膳食指导

双胎妊娠孕期对多种微量营养素需要的增加大于对能量需要的增加，通过增加食物摄入量以满足微量营养素的需要极有可能引起孕妇体重过多增长。因此，随着孕周增加，孕妇应监测自身体重，并根据体重增长的速率适当调节食物摄入量。

在孕期建议做到以下几点。

（1）少量多餐，尽可能做到定时定量：对于妊娠反应较重的孕妇，不必强调饮食的规律性，更不可能强制进食；进食的餐饮、数量、种类及时间应根据孕妇的食欲和反应轻重进行调整，采取少食多餐的方法，保证进食量。

（2）粗细粮搭配：粗粮是指除大米、小麦以外的其他粮食。粗粮中含丰富的B族维生素，钾、钙生物类黄酮的含量也比细粮丰富。有助于三大营养素的代谢为机体提供能量，还有增进食欲和消化功能等作用。

另外，粗粮中的膳食纤维含量高，进入胃肠道，具有很强的吸水能力或结合水的能力，可增加胃内容物的容积，增加饱腹感，从而减少食物和能量的摄入，有利于双胎妊娠孕期的体重控制。

（3）保证足够优质蛋白的摄入：鱼、禽、肉、蛋、奶是优质蛋白的良好来源，其中鱼类除了提供优质蛋白外，还可提供ω-3多不饱和脂肪酸，这对孕20周后胎儿脑和视网膜功能发育极为重要；蛋黄是卵磷脂、维生素A、维生素B_2的良好来源；奶对孕期蛋白质的补充具有重要意义，同时也是钙的良好来源。

（4）蔬菜和水果：水果品种多样、充分、合理；蔬菜500 g/d，绿色蔬菜要达到一半以上。

（5）维生素要充足：由于血浆的稀释，血浆中多数维生素随着妊娠进展而缓慢持续地下降。对于双胎妊娠铁、叶酸、钙的及时补充意义重大，妊娠30周后以上微量元素的补充可以有效地减少妊娠期合并贫血、高血压等不良妊娠并发症及合并症。

1）维生素A：可促进生长与骨骼发育，促进视觉细胞内感光物质的合成与再生，维持皮肤和黏膜细胞的正常分化和功能完整，增强呼吸系统及消化系统的抗病能力；参与免疫反应、味觉、听觉、食欲等生理活动；通过对生殖器官上皮的影响调节生殖机制。维生素A来源于动物肝脏、牛奶、蛋黄；深绿色、黄红色蔬菜和水果中的胡萝卜素可以转化为发挥生物学效应的活性形式。

2）维生素D：参与维持血钙水平的稳定，同时也是免疫调节剂，调节机体对感染的反应，抑制肿瘤细胞的增长和末期分化。2000年《中国居民膳食营养素参考摄入量》认为孕中晚期妇女钙摄入的维生素D为10 μg/d。

维生素D主要来源于紫外光照下体内的合成。由于含维生素D的食物有限，维生素D强化奶是维生素D的良好来源。

3）叶酸：孕早期缺乏叶酸可引起死胎、流产、脑和神经管畸形等不良结局。

（6）矿物质要充足：人体所含有的对维持机体正常生理功能所必需的60多种元素中，除碳、氢、氧、氮主要以有机物质形式存在外，其余各元素均为无机的矿物质。其中，人体内含量大于体重0.01%的称为常量元素（宏量元素），包括钙、磷、钾、钠、硫、氯、镁7种；此外有8种必需的微量元素，铁、锌、硒、铜、钼、铬、钴和5种可能必需的微量元素，锰、硅、镍、硼、钒。其中，与妊娠相关又最容易缺乏的主要包括钙、铁、锌等。

1）钙：孕期缺钙可引起孕妇腰腿疼痛和小腿抽筋；同时钙作为凝血因子的激活剂，可参与凝血过程，这对分娩时不丢失过多血液特别重要。过多钙的摄入可能导致孕妇便秘，也可能影响其他营养素的吸收。钙的最好来源是奶及奶制品，豆类及其制品。此外，芝麻、虾皮、海带等海产品也是钙的良好食物来源。

2）铁：孕早期的铁缺乏与早产和低出生体重有关，缺铁性贫血还与孕期体重增长不足、出生低体重儿有关。动物肝脏、动物血、瘦肉是铁的良好来源，含量丰富且吸收好，此外，蛋黄，豆类，某些蔬菜如油菜、雪里蕻、菠菜等也提供部分铁。

3）锌：孕妇血浆锌通常在孕早期开始持续下降，至产前达到最低点。母体摄入充足的锌可促进胎儿的生长发育和预防先天畸形。对于素食、高纤维素膳食人群，多次妊娠者及大量摄入钙剂、铁剂者，应额外补锌15 mg/d。

根据自身的体能，在保证安全的情况下，每天进行不少于30分钟的低强度活动，最好是1～2小时的户外活动，如散步、体操等。

（夏一丹）

第二节　助产士门诊服务

助产士门诊是由一组从事助产工作十年及以上的经过考核评估合格的高级助产士，为有阴道分娩需求的孕龄妇女提供高质量的产前咨询、产时助产生及产后随访的一系列序贯性的服务。

一、意义

助产士门诊是让孕妇及其家人正视并了解分娩时的疼痛，熟悉、掌握应对技巧；了解减痛、无痛分娩、自由体位分娩、家人陪产等不同的分娩方式；让孕妇把握入院时机、了解住院流程；进行有效的临产前心理辅导；了解产后机体及会阴伤口的护理等；制订个性化的分娩计划；增加自然分娩的信心及机会，即让产前、产时有个很好的衔接，减少产妇初入产房的恐惧感。

二、门诊的配置

1. 出诊地点

产科门诊诊区内。

2. 房间配置规格

独立诊室，面积≥15 m^2。

3. 房间物品设置

多普勒胎心听筒、皮尺、分娩球、瑜伽垫、沙发、座椅、计算机、打印机、教具及宣传材料（包括体位减痛法、呼吸减痛法、孕期营养指导、母乳喂养等）。宣传形式采取多样化：应用展板粘贴于诊室墙壁上；印刷成册进行发放；多媒体进行循环播放等。

4. 固定看诊时间

固定助产士，可根据医师出诊时间设定相应时间。

5. 实施预约看诊方式

根据每人次单次看诊时间决定预约人数。

6. 孕妇（低危）的来源途径

产科医师推荐；助产士介绍；孕妇自由选择；院方通过公众平台进行推广等。

7. 孕妇看诊时间

孕周 30 ~ 32 周、34 ~ 36 周、37 ~ 40 周，可根据所在医院收住孕产妇的实际情况增加或减少看诊次数。

8. 人员选拔

主要从以下几方面考虑。

（1）基本素质：具有敬业精神并热衷于助产专业。

（2）职称要求：具有主管护师及以上职称。

（3）工作经历：有产前病房、产房及产后病房工作经验，从事临床工作 10 年及以上经考评合格的高级助产士。

三、产前检查和咨询的内容

1. 孕 30 ~ 32 周

助产士自我介绍，与孕妇及其家属建立良好的关系，进行面对面的交流，详细审阅既往孕期检查的相关资料，核对孕周，体格检查，注意孕妇的一般情况，如孕妇的体态、发育、营养、皮肤情况等；了解孕期体重增长情况，有无水肿，询问孕早、中期的产检情况，指导胎动计数方法；告知合理饮食、适当运动的好处，降低巨大儿的孕产率，增加自然分娩的概率。

2. 孕 34 ~ 36 周

与孕妇及其家属一对一地制订并探讨分娩计划（分娩环境、分娩音乐的选择，分娩镇痛的方法，体位的选择，陪伴的需求等）；以图片或视频等方式介绍分娩环境、分娩过程，进行模拟分娩的演练，安排病房实地考察；让孕妇正视、了解分娩痛，说明分娩痛是可以用减痛的方法减轻的，指导应对分娩的镇痛技巧，如非药物分娩镇痛（豆袋按摩、分娩球、呼吸减痛的应用方法及注意事项）、药物分娩镇痛（椎管内麻醉、杜冷丁应用的利与弊等）；讲解导乐陪伴分娩、家人温馨陪产；讲解会阴自然撕裂和侧切的区别，告知临产后、分娩时与助产士密切配合的重要性；产程中自由体位的作用及注意事项；建立孕妇自然分娩的信心，减轻焦虑、恐惧感；掌握临产征兆识别、胎膜早破处理、分娩身心准备等。做好助产士门诊出诊内容的记录并存档，便于分娩时的助产士根据孕妇的不同需求和偏好进行了解并给予满足。

3. 孕 37 ~ 40 周

认真倾听孕妇主诉，询问近期情况；了解既往产检情况（体重、血压、宫高、腹围、B

超、胎心监护、化验结果等)；进行四段出诊，测量宫高、腹围，评估胎儿的大小，解读胎心监护的结果；讲解分娩征兆、来院时机；指导孕妇产时如何配合（饮食、活动、体位、休息、排尿、排便、用力等)，告知孕妇分娩前物品的准备，介绍助产士陪伴分娩的内容；促进孕妇及其家人主动参与，告知参与围生期照护的重要性；指导自数胎动；为孕妇做好迎接分娩的准备。讲解母乳喂养的知识，新生儿皮肤早接触、早吸吮、早开奶的好处；生理性乳房肿胀的对策，涨奶的预防，急性乳腺炎的预防和识别；告知有母乳喂养的支持组织或母乳喂养门诊。讲解产褥期的保健，产后饮食的注意要点；产后子宫收缩、恶露排放情况的观察；新生儿的生理特点和护理等。告知 41 周后尚未出现分娩征兆时，及时到产科医师处就诊。

四、产时陪伴分娩

孕妇临产后助产士在第一产程中给予陪伴和指导，通过孕妇体位的改变、呼吸技巧的应用、导乐及其家人的陪伴安慰等，减轻孕妇的分娩痛，消除自然分娩的恐惧感。指导孕妇在第二产程中利用宫缩正确用力，协助孕妇进行分娩，减少对会阴部的损伤。及早进行新生儿皮肤的“三早”，即早接触、早吸吮、早开奶，确保母乳喂养的成功。在产程中，根据助产士门诊制定的分娩计划中的内容结合产程中的实际情况，满足孕妇及其家人的合理需求。

五、产后随访

对产妇和新生儿进行产后三天内的访视，记录并指导母乳喂养情况、产妇产后机体恢复情况、会阴伤口愈合情况等；产后一周可进行电话回访，评估产妇产后情绪情况、恶露排出情况、母乳喂养情况等；产后 42 天进行产后复查及母乳喂养支持指导。

六、高危孕产妇的识别

高危妊娠：在妊娠期有某种并发症、合并症或致病因素可能危及孕妇、胎儿及围产儿健康或导致难产者称为高危妊娠。

助产士门诊针对的孕妇管理为低危孕妇，在管理过程中如孕妇出现高危因素或出现突发的异常体征，应及时转诊至相应的产科医师处就诊。

助产士门诊的开设应根据所在医院收住孕产妇的实际情况和权衡助产士的专业技能水平后进行建设。对于出门诊的助产士团队应有严格的质量把关，定期进行培训，内容涉及孕期营养、运动、体重管理、围生期的保健、母乳喂养、新生儿保健、高危孕产妇的识别等。真正做到低危孕产妇由助产士来主导，高危孕产妇由医师来主导的诊疗模式。

助产士门诊是通过在孕期助产士与孕妇及其家人进行有效的沟通建立信任的关系，制订个性化的分娩计划，进行有效的孕期管理；通过让孕妇了解产程中的事宜、各种技巧的应用，有效地管理产程，以达到自然分娩的目的。

（夏一丹）

第三节　孕期药物合理使用

妊娠期营养药物使用、妊娠期特有疾病和合并疾病药物治疗导致妊娠期药物使用不可避免。选择合适的妊娠期药物和评价药物的妊娠期使用风险，是妊娠期药物合理使用的两个重要方面。

一、妊娠期药代动力学

为满足胎儿生长发育需要，妊娠期间母体将发生一系列生理变化。这些生理变化影响消化系统、循环系统、呼吸系统、血容量、肾功能和肝酶活性，从而改变药物吸收、分布、代谢和排泄。

（一）吸收

孕激素松弛胃部平滑肌使胃动力降低，导致胃肠排空时间延长，药物峰浓度降低，达峰时间和药时曲线下面积增加，提高药物生物利用度；胃酸降低导致胃液 pH 增高，对酸不稳定的药物生物利用度可能增高，对酸稳定的药物生物利用度可能降低；妊娠期恶心、呕吐发生率增加，减少药物摄入量而影响生物利用度或吸收，可选择直肠给药或晚上口服给药（呕吐发生率低）。此外，孕妇皮肤血流量增加以散发胎儿产热，可能增加经皮给药的药物吸收。

（二）分布

药物在体内的分布与药物和组织、血浆蛋白的结合情况有关。血容量从妊娠 6 ~ 8 周开始增加，持续至妊娠 32 ~ 34 周，约比妊娠前增加 40% ~ 50%。多胎妊娠时，血容量增加更为显著，因此水溶性药物（如氨基糖苷类）溶解增加，药物峰浓度下降。妊娠期间因血容量增加所致的稀释作用使血浆白蛋白浓度有所下降，使游离状态的药物增多。一方面药物活性增加；另一方面易通过胎盘扩散进入胎儿体内，增加胎儿风险。

（三）代谢

肝酶活性决定了肝脏对药物的代谢。妊娠期间雌、孕激素增加，通过刺激或抑制细胞色素 P450（CYP）系统不同的肝酶，影响肝脏代谢功能。妊娠期间，CYP3A4 和 CYP2D6 活性增强引起部分药物如苯妥英代谢增加。此外，CYP1A2、黄嘌呤氧化酶和 N-乙酰转移酶活性降低导致部分药物如茶碱和咖啡因肝代谢减少，其中咖啡因可减少 70%。但妊娠期肝脏的这些生理变化对药物治疗的影响程度难以量化。

（四）清除

肾小球滤过率（GFR）在妊娠早期开始增加，到妊娠中期可增加约 50%。肾血流量在妊娠起始阶段增加 25% ~50%，故肾脏对药物（如 β-内酰胺类、依诺肝素、地高辛）清除增加。因 GFR 增加，故为维持有效治疗浓度，在妊娠期这些经肾代谢的药物剂量可增加 20% ~65%。

妊娠期间 GFR 增高导致血清肌酐浓度降低，妊娠初期和中期正常血清肌酐浓度为 0.3 ~ 0.7 mg/dL，而非妊娠期正常血清肌酐浓度为 0.6 ~ 1.2 mg/dL。血清尿素氮和尿酸浓度变化与肌酐相似。这些变化对评估妊娠期肾功能非常重要，如某个血清肌酐浓度对非妊娠期女性来说表示肾功能正常，而对一个妊娠晚期的孕妇来讲，可能表示肾功能不全。

二、药物对胎儿发育的影响

（一）药物作用的关键阶段

受精后，胚胎和胎儿的发育分为 3 个主要阶段：胚胎前期、胚胎期和胎儿期。

1. 胚胎前期（0～14天）

即受精后前两周，缺少此阶段药物对人体发育影响的研究，但普遍认为该阶段致畸物暴露会造成“全或无”的影响，即自然流产或无影响。虽然如此，仍有动物研究指出，胚胎在着床前阶段暴露于某些药物的损伤可被修复，但后代仍有可能发生宫内发育迟缓。

2. 胚胎期（14～56天）

即受精后2～8周，为器官形成时期，此时的胚胎对致畸物最敏感，如暴露可产生严重的形态学改变。该发育阶段有明显的物种差异，对该阶段的认知是解释先天性畸形与致畸药物之间关系的基础。

3. 胎儿期（57天～出生）

即受精9周以后，为功能发育时期，此阶段对畸形发生不敏感，但神经系统和外生殖器官仍敏感，暴露可能导致行为或功能异常及发育迟缓。虽然胎儿期不是药物作用的关键阶段，但现仍有在妊娠晚期使用药物造成先天性畸形的报道，如阿司匹林造成胎儿动脉导管未闭等。

（二）药物的胎盘运转

胎盘分隔母体和胎儿，有4层结构，分别为：①胎儿血管内皮细胞层；②绒毛中心连接组织；③细胞滋养层；④合体滋养层。妊娠期间，胎盘表面积增加和厚度减少（在前3个月由原有的25 μm减少至2～6 μm直至结束妊娠）有助于化学物质转运至胎儿。

大多数药物可通过胎盘，故胎儿对药物的摄取和母体基本相同。物质通过胎盘常有5种方式：①简单扩散（如大多数药物）；②易化扩散（如葡萄糖）；③主动运输（如部分维生素和氨基酸）；④胞饮作用（如免疫抗体）；⑤细胞间破裂（如红细胞）。后两种方式对药物转运意义不大。

多种因素均可影响药物胎盘转运。

（1）分子量<600的药物可轻易通过胎盘，>1 000的药物（如肝素、胰岛素等）则难以通过，大多数药物分子量<600，因此大多数进入母体血液循环的药物均可通过胎盘。

（2）脂溶性：和其他生物膜一样，脂溶性物质可迅速通过胎盘。

（3）蛋白结合率：与蛋白结合的药物无法通过胎盘，只有未结合药物可通过。

（4）离子化程度：在生理pH下会电离的分子（如胆碱季铵）通过缓慢。

（5）母体因素：主要通过影响子宫血流量改变药物转运率，包括母体血压、脐带压迫、药物治疗及母体疾病。母体血压过低可降低子宫血流量和药物转运率；脐带压迫可减少胎儿侧血流量；使用α肾上腺素受体激动剂（如肾上腺素）可收缩子宫血管，造成血流减少；母体疾病，如妊娠期高血压、幼红细胞增多症及糖尿病等，均可改变胎盘渗透性，从而影响药物转运。

（三）药物的致畸性

致畸物是指在特定暴露条件下可能造成胎儿异常的物质。很多女性普遍认为怀孕期间使用任何药物都会影响胎儿发育。这种观念可能导致孕妇终止妊娠或拒绝妊娠期必要的药物治疗。药物对胎儿发育的影响取决于药物理化性质、剂量、疗程、给药途径、暴露时间、母亲与胎儿的基因结构和生物遗传易感性。现仅有少量案例证明某些物质是致畸物。

（四）美国食品药品监督管理局（FDA）妊娠用药风险评估

2014 年 12 月 3 日，美国 FDA 发布一项妊娠期用药风险评估新规则，该规则对于妊娠及哺乳期间用药信息如何在处方药及生物产品标签中表述设定了标准。新的内容及格式要求将提供一个更加一致的方法，包含妊娠、哺乳期间处方药及生物制品使用的相关风险及获益信息和对男女生殖功能的影响，拟取代目前的分级系统。

FDA 最新的药物妊娠期使用安全性评价包括以下 4 个方面。

1. 妊娠用药登记信息

主要提醒医师药物有妊娠用药登记，妊娠用药登记信息在药物标签中写明有利于妊娠用药登记的参与度，从而提高登记的有效性。同时提供妊娠用药登记的招募信息，如联系的电话号码、网站等，保证妊娠登记按照 FDA 的指南开展。

2. 风险概述

基于以下证据的顺序：人类、动物和药理学，如果人类研究有多个结果，应该按照临床重要性的顺序进行描述。为了有比较的基础，风险概述必须包括一般人群的严重出生缺陷和流产的发生率。严重出生缺陷发生率的数据来自中国疾病预防控制中心（CDC）出生缺陷调查项目，流产发生率基于已有发表的文献：严重缺陷的发生率在 2% ~4%，流产发生率在 15% ~20%。如果申请者拟依据不同的数据，必须说明原因。

（1）基于人类研究资料：人类研究资料来自临床试验、妊娠用药登记、其他大样本的流行病学资料等研究设计。在一些情况下，设计良好的病例系列研究也能够支撑胎儿危险性声明，例如在一般人群中很难发生的结构畸形，但在暴露人群中发生率相对升高。当药物妊娠期使用导致胎儿不良结果有相关的人类研究资料时，基于人类研究的风险概述应该包括以下内容：发生率，发生时使用剂量，发生时使用时间，妊娠哪一个时期使用。当人类研究资料显示药物能够导致某一不良结果发生率增加，必须与未使用该药物的相同疾病的人群进行定量比较。如果该人群发生率数据无法获得，则必须与一般人群该不良结局发生率进行定量比较。当没有人类研究的资料，或者现有的人类研究资料不能得出药物是否有害时，在风险概述中必须声明。特别要提及的是疫苗的问题。应该充分考虑疫苗的活性成分或母体免疫反应对胎儿的危险，例如对于减毒的活病毒疫苗，不能确定是否对胎儿产生影响，因为一般来说，病毒感染可能造成对胎儿的危害，妊娠期妇女应避免使用。

（2）基于动物研究资料的风险概述：包括动物的数量和种类、暴露的时期、动物暴露剂量与人使用剂量的换算关系、妊娠动物及后代结局。当没有动物研究资料或不满足当前对非临床发育毒性研究标准，危险性声明中应该声明。毒性药物暴露可能显示在一种动物发生一种不良结局，但在人类发生另一种完全不同的不良结局，因此，美国食品药品监督管理局（FDA）认为不能从动物研究资料直接推导至人类的结果。但在不同种类的动物中发生同样的不良结局时，应该慎重考虑。

（3）基于药理学的风险概述：如果药物有明确的导致不良结果药理作用机制，危险性小结中应该介绍这一机制并说明相应的危害。另外，危险性小结中应该说明这一毒性机制，因为同一类药物也许会产生相同的不良结局，例如细胞毒性药物和抑制正常性激素分泌的药物。对于另一些药物，可能基于生物学机制和人类使用经验，例如药物干扰 DNA 复制，导致细胞凋亡，或改变神经递质的释放。

3. 临床考虑

临床考虑是为处方信息和利弊咨询提供信息。包括以下 5 个部分。

(1) 疾病相关的母亲和（或）胚胎/胎儿危险性，描述任何疾病相关的、已知的，或潜在的母亲或胚胎/胎儿危险性。包括疾病未治疗引起的严重后果，使医师和患者能够对治疗进行选择。

(2) 妊娠期及产后剂量调整，如果有支持妊娠及产后剂量调整的药物动力学资料，应该提供这些信息的总结。还应该提供其他基于已知的妊娠对不同的细胞色素 P450 酶的影响和药物代谢途径的信息。例如：在妊娠期已证实 CYIA2 活性减弱，CYP2D6 活性增强。如果药物经过在妊娠期活性改变的细胞色素 P450 酶代谢，这些资料应该被说明，让医师在开处方时能够及时调整剂量。

(3) 母亲的不良反应。

(4) 胎儿/新生儿的不良反应。

(5) 分娩或生产时药物。

4. 数据信息

包括人类数据和动物数据。

三、产科常用药物

(一) 孕期营养药物

1. 叶酸

叶酸是遗传信息 DNA 和 RNA 合成所必需的辅酶，在前期胚胎发育中如果叶酸缺乏，有可能导致胚胎分化过程变异，从而导致胎儿神经管畸形发生风险明显增加，所以在备孕期（孕前 3 个月开始）或者怀孕初期（怀孕后的前 3 个月）需要补充叶酸。妊娠早期每天服用 0.4 ~0.8 mg 叶酸，可显著降低胎儿脊柱裂和无脑儿的发生风险。现多数复合维生素中含 0.8 ~1 mg 叶酸。

补充叶酸对有神经管缺陷（NTD）胎儿史的妇女尤为重要。有 NTD 胎儿史的妇女再次发生 NTD 的可能性高达 2% ~3%，故这些患者应接受遗传咨询，若有再次妊娠计划，应至少受孕前 1 个月开始补充 4 mg/d 叶酸至妊娠后 3 个月。如需补充 4 mg/d 叶酸，应在含叶酸的复合维生素基础上加用叶酸片，而不能仅增加复合维生素片用量。但若孕妇每天服用几种固定复合维生素片，应警惕摄入过多维生素 A 的潜在致畸性。而无 NTD 胎儿史的孕妇使用大剂量叶酸（4 mg/d）预防 NTD 效果不优于小剂量（0.4 mg/d），还可能影响诊断维生素 B_{12} 缺乏。

2. 铁

孕期膳食铁摄入不足容易导致孕妇及婴儿发生缺铁性贫血或铁缺乏。缺铁性贫血是全球性公共卫生问题，在欠发达国家和地区尤其普遍。孕期缺铁性贫血是我国孕妇中常见的营养缺乏病，发生率约为 30%，对母体和胎儿的健康均会产生许多不良影响。如胎盘缺氧则易发生妊娠期高血压疾病及妊娠期高血压疾病性心脏病，铁缺乏和贫血还使孕产妇抵抗力下降，导致产妇身体虚弱，容易并发产褥期感染、产后大出血、心力衰竭等，甚至危及生命。孕妇贫血还会增加早产、低出生体质量及儿童期认知障碍发生的风险。

随着妊娠的进展，孕妇血容量和红细胞数量逐渐增加，胎儿、胎盘组织的生长均额外需要铁，整个孕期约额外需要600～800 mg铁，孕中期和晚期铁的推荐摄入量在孕前20 mg/d的基础上分别增加4 mg/d和9 mg/d，达到24 mg/d和29 mg/d。

3. 钙

妊娠期需补钙，胎儿骨骼和牙齿才能足够矿化，尤其在胎儿牙齿形成和骨骼生长高峰的妊娠晚期。已满19岁女性妊娠期钙的每日推荐摄取量（RDA）为1 000 mg，未满19岁的女性为1 300 mg。当饮食钙摄入不足时，胎儿可代偿性消耗母体贮存钙，可能增加母亲骨质疏松症发生风险。富含钙的食物（如牛奶、乳酪、酸奶、豆类、坚果、干果）或钙补充剂可满足钙的推荐摄取量。

4. 二十二碳六烯酸

二十二碳六烯酸（DHA）属长链多不饱和脂肪酸，是细胞膜的重要成分，富含于大脑和视网膜，与细胞膜流动性、渗透性、酶活性及信号转导等多种功能有关。人体所需的DHA主要通过膳食摄取，主要来源为富脂鱼类。妊娠期和哺乳期DHA营养状况与母婴健康关系密切。维持机体适宜的DHA水平，有益于改善妊娠结局、婴儿早期神经和视觉功能发育，也可能有益于改善产后抑郁以及婴儿免疫功能和睡眠模式等。孕期需合理膳食，维持DHA水平，推荐每天摄入DHA不少于200 mg，可通过每周食鱼2～3次且有1次以上为富脂海产鱼，每天食鸡蛋1个，加强DHA摄入，若膳食不能满足推荐的DHA摄入量，宜个性化调整膳食结构，若调整膳食结构后仍不能达到推荐摄入量，可应用DHA补充剂。

（二）孕激素维持早期妊娠及防治流产

孕激素在妊娠早期具有维持蜕膜化子宫内膜、松弛子宫平滑肌、改善子宫血液供应以及免疫调节等重要作用，在临床上广泛应用于防治流产和辅助生育技术相关的孕激素补充。现不建议将外周血孕激素水平监测作为常规评估指标；孕8～10周前可选择动态监测血β-hCG水平，以了解胚胎发育情况。

孕激素应用的适应证为早期先兆流产（孕12周前），晚期先兆流产（孕13～28周），复发性流产再次妊娠和助孕周期。用药途径可分为口服、肌内注射、局部应用（阴道用药）等，可酌情合并用药。首选口服用药，药物有地屈孕酮，每天20～40 mg，或其他的口服黄体酮制剂，妊娠剧吐患者应谨慎使用。也可使用肌内注射黄体酮，每天20 mg，使用时应注意患者局部皮肤、肌肉的不良反应。如不能口服和肌内注射，可选择阴道用黄体酮，每天200～300 mg，或黄体酮阴道缓释凝胶，每天90 mg，但阴道流血的患者应谨慎使用。

早期先兆流产患者停药指征为临床症状消失，B超检查提示胚胎存活可继续妊娠，继续用药1～2周，或持续用药至孕8～10周；若治疗过程中，临床症状加重、β-hCG水平持续不升或者下降，B超检查提示难免流产，应停药并终止妊娠；晚期先兆流产患者停药指征为先兆流产的症状、体征消失后1～2周；有复发性流产病史的孕妇使用至无先兆流产表现，超声检查正常，或孕12～16周，或前次流产的孕周后1～2周，晚期复发性流产病史的孕妇应用至孕28周。

（三）宫缩抑制剂

宫缩抑制剂的使用是防止即刻早产，为完成促胎肺成熟治疗，以及转运孕妇到有早产儿抢救条件的医院分娩赢得时间。只应用于延长孕周对母儿有益者，故死胎、严重胎儿畸形、重度子痫前期、子痫、绒毛膜羊膜炎等不使用宫缩抑制剂。因90%有先兆早产症状的孕妇不会在7天内分娩，其中75%的孕妇会足月分娩，因此，在有监测条件的医疗机构，对有规律宫缩的孕妇可根据宫颈长度（CL）确定是否应用宫缩抑制剂：阴道超声测量CL<20 mm，用宫缩抑制剂，否则可根据动态监测CL变化的结果用药。

1. 钙通道阻断剂

钙通道阻断剂作用机制是抑制钙离子通过平滑肌细胞膜上的钙通道重吸收，从而抑制子宫平滑肌兴奋性收缩。常用药物是硝苯地平，用法为口服，但对使用剂量尚无一致看法。英国皇家妇产科协会（ROCG）指南推荐起始剂量为20 mg口服，然后每次10～20 mg，每天3～4次，根据宫缩情况调整，可持续48小时。服药中注意观察血压，防止血压过低。

2. 前列腺素抑制剂

前列腺素抑制剂是非选择性环氧合酶抑制剂，通过抑制环氧合酶，减少花生四烯酸转化为前列腺素，从而抑制子宫收缩。常用药物是吲哚美辛，用法为主要用于妊娠32周前的早产，吲哚美辛起始剂量为50～100 mg经阴道或直肠给药，也可口服，然后每6小时给25 mg，可维持48小时。不良反应在母体方面主要为恶心、胃酸反流、胃炎等；在胎儿方面，妊娠32周前使用或使用时间不超过48小时，则不良反应较小；否则可引起胎儿动脉导管提前关闭，也可因减少胎儿肾血流量而使羊水量减少，因此，妊娠32周后用药，需要监测羊水量及胎儿动脉导管宽度。当发现胎儿动脉导管狭窄时立即停药。禁忌证为孕妇血小板功能不良、出血性疾病、肝功能不良、胃溃疡、有对阿司匹林过敏的哮喘病史。

3. β_2肾上腺素能受体兴奋剂

用于抑制宫缩的β_2肾上腺素能受体兴奋剂主要是利托君，其能与子宫平滑肌细胞膜上的β_2肾上腺素能受体结合，使细胞内环磷酸腺苷（c-AMP）水平升高，抑制肌球蛋白轻链激酶活化，从而抑制平滑肌收缩。

（1）用法：利托君起始剂量50～100 μg/min静脉点滴，每10分钟可增加剂量50 μg/min，至宫缩停止，最大剂量不超过350 μg/min，共48小时。使用过程中应密切观察心率和主诉，如心率超过120次/分钟，或诉心前区疼痛则停止使用。

（2）不良反应：在母体方面主要有恶心、头痛、鼻塞、低血钾、心动过速、胸痛、气短、高血糖、肺水肿，偶有心肌缺血等；胎儿及新生儿方面主要有心动过速、低血糖、低血钾、低血压、高胆红素，偶有脑室周围出血等。

（3）用药禁忌证有心脏病、心律不齐、糖尿病控制不满意、甲状腺功能亢进。

4. 缩宫素受体拮抗剂

缩宫素受体拮抗剂主要是阿托西班，是一种选择性缩宫素受体拮抗剂，作用机制是竞争性结合子宫平滑肌及蜕膜的缩宫素受体，使缩宫素兴奋子宫平滑肌的作用削弱。用法：起始剂量为6.75 mg静脉点滴1分钟，继之18 mg/h维持3小时，接着6 mg/h持续45小时。不良反应轻微，无明确禁忌，但价格较昂贵。

因超48小时的维持用药不能明显降低早产率，但明显增加药物不良反应，故不推荐48小时后的持续宫缩抑制剂治疗。因两种或以上宫缩抑制剂联合使用可能增加不良反应的发生，应尽量避免联合使用。

（四）硫酸镁注射液用于新生儿神经保护

硫酸镁注射液以前作为宫缩抑制剂用于治疗早产，现推荐妊娠32周前早产者常规应用硫酸镁作为胎儿中枢神经系统保护剂。有研究指出，硫酸镁不但能降低早产儿的脑瘫风险，而且能减轻妊娠32周早产儿的脑瘫严重程度。美国食品与药品管理局（FDA）警告，长期大量应用硫酸镁（超过5～7天）可引起胎儿骨骼脱钙，造成新生儿骨折，将硫酸镁从妊娠期用药安全性分类中的A类降为D类；但ACOG及母胎医学会（SMFM）最近发表的共识，仍然推荐对产前子痫和子痫患者、<32孕周的早产应用硫酸镁。硫酸镁使用时机和使用剂量尚无一致意见，加拿大妇产科协会（SOGC）指南推荐孕32周前的早产临产，宫口扩张后用药，负荷剂量4.0 g静脉点滴，30分钟滴完，然后以1 g/h维持至分娩。ACOG指南无明确剂量推荐，但建议应用硫酸镁时间不超过48小时，因无研究表明使用硫酸镁保护胎儿神经系统的同时可有效延长孕周。孕妇患肌无力或肾衰竭禁用硫酸镁注射液。硫酸镁在临床上使用时应该根据各医院和科室的情况制定统一使用标准。

（五）糖皮质激素用于促胎肺成熟

糖皮质激素通过增加胎儿肺泡表现活性物质达到促胎肺成熟作用，产前应用糖皮质激素可大大降低早产儿死亡率。研究显示，相比于未接受产前糖皮质激素治疗的孕妇，接受产前糖皮质激素治疗的孕妇可降低新生儿呼吸窘迫综合征、颅内出血、坏死性小肠结肠炎和死亡的发生率和严重程度。因此，国内早产指南推荐所有妊娠28～34^{+6}周的先兆早产给予1个疗程的糖皮质激素。倍他米松和地塞米松是应用最为广泛的糖皮质激素，动物研究显示倍他米松优于地塞米松，但人类研究尚无充足证据。具体用法为倍他米松12 mg肌内注射，24小时重复1次，共2次；地塞米松6 mg肌内注射，12小时重复1次，共4次。若早产临产，来不及完成完整疗程者，也应给药。

（夏一丹）

第四节　孕期常见症状及其处理

“怀胎十月”，大多数孕妇都会经历孕期的不适，但存在个体差异，并非每个孕妇都要经历所有不适，而且不同孕期所出现的症状不同，个体所感受的程度也有明显差异。多数症状可以通过采取预防措施而避免其发生，当症状不严重时，通过合理的饮食、适当的休息，症状能得到缓解。当症状逐渐加重时，则需要及时就医，必要时住院治疗，以避免一些妊娠并发症的发生，否则将危及母胎生命。

一、恶心与呕吐

恶心与呕吐是早孕期妇女常见症状，可能是由于体内高浓度孕激素及hCG的作用导致，也可能与妊娠合并症或并发症、自主神经功能失调等有关。

（一）早孕反应

孕妇在妊娠早期常伴有畏寒、头晕、乏力、嗜睡、食欲缺乏、厌恶油腻、恶心、呕吐等一系列症状，称早孕反应。

一般于停经6周左右出现早孕反应，多在孕12周前后自然消失。尿妊娠试验阳性，尿酮体阴性。

早孕反应一般对工作和生活影响不大，不需要特殊治疗，反应稍重者呕吐不限于晨间，同时有食欲减退、疲乏无力、体重下降，但营养状况尚好，无代谢障碍，经休息、对症治疗及饮食调整多可缓解。

（二）妊娠剧吐

妊娠剧吐指妊娠早期孕妇出现严重持续的恶心、呕吐，引起体液失衡、酮症甚至酸中毒，需要住院治疗，严重影响工作、生活及身体健康，甚至威胁孕妇生命。是否需要住院治疗常作为临床上判断妊娠剧吐的重要依据之一。

早孕反应多见于年轻初产妇。几乎所有的妊娠剧吐均发生于孕9周以前，这对鉴别诊断尤为重要。典型表现为孕6周左右出现恶心、呕吐并随妊娠进展逐渐加重，至孕9周左右发展为持续性呕吐，不能进食，并伴有体重较妊娠前减轻≥5%及除外其他原因的尿酮，极为严重者出现嗜睡、意识模糊、谵妄，甚至昏迷、死亡。

为排除诊断，应仔细询问病史，排除可能引起呕吐的其他疾病，应特别询问是否伴有上腹部疼痛及呕血等症状，如有这些症状，应考虑外科疾病，如胃溃疡。尿酮体检测阳性；因血液浓缩致血红蛋白水平升高，可达150 g/L以上，红细胞比容达45%以上。呈代谢性低氯性碱中毒，67%的妊娠剧吐孕妇肝酶水平升高，但通常不超过正常上限值的4倍或300 U/L；血清胆红素水平升高，但不超过4 mg/dL（1 mg/dL = 17.1 μmol/L）；血浆淀粉酶和脂肪酶水平升高，可达正常值5倍；若肾功能不全则出现尿素氮、肌酐水平升高。二氧化碳结合力下降至<22 mmol/L。上述异常指标通常在纠正脱水、恢复进食后迅速恢复正常。妊娠剧吐严重者可出现视神经炎及视网膜出血。

孕妇体质量下降，下降幅度甚至超过发病前的5%，出现明显消瘦、极度疲乏、口唇干裂、皮肤干燥、眼球凹陷及尿量减少等症状。

60%~70%的妊娠剧吐孕妇可出现短暂的甲状腺功能亢进（甲亢），一般无需使用抗甲状腺药物。约10%的妊娠剧吐患者并发Wernicke脑病，为严重呕吐引起维生素B_1严重缺乏所致。主要特征为眼肌麻痹、躯干共济失调和遗忘性精神症状。临床表现为眼球震颤、视力障碍、步态和站立姿势受影响，个别可发生木僵或昏迷。患者经治疗后死亡率仍为10%，未治疗者的死亡率高达50%。

持续性呕吐合并酮症的妊娠剧吐孕妇需要住院治疗，包括静脉补液、补充多种维生素、纠正脱水及电解质紊乱、合理使用止吐药物、防治并发症。

（三）葡萄胎

妊娠后胎盘绒毛滋养细胞增生，间质水肿，而形成大小不一的水泡，水泡间借蒂相连成串，形如葡萄，故名为“葡萄胎”。

停经后阴道流血为最常见症状。停经8~12周常发生不规则阴道流血，量多少不定，也可造成大出血，导致休克，甚至死亡；妊娠呕吐出现时间一般较正常妊娠早，症状严重，且持续时间长；由于大量hCG刺激，患者双侧或一侧卵巢往往形成卵巢黄素化囊肿；葡萄胎在妊娠中期即可出现高血压、蛋白尿、水肿等妊娠期高血压疾病征象，出现时间较正常妊娠早。但由于阴道超声的普遍应用，大多数葡萄胎在妊娠即被发现，此症状已属于罕见。

子宫异常增大、变软，约2/3葡萄胎患者的子宫大于相应正常妊娠月份的子宫，质地变软；血hCG异常升高，常>10万mU/mL，甚至高达150万~200万mU/mL，且持续不下降，孕期超过12周时血hCG水平仍极高，但也有少数葡萄胎，hCG升高不明显；超声多普勒无法探及胎心，典型超声影像学表现：子宫明显大于相应孕周，无妊娠囊胚、胎儿结构等，宫腔内充满不均质密集状或短条状回声，呈“落雪状”；若水泡较大而形成大小不等的回声区，则呈“蜂窝状”。子宫动脉血流丰富，但子宫肌层内无血流或仅有稀疏“星点状”血流信号。

一经临床确诊，应在输液、备血的准备下尽早清宫，每次刮宫的刮出物必须送组织学检查。清宫后必须定期随访，以便尽早发现滋养细胞肿瘤并及时处理。

（四）妊娠合并病毒性肝炎

妊娠期新陈代谢明显增加，营养消耗加速，肝内糖原储备降低；胎儿代谢产物部分靠母体肝脏完成解毒；大量雌激素需在肝内代谢和灭活，妊娠期内分泌系统变化，可导致体内HBV再激活，这些均增加肝脏负担，故孕期易感染病毒性肝炎。

1. 病史

有与病毒性肝炎患者密切接触史或不洁饮食史、半年内不洁注射或不洁输液史等；有恶心、呕吐症状，伴有低热、头昏乏力、食欲缺乏、厌油、腹胀、右上腹痛、腹泻等症状，且症状的发生与妊娠时间早晚无相关性。

2. 查体

可发现皮肤、巩膜黄染，肝脾肿大，肝区叩击痛。

3. 肝功能异常

血清肝炎病毒标志物检查呈阳性。

4. 治疗

护肝治疗，对症支持治疗，防治并发症，防治感染，严密监测病情变化。

二、腹痛

腹痛是妊娠期最常见的症状，其病因复杂，多数为器质性，也可为功能性，在诊断时应全面考虑，详细询问并分析病史、临床表现、仔细查体及辅助各项检查结果才能得出正确的诊断。

（一）妊娠早期急性腹痛

主要是由妊娠合并症或并发症引起，如异位妊娠、流产、妊娠合并卵巢囊肿蒂扭转等。

1. 异位妊娠

异位妊娠指受精卵在子宫腔以外部位着床的妊娠，是妇产科常见的急腹症，最常见的为输卵管妊娠。

（1）症状：停经、阴道流血、腹痛是异位妊娠的三大症状，停经时间多不超过6～8周，约1/3患者可无明显停经史。阴道流血不规则，量少，淋漓不尽。腹痛往往是输卵管妊娠患者就诊的主要症状，常表现为一侧下腹部隐痛或酸胀感，当发生输卵管妊娠流产或破裂时，腹痛常表现为一侧下腹部撕裂样疼痛，可伴有恶心、呕吐，当腹腔内出血较多时，可出现晕厥、肛门坠胀，甚至肩胛部放射性疼痛，失血过多时可出现休克。

（2）体征：当腹腔有内出血时，可有贫血貌及休克体征，下腹部有压痛、反跳痛，患侧明显，但肌紧张不明显。若出血量＞500 mL时，移动性浊音可为阳性。妇科检查：宫颈举痛，阴道后穹隆饱满，有触痛，子宫正常或略大，较软，一侧附件区可触及包块，压痛明显，包块大小、形状、质地不一，边界多不清楚。

（3）辅助检查：血 hCG 阳性，但往往低于正常宫内妊娠；血清孕酮水平偏低，多数为 10 ~ 25 ng/mL；有腹腔内出血时，阴道后穹隆穿刺可抽到黯红色的陈旧性不凝血；彩超检查宫腔内无孕囊，腹腔内出现异常液性暗区，或附件包块内见有妊娠囊及胚胎、原始胎心搏动。腹腔内检查可确诊。

（4）治疗：包括药物治疗和手术治疗。

1）药物治疗主要适用于早期输卵管妊娠，要求保存生育能力的年轻患者，多采用化学药物治疗，适用于输卵管妊娠未发生破裂、妊娠囊直径≤4 cm、血 hCG <2 000 U/L、无明显内出血，且无药物治疗禁忌证。

2）保守手术适用于有生育要求的年轻妇女，特别是对侧输卵管已切除或有明显病变者。

3）根治手术适用于无生育要求的输卵管妊娠、内出血发生休克的急症患者。

4）输卵管间质部妊娠应争取在破裂前手术，避免可能威胁生命的大量出血。

2. 流产

凡妊娠不足 28 周、胎儿体重不足 1 000 g 而终止妊娠者称为流产。妊娠 12 周内流产是早期流产，发生在妊娠 12 周至不满 28 周的流产称为晚期流产。其主要症状是停经后出现腹痛和阴道流血。

（1）临床表现：流产引起的腹痛多为阵发性下腹部隐痛，早期流产往往是先有阴道流血，后有腹痛。晚期流产则多为先有腹痛，后出现阴道流血。

1）先兆流产往往是最初阶段，患者有停经及早孕反应，伴少量阴道流血、轻微腹胀或腰酸，妇科检查宫颈口未开，子宫大小与停经周数相符，血 hCG 阳性，彩超提示宫腔内有胚囊及胎心搏动。

2）在先兆流产基础上，若阴道流血增多，阵发性下腹痛加重，应考虑难免流产的可能，妇科检查宫颈口已扩张，有时可见胚胎组织或胚囊堵塞宫颈口，子宫大小与停经周数相符或略小，彩超示宫腔内有异常回声。

3）不全流产时，有下腹阵发性疼痛，阴道流血多，可因流血过多而发生失血性休克，妇科检查宫颈内口已扩张，可见胎盘组织堵塞宫颈口或部分妊娠产物已排出于阴道内，而部分仍留在宫腔内，子宫大小小于停经周数，彩超示宫腔内有异常回声。

4）当妊娠产物全部排出，阴道流血少，逐渐停止，腹痛逐渐消失，妇科检查见宫颈口闭合，子宫接近正常大小，彩超提示宫腔内无异常，此时为完全流产。

（2）治疗：应根据流产的不同类型进行相应处理。

1）先兆流产：卧床休息，禁止性生活，必要时给予黄体酮等保胎药物。

2）难免流产：一旦确诊，应尽早使妊娠产物完全排出，给予抗生素预防感染。

3）不全流产：一经确诊，尽快行刮宫术或钳刮术，清除宫腔内残留组织，给予抗生素预防感染。

4）完全流产：若无感染征象，无需特殊处理。

（二）妊娠中、晚期腹痛

妊娠中、晚期腹痛的病因复杂，主要与妊娠相关疾病有关，如早产或临产，许多内外科合并症也可导致腹痛，需要注意鉴别。

1. 功能性腹痛

妊娠中、晚期生理性子宫收缩即 Braxton-Hick 征，宫缩抑制剂可以抑制。由于增大的子宫牵拉子宫圆韧带而引起的疼痛，因孕期子宫右旋，腹痛常位于左侧，查体发现疼痛沿圆韧带走向，并有压痛存在。此外，孕中期可发现急性尿潴留，表现为耻骨联合上区胀痛。功能性腹痛无器质性病变，孕妇一般情况良好。

2. 早产或临产

早产是指妊娠满 28 周至不足 37 周（196 ~ 258 天）间分娩者。临产开始的标志为规律且逐渐增强的子宫收缩，持续约 30 秒，间歇 5 ~ 6 分钟，同时伴随进行性宫颈管消失、宫口扩张和胎先露部下降，用强镇静药物不能抑制宫缩。发生早产或临产时，可出现规律性宫缩，伴有宫颈管进行性消退。

（1）临床表现：阵发性的子宫收缩且逐渐增强、逐渐频繁，可有少量阴道流血，无其他严重不适。子宫收缩时可扪及质硬的子宫壁，随即松弛，无压痛，伴宫颈管进行性消退或宫口扩张，脉搏及血压正常，胎心电子监护可以准确监测宫缩情况，协助早产或临产的诊断。

（2）治疗：若孕妇发生早产，在胎膜完整、母胎情况允许的情况下，尽量将孕周延长至 34 周。注意卧床休息，行抑制宫缩治疗，促使胎肺成熟，控制感染，适时终止妊娠。

3. 胎盘早剥

妊娠 20 周后或分娩期，正常位置的胎盘在胎儿娩出前，部分或全部从子宫壁剥离，称为胎盘早剥。

孕妇可有妊娠期高血压疾病、外伤史、羊水过多、胎膜早破、糖尿病史或慢性肾炎史等。轻型胎盘早剥有少量阴道流血，腹痛轻微，血压正常。重型胎盘早剥则起病急，腹痛明显，有恶心、呕吐、面色苍白、脉搏细速等休克表现，阴道出血量与贫血程度不成正比。

重型胎盘早剥时子宫坚硬如板状，腹肌紧张，压痛明显，子宫收缩无间歇，胎心消失，胎位不清，破膜后可见血性羊水，有休克、凝血功能障碍等表现。彩超检查可见胎盘附着于正常位置，胎盘后血肿、胎盘增厚，产后胎盘检查可见胎盘母面血凝块压迹。

胎盘早剥严重危及母儿生命，母儿的预后取决于处理是否及时和恰当。治疗原则是早期识别、积极处理休克、及时终止妊娠、控制 DIC、减少并发症。

4. 妊娠合并急性阑尾炎

是妊娠期较常见的外科合并症，但妊娠本身并不诱发阑尾炎。由于妊娠期子宫增大，阑尾位置发生改变，使得妊娠中、晚期阑尾炎症状和体征不典型，早期诊断困难，容易延误诊疗时机。同时由于妊娠期盆腔器官充血，阑尾也充血，加之大网膜上移，使炎症不易局限，病情发展较快。

妊娠早期临床可表现为转移性右下腹痛，伴恶心、呕吐、发热，体温一般在 38 ℃左右，妊娠中、晚期临床表现不典型，常无明显的转移性右下腹痛，疼痛常为持续性钝痛或胀痛，当阑尾化脓或坏死时为剧痛，不易与肾结石或卵巢肿瘤蒂扭转相鉴别。

妊娠早期查体可发现右下腹麦氏点压痛、反跳痛和肌紧张。妊娠中晚期约 80% 的孕妇压痛点在右下腹，但压痛点位置常偏高。Bryan 试验和腰大肌试验有助于诊断。血白细胞 $> 15 \times 10^9/L$ 有助于阑尾炎的诊断，彩超可帮助诊断。

妊娠期阑尾炎一般不主张保守治疗，一旦确诊，应在积极抗感染治疗的同时，立即手术治疗，尤其是妊娠中、晚期。术后应注意继续抗感染和保胎处理。

5. 妊娠合并急性胰腺炎

妊娠晚期多见，病死率高达5% ~37%。

主要症状与非妊娠期相同，表现为突发性上腹部持续性疼痛，阵发性加剧，可放射至腰背肩部，伴恶心、呕吐、发热、腹胀等，严重时有意识障碍甚至休克。

约20%患者可出现不同程度的黄疸，以轻中度黄疸多见。轻型患者仅为腹部轻压痛，重症者上腹部可有明显压痛、反跳痛及肌紧张。血清淀粉酶或脂肪酶升高≥正常值上限3倍，有诊断价值。血清脂肪酶诊断急性胰腺炎的敏感性和特异性优于淀粉酶。

对水肿性胰腺炎采取非手术治疗，多数病例可以有效治愈。对急性出血坏死性胰腺炎主张急诊手术，争取在发病48 ~72 小时内手术。治疗过程中应积极保胎并密切监测胎儿宫内情况。

6. 子宫破裂

多发生在妊娠晚期，常由下列原因引起：瘢痕子宫、梗阻性难产、子宫收缩药物使用不当、产科手术损伤等。残角子宫妊娠破裂可发生在孕中期。

子宫破裂发生通常是渐进性的，多数由先兆子宫破裂进展而来。发生先兆子宫破裂时，子宫呈强直性或痉挛性收缩，腹壁上可见病理性缩复环，并出现排尿困难和血尿等。继而产妇突感下腹部剧烈疼痛，烦躁不安，伴少量阴道流血，可随即出现休克及失血症状，胎动消失。

不完全性子宫破裂，局部压痛明显，体征可不明显；完全性子宫破裂，则全腹压痛、反跳痛，腹壁可清楚扪及胎体，胎心、胎动消失。

先兆子宫破裂时，应立即抑制子宫收缩，立即行剖宫产术。而发生子宫破裂时，在输液、输血、吸氧和抢救休克的同时，尽快手术治疗。

瘢痕子宫破裂：当瘢痕子宫破裂的原因及程度不同时，临床表现也不尽相同。先兆子宫破裂时可无病理性缩复环，仅表现为不规则的下腹部疼痛、触痛、腹肌紧张，少量的阴道流血，或伴胸闷、气短、恶心、呕吐等，容易误诊。瘢痕子宫破裂常发生在子宫瘢痕处，当破裂口小或子宫破裂未累及浆膜层时，可表现为突发或持续的腹部隐痛；而当破裂口大，子宫瘢痕以外的其他部位发生破裂时可表现为剧痛。腹部查体，下腹部疼痛、子宫下段有压痛，可在子宫瘢痕附近扪及逐渐增大且有压痛的包块，当完全性子宫破裂时，腹壁下可扪及胎体；胎心、胎动可正常或胎心异常甚至消失；妊娠中、晚期出现子宫收缩。另外，瘢痕子宫产妇若第三产程超过30 分钟胎盘仍未排出，并同时伴有持续性腹痛及失血性休克症状时应考虑分娩期子宫破裂的可能。瘢痕子宫不完全性破裂时彩超图像常显示为子宫下段肌壁回声菲薄不均匀，部分子宫肌壁连续性中断，局部失去肌层结构，浆膜层完整，胎儿存活，盆腔有少量积液；子宫完全性破裂时超声声像图可表现为盆腔、腹腔大量积液，子宫内未见胎儿，腹腔内可见胎儿存活或死亡。原则上一旦怀疑瘢痕子宫破裂，需立即行剖腹探查术。目前有部分学者认为对于孕周小或胎肺发育不成熟的孕妇，若基本情况稳定，胎儿发育、胎心、胎动正常，尤其是子宫破裂未累及浆膜层时，可选择期待治疗或子宫修补术后再行择期剖宫产。有研究表明孕妇超重（BMI $>$ 26 kg/m^2）、重复剖宫产、距前次剖宫产间隔时间短是瘢痕子宫破裂的危险因素，对此类孕妇应高度重视，防止子宫破裂的发生。

三、阴道流血

（一）前置胎盘

正常胎盘附着于子宫体部的后壁、前壁或侧壁。孕28周后胎盘附着于子宫下段，甚至其下缘达到或覆盖宫颈内口处，低于胎儿先露部，称为前置胎盘，当不足28周时称胎盘前置状态。它是妊娠中、晚期阴道出血的主要原因之一。

前置胎盘表现为妊娠中、晚期或临产时无诱因、无痛性的反复阴道流血。既往多有宫腔操作史，引起子宫内膜损伤。出血量多少、出血时间的早晚及反复发作次数与前置胎盘的类型有关。边缘性前置胎盘初次出血多发生在妊娠晚期或临产后，量较少；完全性前置胎盘初次出血多发生在妊娠28周左右，次数频繁，量较多。

患者相关腹部查体：子宫软，无压痛，子宫大小与孕周相符。胎先露部高浮或跨耻征阳性，可有胎位异常。彩超诊断前置胎盘的准确性可高达95%，并可区别其类型，阴道超声能更准确地确定胎盘边缘与宫颈内口的关系。

处理原则：抑制宫缩，止血，纠正贫血和预防感染，根据阴道流血量、孕周、胎儿是否存活及前置胎盘类型等综合做出决定。

（二）胎盘早剥

胎盘早剥典型症状为妊娠中、晚期持续性腹痛，伴或不伴有阴道流血，内出血为主时，阴道流血量与患者症状不成正比。当发生阴道流血时，需要考虑患者有胎盘早剥的可能。

（三）早产或临产

当阴道流血量较少或出现血性分泌物，且伴有规律性腹痛、腹酸、下坠感时，需要考虑早产或临产的可能，此时需行彩超检查排除胎盘因素。

（四）阴道、宫颈病变

如宫颈息肉、宫颈癌及阴道癌症等疾病。孕妇既往有阴道、宫颈的炎症、溃疡、糜烂病史，以及宫颈息肉、子宫黏膜下肌瘤、同房出血等病史。窥阴器检查可见阴道、宫颈病变，可明确出血部位来自于阴道或宫颈的病变部位。若怀疑宫颈肿瘤，且无1年内宫颈细胞学结果，则建议行宫颈细胞学检查或病变部位活组织病理学检查以明确诊断，彩超检查可排除胎盘因素引起的阴道流血。

四、尿频、尿急、尿痛及排尿困难

由于孕激素作用，孕期泌尿系统平滑肌张力降低，妊娠期肾血流量及肾小球滤过率增多，孕妇夜尿量多于日尿量。妊娠早期增大的子宫压迫膀胱，膀胱容量减少，故排尿次数增多，此尿频为生理性。但若伴尿急、尿痛则一般为病理性，且多数由下尿路病变引起。

（一）妊娠合并急性膀胱炎

急性膀胱炎是妊娠早期引起尿频、尿急、尿痛最常见的原因。主要临床表现为尿频、尿急、尿痛、脓尿，少数可发生终末血尿或全血尿，一般无发热等全身症状。尿液常规检查有多量白细胞及细菌，也可有少数红细胞，尿培养细菌超过正常值。一般通过临床症状和尿液常规检查即可确诊。确诊者均应采用抗生素治疗，尽可能选用细菌敏感的药物并注意药物对母胎的安全性，首选氨苄西林0.5 g，每天4次口服，需治疗2周，停药后定期复查，同时嘱患者多饮水，禁止性生活。

（二）妊娠合并急性肾盂肾炎

急性肾盂肾炎是妊娠期最常见的泌尿系统合并症。起病急骤，突然出现寒战、发热，体温可高达甚至超过40 ℃，部分患者也可低热。有尿频、尿急、尿痛、排尿未尽感等膀胱刺激征，伴头痛、周身酸痛、恶心、呕吐、腰痛等全身症状。排尿时常有下腹疼痛，肋腰点有压痛，肾区叩击痛。血白细胞增多，尿常规见成堆白细胞或脓细胞。一旦确诊应住院治疗，治疗原则是支持疗法、抗感染及防止中毒性休克；卧床休息，取侧卧位；多饮水或补充足量液体，使每天尿量保持在2 000 mL以上。

五、水肿

人体组织间隙有过多的体液积聚称为水肿。

（一）妊娠水肿

妊娠中、晚期可出现生理性水肿，其原因在于：妊娠中、晚期孕妇血容量和毛细血管通透性增加，增大的子宫压迫下腔静脉，使回心血量减少，下肢静脉回流受阻。多表现为脚踝及小腿水肿，卧床休息后好转，无其他不适。查体可发现脚踝两侧、足背、胫前凹陷性水肿，极少部分严重时可延及至大腿，外阴及腹部，血压正常。尿蛋白检查阴性，肾功能正常。

（二）妊娠期高血压疾病

妊娠20周以后出现血压升高、水肿，严重时有头痛眼花、恶心、呕吐等不适症状，每周体重增加>0.5 kg。脚踝、小腿水肿，可延伸至大腿、甚至外阴、腹部及颜面部，卧床休息后不能缓解。血压≥140/90 mmHg，蛋白尿检查≥0.3 g/24 h或随机尿蛋白≥0.3 g/L，或尿蛋白定性≥（+）以上，眼底检查可发现动静脉比值由正常的2∶3变为1∶2，甚至1∶4，严重时见视网膜水肿、剥离等，血尿酸升高。

治疗原则：休息镇静、解痉，有指征地降压、利尿，密切监测母胎情况，适时终止妊娠。应根据病情变化，进行个体化治疗。

（三）肾脏疾病

妊娠期间导致肾源性水肿的常见原因为急性肾小球肾炎、慢性肾小球肾炎和肾病综合征。肾源性水肿特点为晨起时水肿明显，多位于眼睑、颜面部及下肢，严重时出现胸腔、腹腔积液。急性肾小球肾炎发病前1~3周，可有上呼吸道及皮肤感染史。突然发病，晨起眼睑水肿或伴有下肢轻度凹陷性水肿，伴轻中度高血压，轻中度蛋白尿。治疗以休息及对症治疗为主。若孕前有慢性肾小炎病史，在妊娠前或妊娠20周前有持续性蛋白尿、血尿或管型尿、水肿、贫血、高血压和肾功能不全，应考虑妊娠合并慢性肾小球肾炎。严密监测血压、血尿常规及肾功能，积极对症处理，严密监测母胎情况。肾病综合征临床特点为大量尿蛋白（+++）~（++++），24小时尿蛋白定量在3.5~10.0 g，低蛋白血症，晨起眼睑水肿，血脂升高，伴肾功能异常，可能并发感染、血栓、急性肾衰竭等。应卧床休息和对症治疗，必要时给予激素治疗，防治并发症。

六、抽搐

抽搐是指全身任何骨骼肌的不自主单次或连续强烈收缩。

（一）妊娠期缺钙

妊娠期由于钙消耗增加，血清游离钙浓度降低，使神经肌肉兴奋性增高，尤其是妊娠晚期。妊娠中、晚期孕妇下肢肌肉痉挛多为缺钙的表现，肌肉痉挛多发生在小腿腓肠肌，常在夜间发作，多能迅速缓解，应及时补钙。

（二）子痫

子痫多发生在子痫前期的基础上，抽搐无法用其他原因解释。子痫发作前可有不断加重的重度子痫前期症状，但也可发生于血压升高不显著、无蛋白尿患者，机制不清。常发生于妊娠晚期或临产前，少数发生于分娩过程中，个别发生于产后 48 小时内。子痫抽搐进展迅速，前驱症状短暂，表现为抽搐、面部充血、深昏迷；随之全身及四肢肌强直，双手紧握，双臂屈曲，很快发展成典型的全身高张阵挛惊厥、有节律的肌肉收缩，持续约 1 分钟，其间患者呼吸暂停，神志丧失；此后抽搐停止，呼吸恢复，但患者仍昏迷，最后意识恢复，但易激惹、烦躁。处理原则：控制抽搐，纠正缺氧和酸中毒，控制血压，抽搐控制后终止妊娠，防止再发抽搐，防止患者坠地外伤、唇舌咬伤，保持呼吸道通畅，维持呼吸、循环功能稳定。

（三）其他

其他可能引起孕期抽搐的原因包括：妊娠合并癫痫、癔症、颅内疾病等，需要注意鉴别。

七、阴道排液

（一）胎膜早破

胎膜早破（PROM）指临产前发生胎膜破裂，其病因有生殖道感染、羊膜腔压力增高、胎膜受力不均、营养因素、宫颈管松弛等。孕妇常突感较多液体自阴道流出，有时仅感觉外阴较平时湿润。

孕妇取平卧位，两腿屈膝分开，可见液体自阴道流出。肛查时，将胎先露部上推见阴道流液量增多；阴道窥器打开时，可见液体自宫颈流出或后穹隆较多积液，并混有胎脂样物质或胎粪。当阴道液 pH≥7.0 时，胎膜早破的可能性较大；阴道液干燥片镜检有羊齿状结晶；羊膜镜检查可直视胎先露部，看不到前羊膜囊即可诊断为胎膜早破，彩超发现羊水量减少可协助诊断。

妊娠 <24 周的孕妇发生胎膜早破应终止妊娠；妊娠 $28 \sim 33^{+6}$ 周的孕妇若胎肺不成熟，无感染征象、无胎儿宫内窘迫可期待治疗，但必须排除绒毛膜羊膜炎；若胎肺成熟或有明显感染时，应立即终止妊娠；对胎儿窘迫的孕妇，如胎儿能存活，应立即终止妊娠。妊娠 34 周后的胎膜早破，如无明确剖宫产指征，则宜在破膜后 2～12 小时内积极引产。

（二）阴道炎性溢液

妊娠期受体内雌激素升高的影响，有利于阴道内加德纳菌及其他厌氧菌的生长。同时，阴道上皮细胞糖原增多、酸性增强，且孕妇抵抗力下降，孕妇易患外阴阴道假丝酵母菌病。表现为外阴瘙痒、阴道分泌物增多，可能呈豆腐渣样或呈灰白色，阴道可有灼热感，有些孕妇伴有尿路刺激症状。直接做阴道分泌物涂片检查以明确诊断，给予相应的处理。

（三）尿失禁

女性尿失禁以张力性尿失禁最为常见，见于经产妇。妊娠后期孕妇在腹压增高时可出现张力性尿失禁。腹压增加时（如咳嗽、打喷嚏、提重物、跑动等）不自主溢尿是最典型的症状。预防为主，若在孕前发现张力性尿失禁，应及时处理。

八、便秘

妊娠期间常见。由于孕期肠蠕动及肠张力减弱，排空时间延长，水分被肠壁吸收，加上增大的妊娠子宫及胎先露部对肠道下段的压迫，常会引起便秘。排便习惯正常的孕妇可以在妊娠期预防便秘，每天早晨饮一杯温开水，经常食用易消化、富含纤维素的新鲜蔬菜和水果，并且每天配合适当的运动，养成按时排便的好习惯。必要时口服软化大便的药物。禁用峻泻药，也禁止灌肠，以免导致流产或早产。

九、痔疮

很多孕妇在孕期会遭受痔疮的困扰。痔静脉曲张可在妊娠期间首次出现，妊娠也可使已有的痔疮复发或恶化，主要是由于增大的妊娠子宫或妊娠期便秘使痔静脉回流受阻，引起直肠静脉压升高。多吃蔬菜、水果和少吃辛辣刺激性食物，温水坐浴，必要时服用缓泻药可缓解痔疮引起的疼痛和肿胀感。

（夏一丹）

第八章

阴道分娩条件评估与处理

第一节　产力因素评估与处理

一、概述

将胎儿及其附属物从子宫内逼出的力量称产力，产力是影响分娩的4个因素之一。

产力包括子宫收缩力、膈肌收缩力和肛提肌收缩力。

子宫收缩力是临产后的主要产力，贯穿整个分娩过程，能迫使宫颈管变短至消失，宫口扩张，胎先露下降，胎儿娩出和胎盘、胎膜娩出。

腹肌及膈肌收缩力是第二产程时娩出胎儿的重要辅助力量。

分娩过程中子宫收缩的节律性、对称性及极性不正常或强度、频率有改变，称子宫收缩力异常。子宫收缩力异常临床上分为子宫收缩乏力（简称宫缩乏力）和子宫收缩过强（简称宫缩过强）两类，每类又分为协调性子宫收缩和不协调性子宫收缩。

二、各种产力的特点

（一）子宫收缩力

子宫收缩力具有节律性、对称性、极性和缩复作用4个特点。

1. 节律性

子宫收缩是临产重要标志，每次子宫收缩总是由弱渐强（进行期）。维持一定时间（极期），随后由强渐弱（退行期），直至消失进入间歇期。间歇期子宫平滑肌松弛。临产开始时，子宫收缩持续约30秒，间歇期5~6分钟。随产程进展子宫收缩持续时间逐渐延长，间歇期逐渐缩短。当宫口开全时，子宫收缩持续时间长达60秒，间歇期缩短至1~2分钟，子宫收缩节律性对胎儿有利。

2. 对称性

子宫收缩起自两侧宫角部，以微波形式均匀协调地向宫底中线集中，左右对称，再向子宫下段扩散，此为子宫收缩对称性。

3. 极性

子宫收缩以宫底部最强、最持久，向下逐渐减弱，宫底部收缩力的强度几乎是子宫下段的2倍，此为子宫收缩极性。

4. 缩复作用

子宫体部平滑肌与其他部位的平滑肌不同，子宫收缩时宫体部肌纤维缩短变宽，收缩后肌纤维虽松弛但不能完全恢复到原来长度，经过反复收缩，肌纤维越来越短，称缩复作用。缩复作用使宫腔内容积逐渐缩小，迫使胎先露部不断下降及宫颈管逐渐短缩直至消失。

（二）腹肌收缩力

当宫口开全后，每当子宫收缩时前羊水囊或胎先露部压迫骨盆底组织，反射性地引起排便动作，腹肌及膈肌强有力的收缩使腹内压增高，促使胎儿娩出。腹肌及腹肌收缩力在第二产程特别是第二产程末期配以宫缩时应用。腹肌及腹肌收缩力在第三产程可促使已剥离胎盘娩出。

（三）肛提肌收缩力

肛提肌收缩力能协助胎先露部在骨盆腔内旋转，当胎头枕部露于耻骨弓下时，能协助胎头仰伸及娩出。胎儿娩出后，胎盘降至阴道时，肛提肌收缩力有助于胎盘娩出。

三、子宫收缩乏力

（一）原因

1. 头盆不称

胎先露不能紧贴子宫下段及宫颈，因而影响反射性子宫收缩，是继发性宫缩乏力的最常见原因。

2. 子宫因素

子宫过度膨胀（如多胎妊娠、巨大儿、羊水过多等）、子宫畸形（如双角子宫等）、子宫发育不良、经产妇或子宫肌瘤等。

3. 药物影响

临产后使用大剂量镇静与镇痛剂，如吗啡、氯丙嗪、硫酸镁、杜冷丁（哌替啶）、苯巴比妥钠等，或使用宫缩抑制剂。

4. 其他因素

第一产程后期过早用腹压，或膀胱充盈影响胎先露部下降，均可导致继发性宫缩乏力。

（二）临床表现

1. 协调性宫缩乏力

子宫收缩具有正常节律性、对称性和极性，但收缩弱、持续时间短、间歇期长且不规律。协调性子宫收缩乏力多属继发性宫缩乏力，临产早期宫缩正常，但活跃期后期或第二产程时宫缩减弱，常见中骨盆与骨盆出口平面狭窄、持续性枕横位或枕后位等。协调性子宫收缩乏力对胎儿影响不大。

2. 不协调性宫缩乏力

子宫收缩极性倒置，子宫收缩时宫底部不强而是子宫下段强，子宫收缩间隙期子宫平滑肌不完全松弛。子宫收缩不协调不能使宫口扩张、胎先露下降，属无效子宫收缩。往往有头盆不称和胎位异常，胎头无法衔接从而不能紧贴子宫下段及宫颈内口。产妇自觉下腹部持续疼痛、拒按，烦躁不安；胎儿-胎盘循环障碍，易出现胎儿窘迫。

（三）对母儿影响

1. 对产妇的影响

产程延长、休息不佳、进食少、精神与体力消耗，易疲乏、肠胀气、排尿困难等，影响子宫收缩，严重时甚至可引起脱水、酸中毒、低钾血症。由于第二产程延长，膀胱被压迫于胎先露部与耻骨联合之间，可导致局部组织缺血、水肿、坏死，形成膀胱阴道瘘或尿道阴道瘘。胎膜早破以及多次肛门检查或阴道检查增加感染风险。产后子宫收缩乏力影响胎盘剥离、娩出和子宫壁的血窦关闭，容易发生产后出血。

2. 对胎儿的影响

协调性宫缩乏力容易造成胎头在盆腔内旋转异常，使产程延长，增加手术助产机会；不协调性宫缩乏力，子宫收缩间期子宫壁不能完全放松，对胎盘-胎儿循环影响大，容易使胎儿窘迫。胎膜早破易使脐带受压或脱垂而增加围产儿死亡风险。

（四）处理

1. 协调性宫缩乏力

首先应寻找原因，检查有无头盆不称与胎位异常，阴道检查了解宫颈扩张和胎先露部下降情况。若无头盆不称或胎位异常，估计能阴道分娩应加强宫缩；若有头盆不称，不能经阴道分娩，应行剖宫产术。

（1）第一产程：消除精神紧张，多休息，鼓励多进食，注意营养与水分的补充。产妇过度疲劳时，使用地西泮或杜冷丁（哌替啶），经过一段时间可使子宫收缩力转强。排尿困难者应及时导尿，排空膀胱能增宽产道从而促进子宫收缩作用。经上述处理而子宫收缩力仍弱，可加强子宫收缩。

1）人工破膜：无头盆不称、胎头已衔接者可行人工破膜，引起反射性子宫收缩，加速产程进展。

2）地西泮：地西泮能软化宫颈、促进宫口扩张，适用于宫口扩张缓慢及宫颈水肿时，常用剂量为 10 mg，间隔 2 ~6 小时可重复应用，与缩宫素联合应用效果更佳。

3）缩宫素静脉滴注：适用于协调性宫缩乏力、胎心好、胎位正常、头盆相称者。静脉滴注缩宫素应从小剂量开始循序增量，起始剂量为 2.5 U 缩宫素溶于乳酸钠林格注射液 500 mL 中即 0.5% 缩宫素浓度。从每分钟 8 滴开始，根据子宫收缩、胎心情况调整滴速，一般每隔 15 分钟调整 1 次。应用等差法，即从每分钟 8 滴（2.7 mU/min）调整至 16 滴（5.4 mU/min），再增至 24 滴（8.4 mU/min）。有条件者最好使用输液泵。有效子宫收缩判定标准为 10 分钟内出现 3 次子宫收缩，每次子宫收缩持续 30 ~60 秒，伴有宫颈的缩短和宫口扩张。最大滴速不得超过每分钟 40 滴即 13.2 mU/min，如仍不出现有效子宫收缩时可增加缩宫素浓度，但缩宫素的应用量不变。增加浓度的方法是以乳酸钠林格注射液 500 mL 中加 5 U 缩宫素变成 1% 缩宫素浓度，先将滴速减半，再根据子宫收缩情况进行调整，增加浓度后，最大增至每分钟 40 滴（26.4 mU），原则上不再增加滴数和缩宫素浓度。若子宫收缩持续时间在 1 分钟及以上或胎心率有变化，应停止静脉滴注。缩宫素静脉滴注过程中，应有专人观察子宫收缩、听胎心率及测量血压。

4）经上述处理，若产程无进展或出现胎儿窘迫时，应及时行剖宫产术。

（2）第二产程：若无头盆不称，应以缩宫素静脉滴注加强子宫收缩、加速产程。若胎头双顶径已通过坐骨棘平面，等待自然分娩或阴道助产；若胎头仍未衔接或伴有胎儿窘迫，应及时行剖宫产术。

（3）第三产程：积极处理第三产程，预防产后出血。

2. 不协调性宫缩乏力

不协调性宫缩乏力处理原则是调节子宫收缩，恢复其极性。给予强镇静剂哌替啶 100 mg、吗啡 10 ~ 15 mg 肌内注射或地西泮 10 mg 静脉推注，使产妇充分休息，醒后多能恢复为协调性子宫收缩。子宫收缩恢复为协调性之前，禁用缩宫素。若不协调性宫缩乏力不能纠正，或伴有胎儿窘迫，或伴有头盆不称，应行剖宫产术。若转变为协调性宫缩乏力但子宫收缩仍弱，可加强宫缩。

四、协调性子宫收缩过强

子宫收缩的节律性、对称性和极性均正常，仅宫缩过强、过频。若产道无阻力，宫口迅速开全，短时间内结束分娩，总产程不足 3 小时，称急产。

（一）母儿影响

1. 对产妇的影响

可使产妇宫颈、阴道及会阴发生撕裂伤；胎儿娩出后子宫平滑肌缩复不良，易发生胎盘滞留、产后出血、产褥感染。

2. 对胎儿及新生儿的影响

子宫收缩过强、过频影响子宫-胎盘血液循环，易发生胎儿窘迫、新生儿窒息、围产儿死亡；胎儿娩出过快，易致新生儿发生颅内出血；新生儿易发生感染。

（二）处理

新生儿应肌内注射维生素 K 10 mg 预防颅内出血，并尽早肌内注射破伤风抗毒素 1 500 U。产后仔细检查宫颈、阴道、外阴是否存在软产道撕裂，若有撕裂应及时缝合。给予抗生素预防感染。

（三）预防

有急产史孕妇，预产期前 1 ~ 2 周有条件者应提前住院待产，提前做好接产及抢救新生儿窒息的准备。产程中慎用宫缩剂。

五、不协调性子宫收缩过强

不协调性子宫收缩过强分为强直性子宫收缩和子宫痉挛性狭窄环两种类型。

（一）原因

1. 强直性子宫收缩

强直性子宫收缩通常是外界因素异常造成，如分娩发生梗阻，或不恰当使用缩宫素，或胎盘早剥血液浸润子宫肌层，均可引起宫颈内口以上部分的子宫肌层出现强直性痉挛性收缩，宫缩间歇期短或无间隔。

2. 子宫痉挛性狭窄环

多因精神紧张、过度疲劳以及不适当地应用宫缩剂或粗暴进行阴道内操作。子宫壁局部肌肉呈痉挛性不协调性收缩形成环状狭窄，持续不放松，称子宫痉挛性狭窄环。痉挛性狭窄环可发生在宫颈、宫体的任何部分，但大多在子宫上下段交界处，也可在胎体某一狭窄部，以胎颈、胎腰处常见。

（二）临床表现

1. 强直性子宫收缩

产妇烦躁不安，持续性腹痛、拒按。胎位触不清，胎心听不清。有时可出现病理缩复环、血尿等先兆子宫破裂征象。

2. 子宫痉挛性狭窄环

产妇出现持续性腹痛、烦躁不安，宫颈扩张缓慢，胎先露部下降停滞，胎心时快时慢。阴道检查时在宫腔内触及较硬而无弹性的狭窄环，此环与病理缩复环不同。特点是不随子宫收缩上升。

（三）处理

1. 强直性子宫收缩

应立即给予宫缩抑制剂抑制强直性子宫收缩。若属梗阻性原因，应立即行剖宫产术；若胎死宫内可用乙醚吸入麻醉，若仍不能缓解强直性子宫收缩，应立即行剖宫产术。

2. 子宫痉挛性狭窄环

（1）应仔细寻找导致子宫痉挛性狭窄环的原因，并给予及时纠正。停止一切刺激如禁止阴道内操作、停用缩宫素等。

（2）若无胎儿窘迫征象，给予镇静剂如杜冷丁（哌替啶）、吗啡肌内注射。也可给予宫缩抑制剂如沙丁胺醇、硫酸镁，一般可消除异常子宫收缩。

（3）当子宫收缩恢复正常时，可阴道助产或自然分娩。若子宫痉挛性狭窄环不能缓解，宫口未开全、胎先露高，或伴有胎儿窘迫，应立即行剖宫产术。若胎死宫内，宫口已开全，可行乙醚麻醉，经阴道分娩。

（四）预防

严格把握使用宫缩剂的指征，减少不必要阴道检查，及早发现头盆不称。

（冯　雪）

第二节　产道因素评估与处理

一、概述

产道分为骨产道与软产道两部分，骨产道指真骨盆，软产道是由子宫下段、宫颈、阴道及骨盆底软组织构成的弯曲管道。

产道异常以骨产道为多见，中骨盆平面狭窄常常合并骨盆出口平面狭窄。

骨产道是影响阴道分娩的重要因素，而且会与软产道互相影响，准确评估头盆关系是顺利分娩的前提条件。

二、产道的特点

（一）骨产道特点

骨盆由左、右髋骨和骶骨、尾骨及耻骨连接构成。骨盆被斜行的界线（后方起于骶骨岬，经髂骨弓状线、髂耻隆起、耻骨梳、耻骨结节、耻骨嵴到耻骨联合上缘连线）分为两部分：界线以上叫大骨盆，又称假骨盆，大骨盆参与腹腔的组成；界线以下叫小骨盆，又称真骨盆，其内腔即盆腔，前界为耻骨和耻骨联合，后界为骶骨、尾骨的前面，两侧为髋骨的内面、闭孔膜及韧带，侧壁上有坐骨大、小孔。

骨盆腔有 3 个平面，骨盆各平面及其径线便于了解分娩时胎先露部通过骨产道的过程。

1. 骨盆入口平面

指真假骨盆的交界面，呈横椭圆形，其前方为耻骨联合上缘，两侧为髂耻缘，后方为骶岬前缘，共有 4 条径线（图 8-1）。

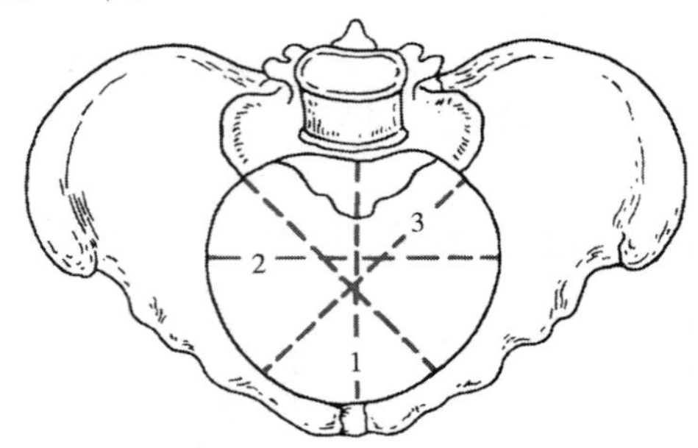

1.前后径11 cm；2.横径13 cm；3.斜径12.75 cm

图 8-1　骨盆入口平面各径线

2. 中骨盆平面

为骨盆最小平面，前方为耻骨联合下缘，坐骨棘至骶骨下端的平面，呈前后径长的纵椭圆形（图 8-2）。

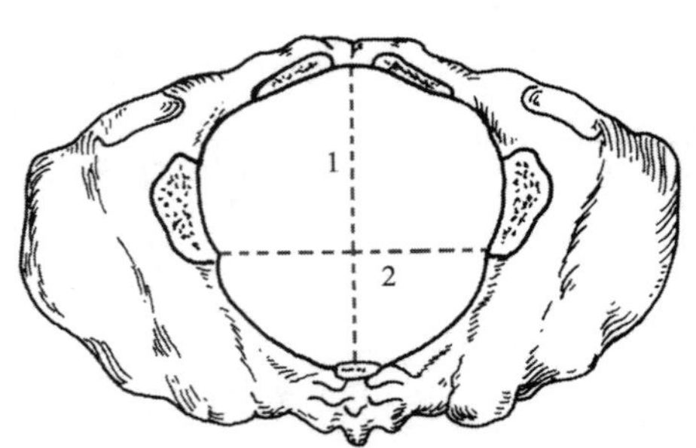

1.前后径11.5 cm；　2.横径10 cm

图 8-2　中骨盆平面各径线

3. 骨盆出口平面

即骨盆腔的下口，由两个在不同平面的三角形所组成。前三角平面顶端为耻骨联合下缘，两侧为耻骨降支；后三角平面顶端为骶尾关节，两侧为骶结节韧带。临床上单纯出口平面狭窄少见，多同时伴有骨盆中平面狭窄。骨盆出口平面有 4 条径线（图 8-3）。

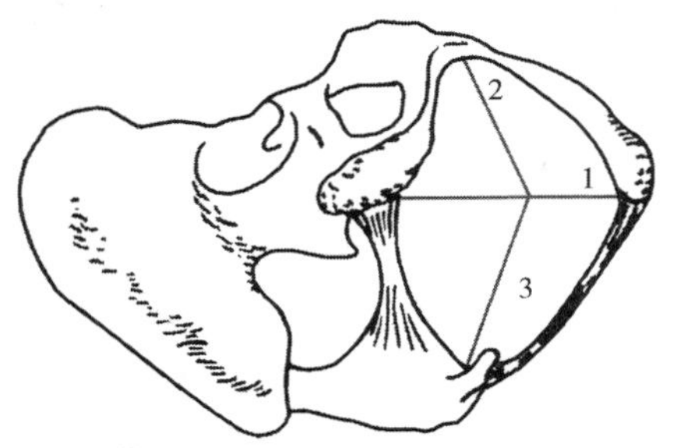

1.出口横径；2.出口前矢状径；3.出口后矢状径

图 8-3　骨盆出口平面各径线斜面观

4. 骨盆轴与骨盆倾斜度

（1）骨盆轴：为连接骨盆各平面中点的曲线，代表骨盆轴。此轴上段向下向后，中段向下，下段向下向前。分娩时，胎儿沿此轴娩出，助产时也应按骨盆轴方向协助胎儿娩出。

（2）骨盆倾斜度：指妇女直立时，骨盆入口平面与地平面所形成的角度，一般为 60°。若倾斜度过大，常影响胎头衔接（图 8-4、图 8-5）。

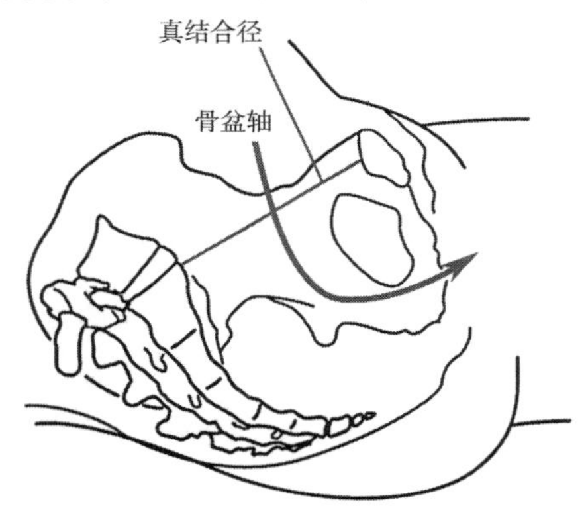

图 8-4　骨盆轴

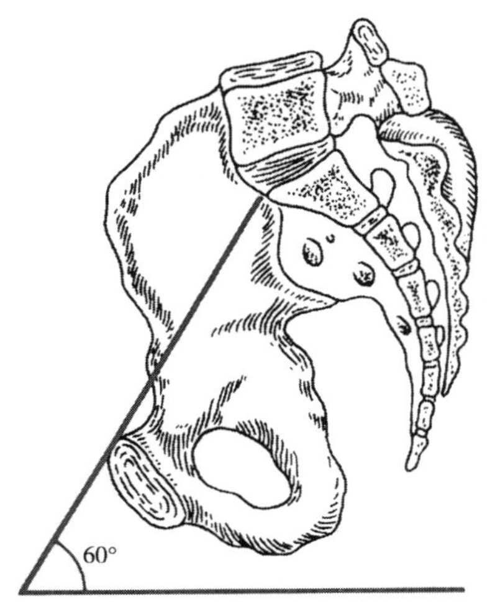

图 8-5　骨盆倾斜度

（二）软产道特点

软产道是由子宫下段、宫颈、阴道及骨盆底软组织构成的弯曲管道。

1. 子宫下段的形成

子宫下段由非孕时长约 1 cm 子宫峡部形成，妊娠 12 周后逐渐扩展成为宫腔的一部分，至妊娠末期逐渐被拉长形成子宫下段。临产后的规律宫缩进一步拉长子宫下段达 7 ~ 10 cm，成为软产道的一部分。由于子宫肌纤维的缩复作用，子宫上段肌壁越来越厚，子宫下段肌壁被牵拉得越来越薄，在两者间的子宫内面有一环状隆起，称生理缩复环。

2. 宫颈的变化

（1）宫颈管消失：临产前宫颈管长 2 ~ 3 cm，初产妇较经产妇稍长。临产后，规律宫缩牵拉宫颈内口子宫肌纤维及周围韧带，以及胎先露部支撑前羊水囊呈楔状，致使宫颈内口向上向外扩张，宫颈管形成漏斗形，随后宫颈管逐渐形成子宫下段，宫颈管消失，宫口扩张。初产妇多是宫颈管先消失，宫口后扩张；经产妇多是宫颈管消失与宫口扩张同时进行。

（2）宫口扩张：临产前，初产妇宫颈外口仅容一指尖，经产妇能容纳一指。临产后，宫口扩张主要是子宫收缩及缩复环向上牵拉的结果。胎先露部衔接使前羊水于宫缩时不能回流，加之子宫下段的蜕膜发育不良，胎膜容易与该处蜕膜分离而向宫颈管突出，形成前羊水囊，协助宫口扩张。胎膜多在宫口近开全时自然破裂，破膜后胎先露部直接压迫宫颈，扩张宫口作用更明显。当宫口开全时，妊娠足月胎头方能通过。

3. 骨盆底、阴道及会阴的变化

前羊水囊及胎先露部先将阴道上部撑开，破膜后胎先露部下降直接压迫骨盆底，使软产道下段形成一个向前弯的长筒，前壁短后壁长，阴道外口开向前上方，阴道黏膜皱襞展平使腔道加宽。肛提肌向下及向两侧扩展，会阴体变薄，以利胎儿通过。阴道及骨盆底的结缔组织和肌纤维于妊娠期增生肥大，血管变粗，血运丰富。于临产后，会阴体虽能承受一定压力，但分娩时若保护会阴不当，也易造成裂伤。

三、骨产道异常

产道异常可使胎儿娩出受阻，临床上以骨产道异常多见。骨盆径线过短或形态异常，致使骨盆腔小于胎先露部可通过的限度，阻碍胎先露部下降，称狭窄骨盆。狭窄骨盆可为一个径线过短或多个径线过短，也可为一个或多个平面狭窄。

（一）分类

1. 骨盆入口平面狭窄

Ⅰ级（临界性狭窄）骶耻外径 18 cm，骨盆入口前后径 10 cm，绝大多数可自然分娩；Ⅱ级（相对性狭窄）骶耻外径 16.5 ~ 17.5 cm，入口前后径 8.5 ~ 9.5 cm，需经试产才能判断是否可经阴道分娩；Ⅲ级（绝对性狭窄）骶耻外径≤16.0 cm，入口前后径≤8.0 cm，须行剖宫产结束分娩。

骨盆入口平面狭窄有以下两种类型。

（1）单纯性扁平骨盆：骨盆入口呈横扁圆形，骶岬向前下突出，使骨盆入口前后径缩短而横径正常。

（2）佝偻病性扁平骨盆：童年患佝偻病，骨骼软化使骨盆变形，骨盆入口呈横椭圆形，骶岬向前突出；骨盆入口前后径明显缩短，骶骨下段变直后移，尾骨前翘，髂骨外展使髂棘间径≥髂嵴间径，坐骨结节外翻使耻骨弓角度及坐骨结节间径增大。

2. 中骨盆及骨盆出口平面狭窄

坐骨棘间径 <10 cm，坐骨结节间径 <8 cm，耻骨弓角度 <90°，包括漏斗形骨盆和横径狭窄骨盆。

（1）漏斗形骨盆：骨盆入口各径线值正常，但两侧骨盆壁向内倾斜，状似漏斗，故称漏斗形骨盆。特点是中骨盆及骨盆出口平面均明显狭窄，使坐骨棘间径、坐骨结节间径缩短，耻骨弓角度 <90°，坐骨结节间径与出口后矢状径之和 <15 cm，常见于男型骨盆（图 8-6）。

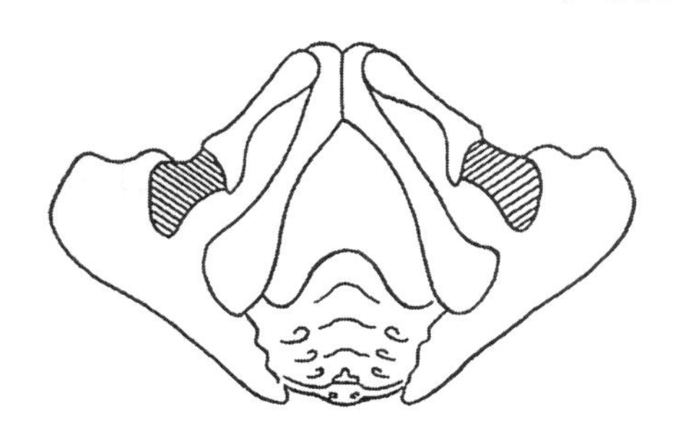

图 8-6　漏斗形骨盆

（2）横径狭窄骨盆：与类人猿型骨盆类似。骨盆入口、中骨盆及骨盆出口的横径均缩短，前后径稍长，坐骨切迹宽。测量骶耻外径值正常，但髂棘间径及髂嵴间径均缩短（图 8-7）。

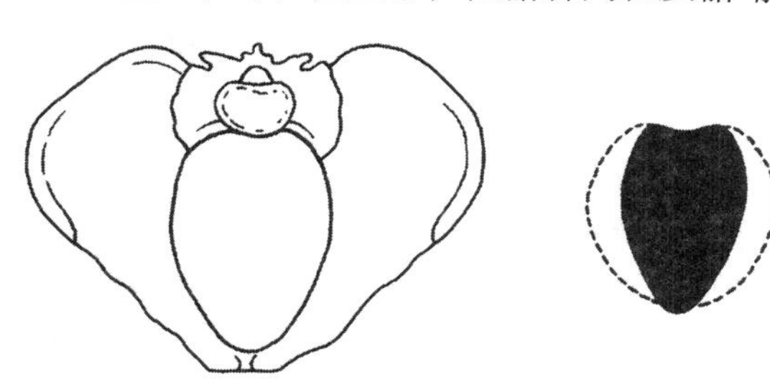

图 8-7　横径狭窄骨盆

3. 骨盆三个平面狭窄

骨盆外形属女型骨盆，但骨盆入口、中骨盆及骨盆出口平面均狭窄，每个平面径线均小于正常值 2 cm 或更多，称为均小骨盆，多见于身材矮小、体型匀称的妇女。

4. 畸形骨盆

骨盆失去正常形态。

（1）骨软化症骨盆：罕见，是因缺钙、缺磷、缺维生素 D 及紫外线照射不足，骨质脱钙、疏松、软化。由于受躯干重力及两股骨向内向上方挤压，使骶岬突向前，耻骨联合向前突出，骨盆入口平面呈凹三角形，粗隆间径及坐骨结节间径明显缩短，严重者阴道不能容纳两指。

（2）偏斜骨盆：是一侧髂翼与髋骨发育不良所致骶髂关节固定，以及下肢和髋关节疾病，引起骨盆一侧斜径缩短的偏斜骨盆。

（二）临床表现

1. 骨盆入口平面狭窄的临床表现

（1）胎头衔接受阻。一般情况下初产妇于预产期前1～2周或临产前胎头已衔接，即胎头双顶径进入骨盆入口平面，颅骨最低点达坐骨棘水平。若入口平面狭窄时，即使已临产但胎头仍未入盆，跨耻征阳性。骨盆入口平面狭窄，胎位异常如臀先露、颜面位或肩先露的发生率比正常人群高。

（2）若已临产，根据骨盆狭窄程度和类型、产力强弱、胎儿大小及胎位，临床表现不尽相同。骨盆入口平面临界性狭窄，若胎位、胎儿大小及产力正常，胎头常以矢状缝于骨盆入口横径衔接，多取后不均倾势，即后顶骨先入盆，后顶骨逐渐进入骶凹处，再使前顶骨入盆，则矢状缝位于骨盆入口横径上成头盆均倾势。临床表现为潜伏期及活跃期早期延长，活跃期后期产程进展顺利。若胎头迟迟不入盆，此时常出现胎膜早破。胎头不能紧贴宫颈内口诱发反射性宫缩，常出现继发性宫缩乏力。若产力、胎儿大小及胎位均正常，但骨盆入口绝对性狭窄，胎头难以入盆，常发生梗阻性难产。

2. 中骨盆平面狭窄的临床表现

（1）胎头能正常衔接，潜伏期及活跃期早期进展顺利，当胎头下降达中骨盆时，由于内旋转受阻，胎头双顶径被阻于中骨盆狭窄部位之上，常出现持续性枕横位或枕后位。同时出现继发性宫缩乏力，活跃期后期及第二产程延长甚至第二产程停滞。

（2）当胎头受阻于中骨盆时，胎头变形、颅骨重叠，胎头受压使软组织水肿，产瘤较大，严重时可发生脑组织损伤、颅内出血及胎儿窘迫。若中骨盆狭窄程度严重，宫缩又较强，可发生先兆子宫破裂及子宫破裂。强行阴道助产，可导致严重软产道裂伤及新生儿产伤。

3. 骨盆出口平面狭窄的临床表现

骨盆出口平面狭窄与中骨盆平面狭窄常同时存在。若单纯骨盆出口平面狭窄者，第一产程进展顺利，胎头达盆底受阻，第二产程停滞，继发性宫缩乏力，胎头双顶径不能通过出口横径，强行阴道助产，可导致软产道、骨盆底肌肉及会阴严重损伤。

（三）诊断

狭窄骨盆影响胎位和胎先露部在分娩过程中的衔接、下降及内旋转，也影响子宫收缩。

1. 病史询问

有无佝偻病、脊柱和髋关节结核及骨盆外伤史。若为经产妇，应了解有无难产史及其原因，新生儿有无产伤等。

2. 一般检查

孕妇身高 <145 cm应警惕均小骨盆。观察孕妇步态有无跛足，有无脊柱及髋关节畸形，米氏菱形窝是否对称，有无尖腹及悬垂腹等。

3. 腹部检查

（1）腹部形态：观察腹形，尺测子宫长度及腹围，B超观察胎先露部与骨盆关系，还应测量胎头双顶径、胸径、腹径、股骨长，预测胎儿体重，判断能否通过骨产道。

（2）胎位异常：骨盆入口狭窄往往因头盆不称、胎头不易入盆导致胎位异常，如臀先露、肩先露。中骨盆狭窄影响已入盆的胎头内旋转，导致持续性枕横位、枕后位等。

（3）估计头盆关系：正常情况下，部分初产妇在预产期前2周，经产妇于临产后，胎头应入盆。若已临产，胎头仍未入盆，则应充分估计头盆关系。头盆是否相称的检查方法：孕妇排空膀胱，仰卧，两腿伸直，检查者将手放在耻骨联合上方，将浮动的胎头向骨盆腔方向推压。若胎头低于耻骨联合前表面，表示头盆相称，即胎头跨耻征阴性；若胎头与耻骨联合前表面在同一平面，表示可疑头盆不称，即胎头跨耻征可疑阳性；若胎头高于耻骨联合前表面，表示头盆明显不称，即胎头跨耻征阳性。对出现跨耻征阳性的孕妇，应让其取两腿屈曲半卧位，再次检查胎头跨耻征，若转为阴性，提示为骨盆倾斜度异常，而不是头盆不称（图8-8）。

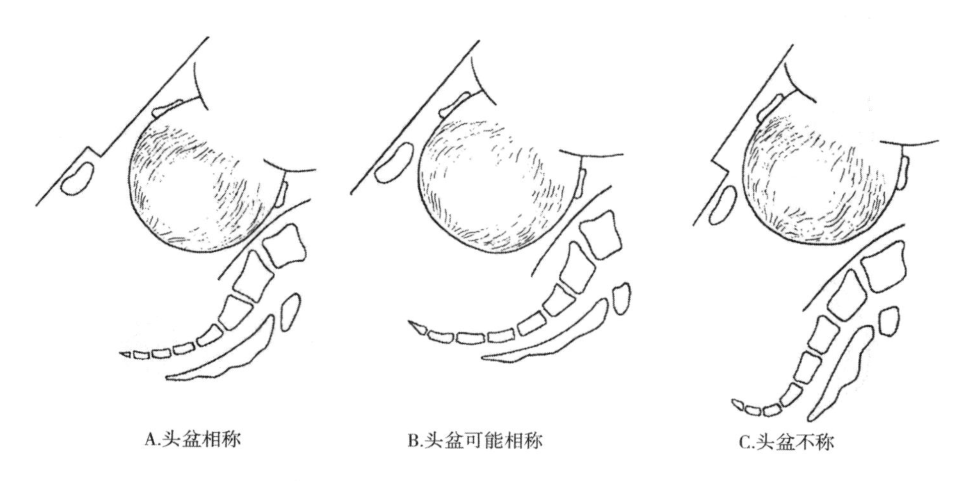

图8-8　检查头盆相称程度

4. 骨盆测量

（1）骨盆外测量：骨盆外测量各径线小于正常值2 cm以上，为均小骨盆。骨盆入口呈横扁圆形，骶岬向前下突出，使骨盆入口前后径缩短而横径正常为单纯扁平形骨盆。骨盆入口各径线值正常，但两侧骨盆壁向内倾斜，状似漏斗，称为漏斗骨盆。骨盆两侧斜径（一侧髂前上棘至对侧髂后上棘间的距离）及同侧直径（从髂前上棘至同侧髂后上棘间的距离）相差>1 cm为偏斜骨盆。

（2）骨盆内测量：骨盆外测量发现异常，应进行骨盆内测量。对角径<11.5 cm，骶岬突出为骨盆入口平面狭窄，属扁平骨盆。中骨盆平面狭窄及骨盆出口平面狭窄往往同时存在，应测量骶骨前面弯度、坐骨棘间径、坐骨切迹宽度。若坐骨棘间径<10 cm，坐骨切迹宽度小于两横指，应测量出口后矢状径及检查骶尾关节活动度，估计骨盆出口平面的狭窄程度。

（四）对母儿的影响

1. 对孕妇的影响

骨盆入口平面狭窄可影响胎先露部衔接，易发生胎位异常；由于胎先露部在骨盆入口之上，常引起继发性宫缩乏力，导致产程延长或停滞。若中骨盆平面狭窄，会影响胎头内旋转，容易发生持续性枕横位或枕后位。胎头长时间嵌顿于产道内，压迫软组织引起局部缺血、水肿、坏死、脱落，于产后形成生殖道瘘；胎膜早破及手术助产增加感染机会。梗阻性难产若不及时处理，可导致先兆子宫破裂甚至子宫破裂，从而危及产妇生命。

2. 对胎儿及新生儿的影响

头盆不称易发生胎膜早破、脐带脱垂，导致胎儿窘迫，甚至围产儿死亡；产道狭窄，手术助产机会增多，易发生新生儿产伤及感染。

（五）处置

处置原则：明确狭窄骨盆类别和程度，了解胎位、胎儿大小、胎心率、宫缩强弱、宫口扩张程度、破膜与否，结合年龄、产次、既往分娩史进行综合判断，决定分娩方式。

1. 骨盆入口平面狭窄

（1）明显头盆不称（绝对性骨盆狭窄）：足月活胎不能入盆，不能经阴道分娩，应在择期或临产后行剖宫产术结束分娩。

（2）轻度头盆不称（相对性骨盆狭窄）：足月胎儿体重 <3 000 g，产力、胎位和胎心正常，可在严密监护下阴道试产，试产时间以 2 ~ 4 小时为宜。试产是否充分的判断：以宫缩强度、宫口扩张程度为标准；骨盆入口平面狭窄的试产，应以宫口开大 3 ~ 4 cm 以上为标准。胎膜未破者可在宫口开大 3 cm 以上时行人工破膜。若破膜后宫缩较强，产程进展顺利，多数能经阴道分娩。试产过程中若出现宫缩乏力，可用缩宫素静脉滴注加强宫缩。试产 2 ~ 4 小时，胎头仍迟迟不能入盆，宫口扩张缓慢或伴有胎儿窘迫，应及时行剖宫产术结束分娩。若胎膜已破，应适当缩短试产时间以便减少感染风险。

骨盆入口平面狭窄，主要为扁平骨盆的妇女，于妊娠后期或临产后，胎头矢状缝只能衔接于骨盆入口横径上。胎头侧屈使其两顶骨先后依次入盆，呈不均倾势嵌入骨盆入口，称为头盆均倾不均。若前顶骨先嵌入，矢状缝偏后，称前不均倾；若后顶骨先嵌入，矢状缝偏前，称后不均倾。当胎头双顶骨均通过骨盆入口平面时，即能较顺利地经阴道分娩。

2. 中骨盆平面狭窄

胎儿在中骨盆平面完成俯屈及内旋转动作，若中骨盆平面狭窄，则胎头俯屈及内旋转受阻，易发生持续性枕横位或枕后位。产妇多表现活跃期或第二产程延长及停滞、继发性宫缩乏力等。若宫口开全，胎头双顶径达坐骨棘水平或更低，可经阴道助产。若胎头双顶径未达坐骨棘水平，或出现胎儿窘迫，应行剖宫产术结束分娩。

3. 骨盆出口平面狭窄

骨盆出口狭窄，不应进行阴道试产。临床上常用出口横径与出口后矢状径之和估计出口大小，若两者之和 >15 cm 时多数可经阴道分娩，有时需用胎头吸引术或产钳术助产，应做较大的会阴切开，以免会阴严重撕裂。若两者之和 <15 cm，足月胎儿不易经阴道分娩，应行剖宫产术结束分娩。

4. 骨盆 3 个平面均狭窄

主要是均小骨盆，若估计胎儿不大、胎位正常、头盆相称、宫缩好，可阴道试产。可通过胎头变形和极度俯屈，以胎头最小径线通过骨盆腔，可能经阴道分娩。若胎儿较大，有明显头盆不称，胎儿不能通过产道，应尽早行剖宫产术。

5. 畸形骨盆

根据畸形骨盆种类、狭窄程度、胎儿大小、产力等情况具体分析。若畸形严重、明显头盆不称，应及时行剖宫产术。

四、软产道异常

（一）外阴异常

1. 会阴坚韧

多见于初产妇尤其35岁以上初产妇多见。由于组织坚韧缺乏弹性，会阴伸展性差，在第二产程常出现胎先露部下降受阻，胎头娩出时造成会阴严重裂伤。分娩时应做预防性会阴后-斜切开术。

2. 外阴水肿

重度子痫前期、重症贫血、心脏病及慢性肾炎合并妊娠的孕妇，可有重度外阴水肿。分娩时妨碍胎先露部下降，造成组织损伤、感染和愈合不良等情况。在临产前可局部应用50%硫酸镁湿热敷；临产后仍有严重水肿者，可在严格消毒下进行多点针刺肤放水；分娩时可行会阴后-斜切开。

3. 外阴外伤或炎症后遗症瘢痕挛缩

可使外阴及阴道口狭小，影响胎先露部下降。若瘢痕范围不大，分娩时可作会阴后-斜切开。若瘢痕过大，应行剖宫产术。

（二）阴道异常

1. 阴道横隔

横隔多位于阴道上段，阴道横隔影响胎先露部下降，当横隔被撑薄，可在直视下自小孔处将横隔做“X”形切开。横隔被切开后，因胎先露部下降压迫，通常无明显出血，待分娩结束再切除剩余的横隔，用肠线间断或连续锁边缝合残端。若横隔高且坚厚，阻碍胎先露下降，则需行剖宫产术结束分娩。

2. 阴道纵隔

阴道纵隔若伴有双子宫、双宫颈，位于一侧子宫内的胎儿下降，通过该侧阴道分娩时，纵隔被推向对侧，分娩多无阻碍。当阴道纵隔发生于单宫颈时，有时纵隔位于胎先露部的前方，胎先露继续下降，若纵隔薄可自行断裂，分娩无阻碍。若纵隔厚阻碍胎先露部下降时，须在纵隔中间剪断，待分娩结束后再剪除剩余的隔，用肠线间断或连续锁边缝合残端。

3. 阴道狭窄

由产伤、药物腐蚀、手术感染致使阴道瘢痕挛缩形成阴道狭窄者，若位置低、狭窄轻，可作较大会阴切开，经阴道分娩。若位置高、狭窄重、范围广，应行剖宫产术结束分娩。

4. 阴道尖锐湿疣

妊娠期尖锐湿疣生长迅速，早期可治疗。体积大、范围广泛的疣可阻碍分娩，易发生裂伤、血肿及感染。为预防新生儿患喉乳头瘤，应行剖宫产术。

5. 阴道囊肿和肿瘤

阴道壁囊肿较大时，阻碍胎先露部下降，可行囊肿穿刺抽出其内容物，待产后再选择时机进行处理。阴道内肿瘤阻碍胎先露部下降而又不能经阴道切除者，应行剖宫产术，原有病变待产后再行处理。

（三）宫颈异常

1. 宫颈外口闭合

多在分娩受阻时发现，当宫颈管已消失而宫口却不扩张，仍为一很小的孔时，通常用手指稍加压力分离黏合的小孔，宫口即可在短时间内开全。但有时为使宫口开大，需行宫颈切开术。

2. 宫颈水肿

多见于持续性枕后位或滞产，宫口未开全而过早使用腹压，致使宫颈前唇长时间被压于胎头与耻骨联合之间，血液回流受阻引起水肿，影响宫颈扩张。轻者可抬高产妇臀部，减轻胎头对宫颈压力，也可于宫颈两侧各注入 0.5% 利多卡因 5～10 mL 或地西泮 10 mg 静脉推注，待宫口近开全，用手将水肿的宫颈前唇向上推，使其逐渐越过胎头，即可经阴道分娩。若经上述处理无明显效果，宫口不继续扩张，可行剖宫产术。

3. 宫颈坚韧

常见于高龄初产妇，宫颈缺乏弹性或精神过度紧张使宫颈挛缩，宫颈不易扩张。可静脉推注地西泮 10 mg，或于宫颈两侧各注射 0.5% 利多卡因 5～10 mL。若不见缓解，应行剖宫产术。

4. 宫颈瘢痕

宫颈锥形切除术后、宫颈裂伤修补术后、宫颈深部电烙术后等导致宫颈瘢痕。若宫缩很强，宫口仍不扩张，应行剖宫产术。

5. 宫颈癌

宫颈硬而脆、缺乏伸展性，临产后影响宫口扩张，若经阴道分娩，有发生大出血、裂伤、感染及癌扩散等危险，应行剖宫产术。

6. 宫颈肌瘤

生长在子宫下段及宫颈部位的较大肌瘤，占据盆腔或阻塞于骨盆入口时，影响胎先露部进入骨盆入口，应行剖宫产术。若肌瘤在宫颈上方而胎头已入盆，肌瘤不阻塞产道则可经阴道分娩，肌瘤待产后再行处理。

（冯　雪）

第三节　胎儿因素评估与处理

胎儿的大小、胎位和有无发育异常是影响分娩过程的重要因素，胎头是胎儿身体最大、可塑性最小、最难通过骨盆的部分，胎头和母体骨盆是否能够适应，是决定能否正常阴道分娩的关键因素，在正常分娩过程中，只要胎头能顺利娩出，一般分娩均可以顺利完成，若胎儿过大，也可能发生肩难产。

一、胎头的特点

1. 胎儿头颅的组成

胎儿头颅由 3 个主要部分组成：颜面、颅底及颅顶部。颜面及颅底已骨化，骨与骨之间完全融合，而颅顶部骨与骨之间并未融合，由骨膜相连，因而有骨缝和囟门。分娩时在宫缩压力作用下，骨与骨之间有少许重叠，以适应骨盆的形态和大小，即胎头有可塑性，胎头可塑性的程度与骨质厚薄及硬度有关。

2. 胎头的骨性结构及颅缝

颅顶是由左右额骨、左右顶骨及枕骨所组成，骨与骨之间有骨缝及囟门相隔，左右额骨之间为额缝，顶骨和颞骨之间为颞缝，两顶骨之间为矢状缝，顶骨与额骨之间为冠状缝，顶骨和枕骨之间为人字缝。

3. 囟门

通常有 3 个，即前囟、后囟和颞囟。前囟（又称大囟）是额缝、冠状缝和矢状缝相交处形成的一个菱形的空隙。后囟（又称小囟）是矢状缝和人字缝相交处的一个三角形的空隙。前囟和后囟是临产后通过阴道检查判断胎方位的重要标志，通过矢状缝的走向，前囟和后囟的位置判断胎头的方位（图 8-9）。

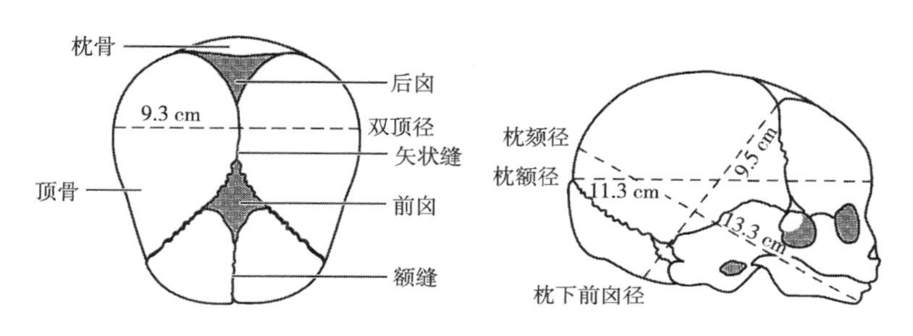

图 8-9　胎头颅骨、颅缝、囟门及胎头径线示意图

4. 胎头的主要径线

（1）双顶径：指两侧顶骨隆突间的距离，是胎头的最大横径，平均为 9. 3 cm（图 8-13）。

（2）枕额径：指鼻根上方到枕外隆凸间的距离，平均为 11. 3 cm。

（3）枕下前囟径：又称小斜径，是指前囟中央到枕外隆凸下方之间的距离，平均为 9. 5 cm，是胎头最短的纵径。

（4）枕颏径：指颏骨下方中央至后囟顶部之间的距离，平均为 13. 3 cm，是胎头最长的纵径，额先露时采取此径线。

二、胎产式、胎先露和胎方位

1. 胎产式

胎产式是指胎儿纵轴和母体纵轴的关系，可分为以下 3 种。

（1）纵产式：胎儿纵轴和母体纵轴平行。

（2）横产式：胎儿纵轴和母体纵轴垂直。

（3）斜产式：胎儿纵轴和母体纵轴成锐角相交。

容易发生横产式及斜产式的因素包括经产妇、前置胎盘、羊水过多或子宫发育异常等。

2. 胎先露

胎先露是指胎儿最先进入骨盆的身体部分。纵产式有两种先露即头先露和臀先露。横产式或斜产式往往以肩为先露。

（1）头先露：可根据胎头与胎儿身体的关系分类。通常胎头俯屈使胎儿下颏和胎儿胸部接近，在这种情况下，先露部位为枕骨，通常称为枕先露。若胎儿的颈部极度仰伸以致使胎头与胎背接触，面部就成为最先进入产道的部分，即面先露。胎头部分俯屈，大囟门在前，形成前顶先露，胎头部分仰伸，额骨在前，形成额先露。

（2）臀先露：可以有以下3种情形。

单臀：以臀为先露，大腿屈曲及小腿伸直至面部。

完全性臀先露：臀与足共同为先露，大腿屈曲于腹部，小腿位于大腿之上。

不完全臀先露：足或膝为先露。一只足或两只足，一侧或两侧膝最低。

3. 胎方位

胎方位是指胎儿先露部的指示点与母体骨盆的关系，枕先露以枕骨、面先露以颏骨、臀先露以骶骨为指示点，根据先露部指示点在母体骨盆前后左右位置不同而有不同的胎方位。

（1）枕先露：枕左前（LOA）、枕右前（ROA）、枕左横（LOT）、枕右横（ROT）、枕左后（LOP）、枕右后（ROP）。

（2）面先露：颏左前（LMA）、颏右前（RMA）、颏左横（LMT）、颏右横（RMT）、颏左后（LMP）、颏右后（RMP）。

（3）臀先露：骶左前（LSA）、骶右前（RSA）、骶左横（LST）、骶右横（RST）、骶左后（LSP）、骶右后（RSP）。

（4）肩先露：肩左前（LSCA）、肩右前（RSA）、肩左后（LSCP）、肩右后（RSCP）。

三、胎先露和胎方位的判断

临床上可以通过以下4种方法判断胎先露和胎方位：腹部检查、阴道检查及胎心检查，必要时行B超检查。

1. 腹部检查

孕妇排尿后仰卧在检查床上，头部稍垫高，暴露腹部，双腿略屈曲稍分开，腹肌放松。检查者应站在孕妇的右侧。

（1）视诊：注意腹部形状和大小。腹部过大、宫底过高者，可能为多胎妊娠、巨大胎儿、羊水过多；腹部过小、宫底过低者，可能为胎儿生长受限；腹部两侧向外膨出伴宫底位置较低者，胎儿可能是肩先露。

（2）触诊：四步触诊法检查子宫大小、胎产式、胎先露、胎方位及胎先露是否衔接。在做前三步手法时，检查者面向孕妇面部，做第四步手法时，检查者面向孕妇足端。

第一步：检查者两手置于宫底部，手测宫底高度，根据其高度估计胎儿大小与妊娠周期是否相符。然后以两手指腹相对交替轻推，判断在宫底部的胎儿部分，若为胎头则硬而圆且有浮球感，若为胎臀则柔软而宽且形态不规则。

第二步：确定胎产式后，检查者两手掌分别置于腹部左右侧，轻轻深按进行检查。触到平坦饱满部分为胎背，并确定胎背向前、向侧方或向后。触到可变形的高低不平部分为胎儿肢体。

第三步：检查者右手拇指与其他四指分开，置于耻骨联合上方握住胎先露部，进一步查清是胎头或胎臀，左右推动以确定是否衔接。若胎先露部仍可以左右移动，表示尚未衔接入盆；若不能被推动，则已衔接。

第四步：检查者左右手分别置于胎先露部的两侧，沿骨盆入口向下深按，进一步核实胎先露部的诊断是否正确，并确定胎先露部入盆程度。

（3）听诊：胎心在靠近胎背上方的孕妇腹壁上听得最清楚。枕先露时，胎心在脐右（左）下方；臀先露时，胎心在脐右（左）上方；肩先露时，胎心在靠近脐部下方听得最清楚。听诊部位取决于先露部位置及其下降程度。

2. 阴道检查

临产前，因宫颈尚未消退，宫口未开，通过阴道检查确定胎先露及胎方位比较困难，随着产程的进展和宫口的扩张，阴道检查可以帮助医师了解胎先露及胎方位的重要信息。阴道检查时应了解以下情况。

宫颈口扩张程度：宫缩高峰时胎头是否紧压宫颈，若宫颈与胎头间的距离可容一指时，要怀疑有头盆不称之可能；宫颈有无水肿，水肿的部位与程度。单纯的宫颈前唇水肿须怀疑枕横位中的前不均倾位。胎头下降水平，尤其是存在胎头过度变形与严重宫颈水肿时，应查明胎头双顶径骨质部分及胎耳的部位，据此判断胎头下降水平比较准确。

胎方位：主要根据矢状缝的走向及大小囟门的位置来判断。在产程早期，胎头颅骨无明显重叠与水肿，颅缝及大、小囟门容易辨认，胎位也容易确定。在产程后期，宫颈虽近开全或已开全，但因颅骨过度重叠，胎头严重水肿，胎位反而不易查清。故产程一旦出现异常倾向应及早做阴道检查确定胎方位。胎儿耳背方向也可帮助确定胎方位，耳背向上为枕前位，耳背向下为枕后位。但由于耳背位置较高，须在检查者的手完全进入阴道后才能查清，因此多用于阴部神经阻滞后做阴道检查最后核实胎头方位及胎头下降水平。

颅骨严重重叠时，颅骨嵌入顶骨之下，致使大囟缩小而有被误认为小囟的可能；枕骨嵌入顶骨之下，使小囟处出现一明显的陷凹，又有被误认为大囟的可能。因而在胎头出现严重颅骨重叠时，胎方位容易被误诊。

3. 胎心听诊

胎心听诊也是辅助判断胎方位的重要依据，单纯凭胎心听诊虽然不能用于确定胎儿的位置，但可以帮助确定触诊的结果可靠性。

4. 超声检查

超声检查可以准确定位胎先露和胎方位，特别是对于一些肥胖或腹肌紧张的孕妇，可以辅助判断胎方位。国内外多数学者以超声扫描胎儿脊柱的位置确定胎方位，也有以胎儿脑中线回波、眼球回波或胎盘位置等指标判断胎方位。

超声检测时，产妇取仰卧位，排空膀胱，经腹壁直接探测。采用纵、横、斜切面，对胎儿脊柱、枕部、脑中线、眼眶、鼻及下颌进行扫描，综合其声像图做出判断。胎头方位则需要根据胎头枕骨位置、脑中线、眼眶、鼻方位及下颌位置综合判断。脑中线位于骨盆入口平面横径，眼眶、鼻位于一侧是枕横位，再根据枕骨及眼眶、鼻的位置确定是枕左横位或枕右横位。脑中线位于骨盆入口斜径则有枕前位及枕后位两种可能。由于胎头枕骨及脊柱的声像图在直前位、枕前位时显示清楚，而在直后位、枕后位时因超声波通过胎儿体表衰减以致显示不清，因此胎头枕骨及脊柱位置是鉴别直前位、枕前位及枕横位的重要依据。胎儿眼眶、鼻及下颌声像图像在直后位、枕后位时显示清楚，是鉴别直后位、枕后位与枕横位的重要依据。

在产程早期胎方位的判断有一定的困难，往往需在产程活跃期宫口扩张一定程度时经阴道检查才能确定。产程异常时为了解胎方位的动态变化，需多次反复的阴道检查，致使感染的机会增加。而且当胎头颅骨明显重叠、头皮严重水肿时，骨质标志不易扪清给诊断带来很大的困难。超声多指标检测头先露胎方位可避免上述缺点，不仅能及时发现异常胎方位，还可进行动态追踪观察，也为头先露分娩机制的研究提供新的可靠手段。

四、胎儿体重的预测

估计胎儿体重（EFW）是产前监护胎儿生长发育情况的重要指标，也是临床医师为孕妇选择正确分娩方式的参考依据，准确预测胎儿体重对于巨大儿、胎儿生长受限的诊断，以及分娩方式的选择都有重要意义。胎儿体重预测方法很多，但目前没有最满意的方法，临床常用的方法包括根据孕妇宫高、腹围等临床数据预测及超声估计胎儿体重。

1. 依据临床检查数据预测胎儿体重

产科医师通过腹部触诊，测量孕妇子宫高度和腹围，根据临床经验总结了一些简便易行的计算公式估计胎儿体重，常用的公式如下。

（1）胎儿体重（g）＝宫高（cm）×腹围（cm）×0.9＋500

（2）胎头浮动：胎儿体重（g）＝宫高（cm）×腹围（cm）

（3）胎头衔接：胎儿体重（g）＝宫高（cm）×腹围（cm）＋200

目前认为产前估测的胎儿体重和新生儿出生后体重相差≤250 g 即为估计符合。由于受孕妇身高、腹壁脂肪厚度、子宫张力大小、羊水量多少、胎方位不同以及临床医师测量时方法的不同等诸多因素影响，根据孕妇宫高和腹围估计胎儿体重的准确率较低，误差较大。

2. 超声检查估计胎儿体重

随着超声在临床的普及和广泛应用，通过超声检查测量胎儿生长参数来估计胎儿体重已成为胎儿体重预测的重要手段。国内外学者进行了多方面的相关研究，从二维超声到三维超声测量，从最初单一生理参数测量到多参数联合测量。多项研究显示超声能直接观察胎儿宫内生长发育情况，且测量胎儿生理参数估计胎儿体重较临床测量法更准确，因此超声估测胎儿体重已逐渐取代临床传统的测量估计方法。迄今国内外超声测量胎儿生理参数估计胎儿体重的主要方法如下。

（1）单参数估计法：根据胎儿双顶径、头围、腹围、股骨长、小脑横径、胎儿肝脏大小等来估计胎儿体重。虽然单参数测量能够反映胎儿的生长发育情况，但很难全面反映胎儿体重，常导致胎儿体重估计不准确。

（2）多参数估计法：为提高胎儿体重估计方法的准确性，学者们应用两个或多个不同参数组合公式估测胎儿体重，方法有多种，包括双顶径＋腹围、头围＋腹围、双顶径＋头围＋腹围＋股骨长等的组合评估公式。

（3）人工神经网络模型预测法：是以神经结构和生理为基础模拟人类思维的计算机人工智能技术，通过对超声测量得到的多个胎儿生理参数，建立一个多维非线性函数模型，对数据进行综合处理分析，估计胎儿体重，其准确性高于传统的回归方程计算法，但目前尚未广泛应用于临床工作中。

（4）三维超声估计胎儿体重法：常用的指标有肢体周径、上肢容积、大腿容积、腹部容积、小脑容积、肾上腺容积、肺容积、肝脏容积等，但由于操作复杂、费时，将其应用于胎儿体重估计仍在探索中。

五、评估头盆关系的临床方法

头盆不称一般是指胎头与孕妇骨盆大小不相称（或称为广义的头盆不称）。骨盆严重狭窄和（或）巨大胎儿均可构成头盆不称。但骨盆略小和（或）胎儿略大是否会构成头盆不称，通常难以判断，常需经过试产才能确定。头盆不称的常见原因及临床评估方法如下。

1. 胎儿正常大小而骨盆狭窄

除佝偻病和外伤等造成骨盆形态、大小异常外，骨盆狭窄又分为：骨盆入口狭窄、骨盆出口狭窄（中骨盆-骨盆出口狭窄）、骨盆入口及出口均狭窄（均小型骨盆狭窄）3 种。骨盆绝对性狭窄是不能试产的，临界或轻度狭窄可以试产，但试产时间不宜过长。

（1）骨盆入口狭窄：以扁平骨盆最为多见，由于胎儿通过骨盆入口平面处于分娩的早期，可及早发现胎先露能否通过入口。腹部检查胎头与耻骨联合间是否出现跨耻征，是评估入口平面头盆关系的重要方法。产妇仰卧位，检查者手指轻轻向下向后按压胎头，比较胎头与耻骨联合之间的关系。①胎头前表面低于耻骨联合后方为跨耻征阴性，提示无头盆不称。②胎头前表面与耻骨联合前表面平行为跨耻征可疑阳性，提示可疑头盆不称。临产后，若子宫收缩加强后胎头入盆，可认为胎头与骨盆入口无不称。③胎头前表面高于耻骨联合前表面为跨耻征阳性，提示头盆不称。

（2）骨盆出口狭窄（中骨盆-骨盆出口狭窄）：骨盆呈漏斗形狭窄，多见于男型和类人猿型骨盆。主要阻碍胎头的内旋转，导致枕后（横）位不能向前旋转至枕前位而呈持续性枕后（横）位，常需阴道助产。严重骨盆出口狭窄应考虑行选择性剖宫产。

（3）骨盆入口及出口均狭窄（均小型骨盆狭窄）：多见于身材矮小、发育不良、体质差的妇女，若胎儿小、产力好，可经阴道分娩，但多数产妇容易伴发宫缩乏力、产程延长，需手术助产，若胎儿较大或胎位不正时，需行剖宫产结束分娩。

2. 骨盆正常而胎儿过大

胎儿体重超过 4 000 g 为巨大儿，尽管胎位、产力均正常，有时也需阴道手术助产。肩难产是巨大儿主要的产时并发症，处理不当可发生子宫破裂、软产道裂伤。巨大儿可因胎儿宫内窘迫发生新生儿窒息和锁骨骨折等损伤，甚至死亡。怀疑巨大儿的孕妇分娩方式取决于有无头盆不称，若胎头高浮，跨耻征阳性，应行择期剖宫产。若有阴道分娩条件，可先试产，要注意在入口平面的头盆不称和估计娩出时有无发生肩难产的可能性。

3. 骨盆和胎儿的大小皆正常

可有两种情况引起相对头盆不称。

（1）胎头俯屈不良：胎头不能以最小径线衔接入盆，如面先露、额先露。

（2）胎头衔接机制异常：如胎头高直位和临产后胎头取枕横位入盆，因胎头侧屈呈不均倾位入盆，后顶骨先入为后不均倾位，部分病例可利用后方骶凹空间，克服轻度头盆不称而经阴道分娩；前顶骨先入为前不均倾位，因前方是耻骨联合，无空间可利用而发生难产，多需剖宫产结束分娩。

（张　伟）

第四节　精神心理评估与处理

随着生物医学模式转向生物-心理-社会医学模式，人们愈来愈认识到孕妇精神心理状态与分娩过程能否顺利进展密切相关，孕妇的精神心理因素和产力、产道、胎儿因素合称为决定分娩的四大因素。产科医务人员，除需给予孕产妇适宜产科技术，还需给予人文关怀，了解孕产妇的精神心理状态，掌握相关评估及干预方法，对促进分娩顺利进展有重要意义。

一、定义

分娩恐惧是孕产妇面对分娩过程中的应激状态，出现的不良事件及未知的恐惧，可导致孕产妇身心障碍和分娩应对困难，是女性孕产期常见心理问题。

二、原因

导致分娩恐惧症的精神应激来自多个方面。

1. 疼痛

宫缩痛是女性分娩过程中最重要的应激原，也是拒绝自然分娩的重要原因。一方面产时疼痛是产生分娩恐惧的原因之一，另一方面分娩恐惧也可加重产时疼痛体验。剖宫产率增高与不能或不愿忍受分娩痛导致的分娩恐惧有关。

2. 焦虑

焦虑的痛苦在精神方面体验为对一些未来或不确定事件过度担心、害怕，担心灾难、意外或不可控制事件的发生，如担心产程进展不顺利，胎儿发生意外，增加孕妇发生分娩恐惧的风险。

3. 产时服务模式

住院分娩模式下，女性控制角色的弱化导致分娩恐惧产生。现如今，分娩原本不可控制、充满未知、有一定风险性的特点成为医疗干预的切入点，使其转变成为可以预测或控制的过程，衍生出分娩过程中的各种医疗干预措施。女性对分娩原本拥有的主导和控制角色逐渐被产科医务人员所取代，即是否能生、什么时候能生、以什么方式生变成医控事情，女性控制角色的弱化和无助感而导致不能控制的恐惧感。此外，对医务人员缺乏信任，担心医护人员不友好、被独自留下、医护人员的决策失误等，导致分娩恐惧发生。

4. 不良的分娩经历

多见的严重分娩恐惧出现在初产妇孕晚期，而经产妇的分娩恐惧更多的与前次消极分娩经历有关，如紧急剖宫产经历或阴道助产，导致其丧失自然分娩的意向和信心。

5. 其他

陌生的产房环境及周围待产妇因疼痛而痛苦呻吟或哭喊都会形成不良刺激。此外进入产房后与亲属分开，产妇得不到亲情的关心和照顾，感到孤独、恐惧，形成恶性循环。

三、分娩前精神心理评估的意义

孕妇或多或少存在一些不良精神心理变化，而严重的分娩恐惧可导致产程延长、难产、紧急剖宫产和选择性剖宫产增加。此外，消极的分娩经历影响其家庭、亲子关系。孕产妇不良心理应激是其子女一生中第一个负面生活事件，会影响其子女的认知、语言、情感、行为等。所以运用科学评估方法及早发现孕产妇精神心理健康问题，并及早进行相应干预，对维护孕产妇围生期的身心健康有重要意义。

四、干预措施

精神心理健康问题贯穿于妊娠、分娩、产后全过程，根据分娩恐惧产生原因，依据不同时期的特点进行相应适当干预。

1. 孕期心理辅导与支持

（1）不可耐受期：妊娠早期情绪不稳定，抑郁和易疲劳较为常见。此阶段保健重点在于丈夫的关心、理解和支持。

（2）适应期：妊娠第 4 ~6 个月，孕妇情绪趋于稳定，但感知、智力水平、反应能力可能略有下降，而抵御各种不良刺激能力增强。此阶段孕妇希望与丈夫一起接受胎教，感受胎儿发育、胎动，分享胎儿成长的喜悦。

（3）过度负荷期：妊娠末 3 个月，孕妇心理和生理负担加重。此阶段保健重点在于帮助孕妇做好分娩相关准备，包括了解分娩知识，准备宝宝用品等。

2. 开展孕妇学校，重视咨询宣教

（1）确定需重点筛查的对象，如非婚妊娠、非意愿妊娠、社会支持低、有不良孕产史等孕妇，有针对地评估精神心理状况。

（2）加强宣教妊娠和分娩知识，使孕妇及其亲属做好充分心理准备，并正确认识分娩疼痛、出血等现象，减轻紧张、恐惧心理。

（3）推行分娩计划：可促进孕产妇和医务人员之间交流，增加孕产妇对分娩认知，使医务人员更了解其对分娩的期望，进而改善产妇分娩体验，增加其对分娩的控制度和分娩期望的满意度。

总之，健康教育有利于更好的自我管理。

3. 分娩镇痛

产妇分娩是否痛苦，反映社会文明程度，为产妇减轻痛苦，是对生命个体的尊重，也反映一种生育文明。理想的分娩镇痛既能止痛，又能给予产妇生理、心理、情感上支持，对母婴无不良影响。2006 年美国妇产科医师学会（ACOG）和美国麻醉学会（ASA）达成共识，只要产妇有镇痛要求就可以实施分娩镇痛，我国也制定了相应的专家共识。除药物镇痛外，分娩镇痛还包括一些精神镇痛法如母体体位变化及运动法、拉玛泽呼吸法、水中分娩、分娩球、音乐疗法等，也能够减轻产时疼痛，降低焦虑率、恐惧率及母儿并发症发生率。

4. 人文关怀与导乐分娩

分娩过程中的人文关怀是不断满足产妇生理、心理、精神的需求，体现在整个分娩过程中给予产妇情感和行为上的支持和鼓励，促进顺利分娩；尽量避免一些不必要的医疗干预，同时加强产前教育，增加孕产妇分娩相关知识，重视亲属在产妇分娩时的作用，鼓励陪伴分娩，尊重产妇及其亲属的决策及尊严。

5. 善用沟通技巧，鼓励情感表达

2010 年英国国家医疗服务体系（NHS）调查发现 16% 的产妇无法完全了解助产士表达的意思。因此医护人员应该掌握相关沟通技巧，学会应用表情、肢体语言，通俗易懂地表达相关医学术语，倾听和体验孕产妇心理，安慰其不良情绪，鼓励其发挥主观能动性，让孕产妇参与决策。

6. 社会及家庭支持

（1）社会支持：①重视开展社区医疗保健，临床医师通过定期评估、随访提供综合的亲民医疗服务；②加强宣教，培养保障人员（如导乐师等），通过产前宣教让孕妇及其家属获取相关知识和技能，增加其角色主导作用。

（2）家庭支持：亲属应该多关心、鼓励孕产妇，并督促其定期检查，强化客观支持对孕产妇的作用。如果仍不能缓解，可进行心理咨询或治疗。

五、注意事项

1. 重视孕产妇精神心理评估

围产保健的终极目标不仅是促进孕妇、胎儿和新生儿的身心健康，而且还要促进家庭和谐。健康状态保健包括生理和心理状态的评估，重视孕产妇心理状态异常的识别和及时采取适当干预措施，改善分娩体验及母儿的预后，从而影响母儿终身健康。

2. 正确看待心理评估

所有的精神心理测验都是相对、间接反映孕产妇的精神心理状况或特点，所以无论测评结果如何仅作为参考，并且其参考价值也是有时效性的。在不同时段、不同条件下，精神心理状况可能是迥异的。所以评估孕产妇精神心理状况时需要结合实际情况进行综合评估，如其年龄、孕产史、经济状况、婚姻状况、文化程度、是否计划内妊娠以及孕产妇处世表现等。

3. 不同产程干预实施的要点

良好的分娩经历是治疗分娩恐惧的良药，而不良分娩经历，可使孕产妇陷入分娩恐惧的噩梦，即使给予产前咨询和选择性剖宫产，也不能改善。因此，帮助孕产妇获得良好分娩经历是降低分娩恐惧发生的重要途径，重点是将各种干预措施有重点、分阶段地落实到处理各个产程过程中，在潜移默化中改善产妇分娩体验。

（1）第一产程：①产房环境，产妇易受环境影响，可以通过营造一个温馨分娩环境以缓解产妇紧张情绪；②与产妇沟通、交流，善于倾听，理解孕产妇恐惧、不安的情绪；③重视亲属在产妇分娩时的作用，鼓励陪伴分娩，尊重产妇及其亲属的决策及尊严；④医护人员给予产妇的支持，帮助产妇按摩下腹部及腰骶部，恰当地使用冷敷和热敷，以减轻疼痛；适时使用分娩镇痛措施，帮助减轻产痛，缓解焦虑、恐惧情绪；帮助产妇寻找合适的体位；加强护理；营养支持；鼓励排尿。

（2）第二产程：①保护产妇隐私，营造良好分娩环境；②应用恰当的语言、表情及时与产妇沟通，告知产程动态；③重视亲属尤其是丈夫的作用。

（3）第三产程：尽早让产妇和新生儿进行皮肤接触。2010 年 NHS 调查发现，有 85% 产妇表示在新生儿出生后有意愿与其进行亲密接触，增加产妇幸福感，从而分散对产时疼痛的注意力。

（4）产后访视：目的是评估产妇的生理、心理及精神状况，帮助产妇适应角色的转变，提供母乳喂养支持与指导，介绍新生儿护理知识，解释各项指标监测的意义及可能出现的问题，鼓励用最佳方式进行计划生育，为下一次妊娠提供孕前保健。

（张　伟）

第九章

正常分娩与助产技术

第一节　产程管理

随着新证据的出现，近年来关于产程时限的认识发生了较大的变化，产程管理随之也需要改变，尤其是因产程异常而行剖宫产的指征发生了改变，缓慢但有进展的产程可以继续观察。在新产程的指导下，规范的产程管理可以在保证母儿安全的前提下，减少不必要的产科干预，有效降低剖宫产率。本节就产程时限的历史变迁及新产程指导下的产程管理方案进行介绍。

产程是指从开始出现规律宫缩到胎盘娩出的全过程。产力、产道、胎儿及精神心理因素，即影响分娩的四大因素均正常并相互适应使胎儿顺利经阴道娩出。产程正常与否的准确判断，对于早期识别难产、正确处理产程、减少不必要的干预以及降低手术产率有非常重要的意义。

一、WHO 产程管理

WHO 推荐使用产程图对产程进行管理，尤其是在资源及条件有限的基层医疗机构。产程图先后经过三次修订，其最近公布的产程图以宫颈扩张 4 cm 为活跃期起点，采用 4 小时处理线产程图来指导产程处理。WHO 对低危孕妇的产程管理的要点如下。

（一）第一产程

1. 潜伏期

宫颈≤3 cm 为潜伏期。

每小时进行监护，观察一般情况、子宫收缩、胎心率，提供支持。每 4 小时测体温、脉搏及血压，经阴道检查宫颈扩张情况。8 小时后子宫收缩未增强、胎膜未破裂、宫颈无进展，继续观察。如宫缩变强，但宫口扩张无进展，则加强监护。

2. 活跃期

宫颈扩张≥4 cm，进入活跃期，其中初产妇≥6 cm、经产妇≥5 cm 为活跃晚期。

进入活跃期后开始画产程图：以宫口扩张 4 cm 为活跃期起点，在产程监测图中 4 ~ 10 cm 期间相距 6 小时处画一斜线即为警戒线，越过此线，则提示可能有产程异常；在警戒线右侧相距 4 小时处并与其相平行的另一斜线为处理线；两线之间为警戒区。宫口扩张 6 cm 后至宫口开全 10 cm 的最长时限为 4 小时。

每4小时经阴道检查宫颈扩张情况，每4小时测体温、脉搏及血压。根据母儿情况及孕妇的愿望，可酌情增加检查次数。

不推荐积极处理产程来预防产程延迟，包括早期破膜，使用缩宫素、解痉药，灌肠等，因其存在过度干预和不良反应的风险。产程图越过警戒线，考虑转诊或呼叫上级医师，鼓励患者排空膀胱，观察补液是否充足但不用固体食物，如孕妇愿意则鼓励其采用直立体位和走动，密切监护；2小时后再次评估。如需要转诊不要超过处理线。

第一产程延缓的催产治疗：产程图越过处理线，诊断产程延长。产程延缓时，需仔细评估除外头盆不称，考虑为子宫收缩乏力引起的产程进展缓慢时，可使用缩宫素催产，或人工破膜与缩宫素联合治疗，使用催产时要密切监护胎心和子宫收缩类型。催产有可能导致子宫过度刺激，并进一步导致胎儿窘迫和子宫破裂，催产的医疗机构应具有处理不良事件的能力（包括不良反应和无法经阴道分娩的后续治疗）。不推荐在明确诊断产程延缓前使用缩宫素、人工破膜等方法。非头位或瘢痕子宫者催产要慎重。

要尊重孕妇的选择，适当采用镇痛。建议低危孕妇分娩时使用口服补液和进食，鼓励低危孕妇分娩时活动和采取直立位，建议持续陪伴分娩以改善分娩结局。

（二）第二产程

每5分钟监护一次，包括一般情况、子宫收缩、胎心率，观察会阴及胎儿是否下降。

对患者提供支持治疗，不强求向下用力。自然用力30分钟后会阴没有变薄伸展，阴道检查确认宫口是否开全。

第二产程延长（初产妇3小时，经产妇2小时），如果有胎儿受损或梗阻性分娩时，应适当正确采用器械助产（产钳或胎头吸引器）或剖宫产。

（三）第三产程

积极处理第三产程，主要是在胎儿娩出后立即静脉点滴或肌内注射缩宫素。有子宫收缩时有控制地牵拉脐带。

30分钟胎盘未娩出，如不出血，排空膀胱，母乳喂养吸吮，重复有控制的牵拉脐带；如60分钟仍未娩出，则手取胎盘，抗生素预防感染。每5分钟监测产妇，注意有无紧急情况、子宫收缩、精神状态和情绪（虚弱、焦虑等），计时并相应记录，提供支持。

检查胎盘和产道。收集出血并记录出血量。

（四）产后处理与观察

胎盘娩出后在产房内至少观察1～2小时，每5～10分钟检查子宫收缩和出血，出血多者按产后出血处理。观察出血24小时，4小时内每30分钟密切监护，记录血压、脉搏、出血量、子宫收缩。

产后48小时内监测血压、出血和排尿情况，及时发现并发症并恰当处理，支持完全母乳喂养。

二、英国产程管理

（一）第一产程

1. 潜伏期

定义：规律痛性子宫收缩伴有宫颈变化（宫颈展平扩张至4 cm）。

有些孕妇虽然有子宫收缩但宫颈没有改变，尚不能认为是临产，对这些孕妇需要给予支持，必要时镇痛。

2. 活跃期（确定进入第一产程）

活跃期的起点为宫口扩张≥4 cm（即规律子宫收缩，宫口扩张≥4 cm 并进行性扩张）。

建议使用产程图，推荐采用 WHO 的 4 小时处理线产程图。产妇进入活跃期后确定进入第一产程，第一产程时限初产妇平均 8 小时，最长不超过 18 小时，经产妇平均 5 小时，最长不超过 12 小时。

低危孕妇可间断听胎心（宫缩后，听 1 分钟），必要时连续胎心监护，恢复正常后可以回到间断听诊。高危者建议连续胎心监护。每半小时记录子宫收缩频率。至少每小时记录脉搏，每 4 小时进行记录体温和血压，勤排尿，关注产妇要求，包括镇痛。每 4 小时进行阴道检查，根据进展情况和产妇要求酌情缩短检查间隔。

对产程进展正常的低风险孕妇不常规积极处理产程，包括：严格定义产程，早期常规破膜，常规间隔 2 小时进行阴道检查，产程缓慢时积极使用缩宫素。

初产妇 4 小时宫口扩张 <2 cm，经产妇 4 小时宫口扩张 <2 cm 或进展缓慢，需要进行评估，包括胎头下降和旋转情况、子宫收缩强度、频率和持续时间的改变。经患者同意可采用人工破膜。2 小时后重复进行阴道检查，如进展 <1 cm，可诊断第一产程延缓。

第一产程延缓的处理：产科医师再次全面评估，并采取相应措施，包括使用缩宫素，未破膜者可人工破膜后使用缩宫素。同时加强胎儿监护，提供分娩支持和有效镇痛。使用缩宫素时增加药物剂量的间隔时间不宜短于 30 分钟，直至子宫收缩达到 4～5 次/10 分钟。4 小时后进行阴道检查，如果宫口扩张速度 <2 cm/4 h，需要再次评估是否需要剖宫产，如果宫口扩张≥2 cm 则建议每隔 4 小时进行阴道检查。

（二）第二产程

观察产程进展，适当镇痛，对于使用局部麻醉、进入第二产程子宫收缩不足的初产妇，需要考虑使用缩宫素，加强胎儿监护。

初产妇多数会在 3 小时内分娩。未采用局部麻醉的无排便感的孕妇，开全 1 小时后需要评估，并给予指导用力和辅助支持（支持、体位、排空膀胱、鼓励等）。开全 2 小时不能立即分娩者，需由上级医师进行评估，1 小时仍进展不佳［包括胎头旋转和（或）下降］，要怀疑产程延长，行阴道检查，未破膜者人工破膜。

经产妇多数会在 2 小时内分娩，1 小时如不能立即分娩，需上级医师评估，当 30 分钟进展不佳［指胎头旋转及（或）下降］时要怀疑产程延迟，需阴道检查，未破膜者人工破膜。

第二产程延长的处理：产科医师评估，使用缩宫素，并每 15～30 分钟再次产科评估。应给予孕妇支持和鼓励，必要时给予镇痛或麻醉。第二产程延长或胎儿窘迫时需考虑器械助产，如果阴道分娩不可能，则建议剖宫产。

由于母儿原因需要加速产程时，需对其利弊进行评估，包括：紧急的程度、腹部及阴道检查结果、分娩方式的选择（如需要助产时是使用产钳还是吸引器）、估计难度（包括助产的难度）、地点、可能需要转移的时间、额外镇痛或麻醉的需要、孕妇的要求。向孕妇及陪伴的家属交代为什么要加速分娩，以及有哪些选择。通知医疗团队，并做好医疗记录。

（三）第三产程

建议积极处理第三产程包括：常规促宫缩药物（胎儿娩出后肌内注射 10 U 缩宫素）、延迟钳夹脐带（1～5 分钟，不要早于 1 分钟，除非胎儿需要紧急复苏）、切断脐带后出现胎盘剥离征象后有控制地牵拉脐带。

第三产程延长应积极处理，第三产程达 30 分钟或生理性处理第三产程（即不常规使用宫缩药物、脐带搏动停止后再钳夹脐带、母体自身努力娩出胎盘）1 小时，胎盘未娩出，则按胎盘滞留处理。当出现产后出血时按产后出血处理。

（四）产后处理及观察

检查产道和胎盘、胎膜，如有产道裂伤，需评估及处理。记录体温、脉搏和血压，检查子宫收缩及恶露，早期评估产妇对分娩的精神情绪反应，产妇排尿情况，如 6 小时不能成功排尿需处理。

三、美国产程管理

（一）第一产程

美国妇产科医师学会（ACOG）对第一产程的处理流程提出了新的建议，具体如下。

（1）潜伏期延迟（初产妇 >20 小时经产妇 >14 小时）不作为剖宫产的指征。

（2）多数产妇活跃期的起点为宫口开大 6 cm。在宫口开大 6 cm 之前不采用活跃期的产程进展标准。

（3）第一产程进展不仅要看宫颈扩张，还要考虑宫颈展平和胎先露下降情况。母儿情况良好时，第一产程进展缓慢者（超过第 95 百分位）不作为剖宫产的指征。

（4）第一产程停滞时（活跃期后充分宫缩 2 小时没有进展），需要重新评估母儿情况，与孕妇交代继续阴道分娩的可能性，以及继续分娩的母儿风险。宫缩不足者需要缩宫素和（或）人工破膜催产。

（5）宫口扩张≥6 cm 且胎膜破裂者，充分宫缩（ >200 蒙氏单位）至少 4 小时，宫缩不充分用缩宫素催产至少 6 小时，宫颈没有进展，才因活跃期停滞而实施剖宫产。

（二）第二产程

第二产程时胎儿经过骨盆时发生旋转，因此不仅要看下降，还要看胎方位变化。

第二产程时限：目前没有统一的绝对上限。第二产程停滞的诊断标准为初产妇用力至少 3 小时（经产妇至少 2 小时）。只要产程有进展，可根据个体情况（如使用硬膜外镇痛、胎方位异常）适当延长第二产程持续时间（如经产妇 4 小时，初产妇 3 小时）。

对第二产程停滞的产妇，由医师对母胎状况及胎位等进行评估，向孕妇交代继续阴道分娩的可能性，以及继续分娩的母儿风险，结合医师的经验，选择继续观察、手术助产或剖宫产。可由有经验的医务人员采用阴道助产的方式代替剖宫产，应加强培训。

第二产程时应评估胎方位，尤其当出现胎头下降异常时。在因为胎方位异常而准备手术助产或剖宫产前，可考虑尝试手转胎头。

（三）对产程中胎心监护的建议

（1）当出现胎心反复可变减速时，羊膜腔灌注可降低剖宫产率。

（2）当出现异常或可疑异常胎心率时，可采用头皮刺激试验来了解胎儿酸碱状态。

（四）对引产的建议

（1）41 周前的引产，仅适用于有母儿医学指征者。

（2）41 周后为了降低剖宫产率和围产儿患病率及死亡率，应进行引产。

（3）宫颈条件不佳者引产前建议先促宫颈成熟。

（4）如果母儿状况允许，为了降低引产失败的剖宫产率，允许潜伏期持续更长时间（≥24 小时），破膜后缩宫素使用至少 12～18 小时，才考虑引产失败。

（五）对产程中减少干预的建议

（1）母儿情况良好时，潜伏期不建议过早入院或进入产房。

（2）对孕妇提供支持，尤其是宫缩疼痛明显或产妇乏力时，采用药物及非药物镇痛技术。

（3）除常规护理外，产程中提供一对一陪伴支持可改善分娩结局。

（4）产程进展正常、无胎儿受损证据者，不建议常规破膜。

（5）制定胎心监护策略，对低风险孕妇可采用间断听诊的方法（孕妇愿意时）。

（6）在不影响母儿监护和治疗且无禁忌证的前提下，分娩期可频繁改变体位以保持舒适或纠正胎位。

（7）采用孕妇愿意并有效的呼吸方法（如自然呼吸法、Valsalva 呼吸法）。

（8）进入第二产程时，如不需要加速产程，产妇（尤其是硬膜外镇痛的初产妇）可先休息 1～2 小时，除非孕妇不由自主地向下用力。

四、国内产程管理

在综合国内外相关领域文献资料的基础上，结合美国国家儿童健康和人类发育研究所（NICHD）、美国母胎医学会（SMFM）、美国妇产科医师学会（ACOG）等提出的相关指南，中华医学会妇产科学分会产科学发表《新产程标准及处理的专家共识》，建议用新产程来指导产程的正确处理，在母儿安全的前提下，密切观察产程进展，对缓慢而又有进展的产程给予更多耐心观察的时间，以促进阴道分娩，减少不必要的干预，降低不必要的剖宫产率。在新产程标准的指导下，在保证母儿安全的前提下，尤其在低危产妇中，尽量减少不必要的干预，提高孕产妇的满意度，降低剖宫产率。

在整个分娩过程中，既要观察产程的进展，也要观察母儿的安危，尽早发现异常，并做出及时恰当的处理。

（一）第一产程的观察和处理

第一产程即宫口扩张期，从规律宫缩到宫颈口开全，初产妇需 11～22 小时，经产妇需要 6～16 小时。

1. 临床表现

为规律子宫收缩并伴有宫口扩张和胎头下降，或有胎膜破裂。

（1）子宫收缩：观察并记录子宫收缩强度、持续时间和频率（如 10 分钟内的宫缩次数），随着产程进展，子宫收缩强度增加，持续时间变久，间隔时间缩短。开始时子宫收缩持续时间较短（约 30 秒），间隔时间较长（约 5～6 分钟），当宫口近开全时宫缩持续时间可达 1 分钟或以上，间歇时间仅 1 ~2 分钟。

（2）宫口扩张及胎头下降：宫口扩张表现为宫颈管变软、变短、消失，宫颈展平和逐渐扩大，是判断产程进展的指标。胎先露下降位置以坐骨棘水平位为 0，其上的厘米数为正，其下的厘米数为负，从上到下依次为：S -5、S -4、S -3、S -2、S -1、0、S +1、S +2、S +3、S +4、S +5。一般在子宫收缩时进行阴道检查判断，定期或根据孕妇情况随时行阴道检查，可判断宫口扩张情况和胎先露下降情况，还可判断胎方位。临产后宫颈管逐渐变短、消失，宫口逐渐扩张，根据宫口扩张的大小，将第一产程分为潜伏期和活跃期，多数产妇的活跃期出现在宫口扩张 6 cm 后，因此将 6 cm 作为活跃期的起点。第一产程进展以宫口扩张为主，第一产程活跃期及第二产程时胎头下降明显加快。

（3）胎膜破裂：多数产妇在宫口快开全时发生胎膜自发破裂，前羊水随之流出。发生胎膜破裂时，需检查羊水性状、颜色及流出量，并及时进行阴道检查了解宫口情况，除外脐带脱垂，同时立即检查胎心是否正常，有无异常的胎心减速。如胎头未入盆，需卧床防止脐带脱垂。

2. 潜伏期产程观察及处理

（1）临产开始至宫口开大 6 cm 前为潜伏期。对潜伏期的时间界定来自于以往的研究，初产妇不超过 20 小时，经产妇不超过 14 小时。胎头在潜伏期下降不明显。

（2）根据宫缩情况进行宫颈评分，了解宫颈变化情况。无论初产妇还是经产妇，宫口从 4 ~5 cm 至开全可能需要 6 小时以上，从 5 ~6 cm 至开全可能需要 3 小时以上，经产妇和初产妇的产程在宫口扩张 6 cm 以前基本一致。因此，建议 4 小时进行检查，酌情适当缩短检查间隔，以减少不必要的阴道检查。

（3）由于许多产妇的临产时间难以准确判断，因此潜伏期以观察为主，并给予支持治疗。多数产妇宫缩渐强，产程进展进入活跃期；部分产妇子宫收缩渐弱，宫颈无变化，诊断假临产；少数子宫收缩持续但宫颈没有进展，可给予人工破膜及缩宫素引产，12 ~18 小时无进展才诊断引产失败。

（4）单纯潜伏期延长（初产妇超过 20 小时，经产妇超过 14 小时）不作为剖宫产指征，可给予药物镇静休息（如哌替啶 100 mg 肌内注射）及催产。

3. 活跃期产程观察及处理

（1）活跃期为宫口扩张 6 cm 直至宫口开全，活跃期的起点为 6 cm 而非以往常用的 3 ~4 cm（注：活跃期也可开始于 3 ~6 cm 之间的任何阶段，6 cm 以后所有产妇均进入活跃期，因此以 6 cm 为活跃期的起点）。

（2）活跃期宫口扩张加速，至宫口开全需 1. 5 ~2 小时。

（3）胎头下降加速，平均每小时下降 0. 86 cm。活跃期胎先露下降的速度，是产程进展的重要指标。当宫口开大 5 cm 左右先露在平棘水平，可作为估计产程进展顺利与否的一个重要参考指标。

（4）每 2 小时进行阴道检查了解宫颈扩张情况及胎先露位置，酌情适当缩短检查间隔，怀疑宫口开全者随时进行阴道检查。

（5）2 小时宫口扩张无进展，应评估宫缩、头盆相称性、胎方位、胎先露位置等，在母儿情况良好，并除外头盆不称时，可行人工破膜，子宫收缩欠佳者可行缩宫素催产。如宫颈瘢痕影响宫颈扩张时，可静脉注射地西泮 10 mg 或宫旁两侧注射 0. 5% 利多卡因 10 mL 软化宫颈治疗。

（6）活跃期停滞：破膜且宫口扩张≥6 cm 后，充分子宫收缩宫口扩张停止≥4 小时，如子宫收缩欠佳宫口扩张停止≥6 小时，可诊断为活跃期停滞。活跃期停滞可作为剖宫产指征。

（7）活跃期延缓：活跃期宫口扩张的下限为 0.5 cm/h，而非原先的 1.0 cm/h 或 1.2 cm/h。缓慢但有进展的活跃期，母儿情况良好者，可继续观察，根据子宫收缩情况，酌情进行人工破膜和（或）缩宫素催产。

4. 胎心检查

潜伏期每 1 ~2 小时听胎心，活跃期每 15 ~30 分钟听胎心。可采用间断听诊（子宫收缩后听胎心 1 分钟），如可疑异常可行电子胎心监护。另可定期行电子胎心监护（如每 4 小时）。不提倡连续电子胎心监护，因会限制孕妇活动，除非有胎心异常表现或高危因素。出现任何胎心异常表现，均应进行再次评估（包括胎心监护及产程进展），以确定是继续试产还是尽早结束分娩，以保证胎儿及新生儿的安全。

5. 产妇情况观察

观察产妇一般状况，有无异常情况；检测生命体征，每 4 ~6 小时测量血压、脉搏、体温，并酌情增加检查次数，有异常者相应处理。

6. 支持治疗

给予产妇精神支持，缓解焦虑情绪；鼓励产妇采用自由体位，除非有临床监护或体位协助胎头旋转等要求；鼓励产妇少量多次进食高热量、易于消化的食物，摄入足够水分，必要时静脉补液；每 2 ~4 小时排尿 1 次，以免膀胱过度充盈影响胎头下降，必要时导尿；可采用适当的镇痛方法，减轻疼痛。

（二）第二产程的观察和处理

第二产程为胎儿娩出期，是指从宫口开全到胎儿娩出。初产妇需 40 分钟 ~3 小时，经产妇一般数分钟即可完成，也有长达 2 小时者。

1. 临床经过

宫口开全时胎膜多已自然破裂，当胎头下降压迫盆底组织时产妇有排便用力感，会阴膨隆变薄，肛门括约肌松弛。胎头于宫缩时露出阴道口，宫缩间歇期回缩至阴道内，为胎头拨露；当双顶径越过骨盆出口，宫缩间歇期胎头也不回缩则称为着冠。产程继续进展，胎头娩出，胎体相继娩出。

2. 产程进展评估

第二产程胎头将明显下降，有头盆不称者也将在此时变得更为明显，产程进展的判断以胎先露下降为主要指标，对非枕前位者还要观察胎头在骨盆中的旋转情况。每小时进行阴道检查，进展缓慢或无进展者，评估有无头盆不称，有无胎方位异常，必要时缩宫素催产和手转胎头。

3. 指导产妇用力

鼓励产妇配合子宫收缩自发用力，子宫收缩间歇期休息，避免不必要的体能消耗。无排便用力感的产妇，也可先适当休息（如 1 小时）后再用力。

4. 第二产程延长的标准（新产程）

初产妇超过 3 小时，经产妇超过 2 小时，有硬膜外镇痛者分别延长 1 小时（初产妇 4 小时，经产妇3小时）。诊断第二产程延长者，可酌情经阴道助产或剖宫产。

5. 胎心监测

第二产程子宫收缩强烈，胎头在产道受到挤压，需要密切监测胎心（每5~15分钟子宫收缩后听诊胎心），最好行连续胎心监测，发现胎心异常，立即进行阴道检查，综合评估胎心情况和产程进展情况，决定继续等待还是尽快结束分娩（手术助产或剖宫产），以保证母儿的安全。

6. 支持治疗

给予产妇情感支持（如鼓励、赞美、安慰、陪伴等），以减轻焦虑，树立信心；鼓励自由活动，摄入足够水分。新产程管理模式下，部分产妇产程时间久，更需要加强支持治疗。

7. 分娩姿势

根据实际情况，常用半坐位式或直立式。

8. 分娩助产

（1）常规助产方法：胎头拨露后，会阴冲洗消毒铺巾，助产者位于产妇右侧，右手大鱼际及手掌按于会阴体保护会阴，随子宫收缩起伏会阴后联合紧张时向上托起、间歇时放松，左手于拨露时帮助胎头俯屈，着冠后帮助胎头仰伸，并控制胎头娩出速度直至胎头娩出，右手托会阴做保护动作直至胎儿娩出。胎头娩出后不急于娩出胎肩，可先轻轻挤出口鼻内羊水及黏液，待胎头复位外旋转后帮助娩出前肩，然后娩出后肩，紧接着娩出胎体。

（2）会阴切开的指征：会阴过紧或胎儿过大估计会发生严重裂伤、母儿有病理情况需要紧急结束分娩者。可在胎头着冠或决定手术助产时实施，采用会阴后侧切或正中切。

（三）第三产程的观察和处理

第三产程为胎盘娩出期，即胎儿娩出到胎盘娩出，需5~15分钟，一般不超过30分钟。

1. 临床表现

胎儿娩出后，宫底降至脐下，产妇稍感轻松。子宫收缩暂停数分钟后再次出现，促使胎盘剥离，此时子宫容积突然变小，胎盘与子宫壁错位剥离，胎盘后血肿形成，子宫继续收缩使胎盘完全剥离而娩出。胎盘剥离后从阴道排出体外。

2. 新生儿处理

（1）擦干，清理呼吸道，保暖。

（2）立即评估新生儿活力，酌情启动新生儿复苏。

（3）新生儿阿普加评分（Apgar score）：是以出生后心率、呼吸、肌张力、对刺激的反应及皮肤颜色5项体征为依据进行评分，用于判断新生儿有无窒息及窒息程度。8~10分为正常新生儿，简单清理呼吸道即可；4~7分为轻度窒息，≤3分为重度窒息，启动新生儿复苏。对窒息缺氧的新生儿，出生后5分钟及10分钟需再次评分，直至连续两次评分均≥8分。1分钟评分是出生时情况，反映宫内情况，5分钟及以后评分则反映复苏效果，与预后关系密切。结合脐动脉血气分析，对预后的预测价值更大。

（4）脐带处理：如无紧急情况，等待1~3分钟后剪断脐对胎儿更有利。剪断脐带后，在距离脐带根部0.5~1 cm部位结扎处理。

3. 预防产后出血

建议积极处理第三产程，即胎儿或胎肩娩出后立即使用缩宫素预防产后出血，子宫收缩时有控制地牵拉脐带，胎盘娩出后按摩子宫。其中，宫缩剂的及时使用是预防产后出血的主要手段。

4. 胎盘娩出

（1）观察胎盘剥离征象，包括：宫体变硬呈球形，胎盘剥离后降至子宫下段，下段被扩张，宫体升高达脐上；阴道口外露的脐带段自行延长；阴道少量出血；按压耻骨联合上方的子宫下段，宫体上升而外露的脐带不再回缩。

（2）协助胎盘、胎膜完整娩出：确认胎盘已经完全剥离后，于子宫收缩时按压子宫，牵拉脐带协助娩出胎盘，胎盘娩出至阴道口时用手捧住胎盘向一个方向旋转并缓慢向外牵拉，协助胎盘、胎膜完整娩出。

（3）检查胎盘、胎膜是否完整，胎盘边缘有无断裂血管以便及时发现副叶胎盘。如有部分胎盘或大块胎膜残留，应手取胎盘或刮宫。

（4）如胎盘未剥离而出血多，应手取胎盘，按产后出血处理。

（5）胎盘30分钟未娩出的处理：出血不多时，排空膀胱，加强子宫收缩，轻压宫底，如无效则手取胎盘。出血多则按产后出血处理。

5. 检查软产道

包括会阴、小阴唇内侧、尿道口周围、阴道、宫颈，如有裂伤酌情缝合。

（四）第四产程的观察和处理

产后并发症多见于产后2小时，因此，产后2小时也被称为第四产程。有高危因素者产后出血高危时段延长到产后4小时。应加强对第四产程的管理，密切观察患者一般情况、生命体征、子宫收缩情况和出血量变化，并及时处理，以降低孕产妇患病率及死亡率。对产程长、阴道助产、巨大儿、急产及有合并症的患者，尤其要加强产后的观察和监护。

（1）产后应继续留在产房观察2小时。

（2）观察子宫收缩及阴道出血情况，第一个小时每15分钟评估一次，第二个小时每半小时评估一次，记录产后出血量，如有子宫收缩乏力、阴道出血多、伤口血肿等情况，需及时处理。产后2小时出血量达到400 mL且出血未控制者，应启动一级急救处理。

（3）观察产妇一般情况（包括精神状态、饮食等）、生命体征，注意有无寒战、呼吸困难、血压异常下降或升高，及时发现血压升高、休克，警惕羊水栓塞等。

（4）鼓励产妇多饮水，尽早排尿，防止产后尿潴留。

（5）产后1小时内开始母婴皮肤早接触及早吸吮。

（王昕荣）

第二节　正常分娩

分娩本身是一个正常、健康、自然的生理过程，绝大多数产妇和胎儿都具有潜力主动参与并完成分娩过程，无需给予不必要的干预。近年来随着分娩期管理、连续性助产服务模式以及助产适宜技术等新理念、新技术的日益发展和推广，人们不断探索、寻找对女性提供安全有效的分娩方法，建立正常分娩的医学实践服务规范，减少分娩期的干预措施以确保母婴健康的自然分娩目标。助产士作为妇女产时分娩服务的最基本提供者和关键人员，提高自身能力和素质，加强助产技术和促进自然分娩适宜技术，尤其是第二产程中的助产技术，是母婴回归自然分娩的必要前提。

正常助产技术是助产人员协助产妇选择适宜的分娩体位，在产妇分娩时适时地控制胎头的娩出速度，采取适度保护会阴的方法，必要时选择合适的会阴切开方式，使胎儿按照分娩机制安全娩出，胎盘等附属物也顺利娩出，并确保母婴安全，避免产妇会阴发生严重裂伤的产科技术手法。

一、正常分娩机制

分娩机制是指在分娩过程中，胎儿先露部通过产道时，为适应骨盆各个平面的不同形态而被动地进行的一系列适应性转动，以最小径线通过产道的全过程。临床上枕先露占95.55%～97.55%，以枕左前位最多见，故以枕左前位为例说明分娩机制，包括衔接、下降、俯屈、内旋转、仰伸、复位及外旋转等动作。

（一）枕先露分娩机制

临床上以枕左前位（LOA）最为常见，现以此为例进行说明。

1. 衔接

胎头双顶径进入骨盆入口平面，胎头颅骨的最低点接近或达到坐骨棘水平称为衔接，此时胎儿呈半俯屈状态以枕额径进入骨盆入口，胎头矢状缝落于骨盆入口右斜径上，胎头枕骨在骨盆左前方。部分初产妇可在预产期前的1～2周内胎头衔接，经产妇则多在分娩开始后衔接。如初产妇临产后胎头仍未衔接，应警惕是否存在头盆不称。

2. 下降

胎头沿骨盆轴前进的动作称为下降，贯穿于分娩的全过程，并与其他动作相伴随。子宫收缩是胎头下降的主要动力，因此胎头下降呈间歇性，即子宫收缩时胎头下降，子宫收缩间歇期胎头稍回缩，以减少骨盆与胎头间的相互挤压，对母婴有利。临床上将胎头下降程度作为判断产程进展的重要标志。促使胎头下降的因素有：①子宫收缩时压力通过羊水传导，经胎轴传至胎头；②子宫收缩时宫底直接压迫胎臀；③子宫收缩时胎体伸直伸长；④腹肌收缩增加腹压。

3. 俯屈

当胎头以枕额径进入骨盆腔降至骨盆底时，原处于半俯屈状态的胎头枕部遇到肛提肌阻力，借助杠杆作用进一步俯屈，使胎儿下颏靠近胸部，以最小的枕下前囟径取代枕额径，以适应产道形态，有利于胎头继续下降。

4. 内旋转

当胎头到达中骨盆时，为使胎儿能继续顺利下降，在产力的作用下，枕左前位的胎头向前向中线旋转45°，后囟转至耻骨弓下，使胎头矢状缝与骨盆前后径一致的旋转动作称为内旋转。一般胎头于第一产程末完成内旋转动作，而与此同时，胎儿肩部仍处于左前位。

5. 仰伸

完成内旋转后，子宫收缩和腹压迫使胎头继续下降，当胎头到达阴道外口时，肛提肌的收缩力使胎头向前推进，两者共同作用的合力使胎头沿骨盆轴下段向下向前的方向转向前，胎头枕骨下部达到耻骨联合下缘时，以耻骨弓为支点，胎头逐渐仰伸，胎儿头顶、额、鼻、口、颏依次由会阴前缘娩出。此时，胎儿双肩径沿左斜径进入骨盆入口。

6. 复位

胎头娩出后，胎儿双肩径沿骨盆入口左斜径下降。胎头娩出后，为使胎头与胎肩恢复正常关系，胎头枕部向左旋转45°，称为复位。

7. 外旋转

复位后，胎肩继续在骨盆腔内下降，前肩向前向中线旋转45°，胎儿双肩径转成与骨盆出口前后径相一致的方向，胎头枕部则需在外继续向左旋转45°以保持胎头与胎肩的垂直关系，称为外旋转。

（二）胎肩及胎儿娩出机制

当胎头位于骨盆出口平面时，其胎肩则位于骨盆入口平面，并且胎肩衔接的方位与胎头衔接的方位相反。例如，胎方位为LOA时，胎头与骨盆入口平面的右斜径衔接，而胎肩则与骨盆入口平面的左斜径衔接。子宫收缩和腹压迫使胎儿下降，前肩在耻骨弓下旋转至耻骨联合下方，至此胎肩与胎头重新处于垂直的关系，随后胎儿前肩从耻骨联合下方娩出，后肩从会阴前面娩出。胎儿双肩娩出后，胎体及下肢随之娩出。

（三）胎盘娩出机制

胎儿娩出后，宫腔容积明显缩小，胎盘不能相应缩小，而与子宫壁发生错位剥离，剥离面出血形成胎盘后血肿，在子宫收缩的作用下，剥离面不断扩大，直至完全剥离娩出。在此过程中，助产人员能观察到的胎盘剥离征象有：①宫体变硬呈球形，下段被扩张，宫体呈狭长形被推向上，宫底升高达脐上；②剥离的胎盘降至子宫下段，外露于阴道口的一段脐带自行延长；③阴道少量流血；④助产人员用手掌尺侧在产妇耻骨联合上方轻压子宫下段时，外露的脐带不再回缩。胎盘剥离及排出的方式有两种：①胎儿面娩出式，即胎盘从中央开始剥离而后向周围剥离，胎盘胎儿面先行娩出，随后见少量阴道流血，较常见；②母体面娩出式，即胎盘从边缘开始剥离，血液沿剥离面流出，胎盘母体面先行娩出，胎盘娩出前可见较多阴道流血，较少见。

二、正常助产方法

（一）按照是否进行会阴保护来分类

正常助产技术主要有传统会阴保护助产法、延迟会阴保护助产法和无保护会阴或适度保护会阴助产法。具体方法详述如下。

1. 传统会阴保护助产法

是教科书经典接产方法，目的在于保护会阴，防止会阴严重裂伤，多配合会阴切开术使用。

（1）当胎头拨露使会阴后联合紧张时，按常规会阴冲洗、消毒、铺巾。

（2）助产人员左手轻按胎头，帮助胎头俯屈，同时也控制胎头过快娩出。

（3）当胎头枕部在耻骨弓下露出时，助产人员利用右手的大鱼际肌及手掌按于会阴体随子宫收缩起伏自然向上并托起，子宫收缩间歇时放松，以免压迫过久引起会阴水肿。

（4）左手于胎头拨露时帮助胎头俯屈，着冠后帮助胎头仰伸，并控制胎头娩出速度直至胎头娩出。此时若子宫收缩过强，应嘱产妇哈气消除腹压，让产妇在子宫收缩间歇时稍向下屏气，使胎头娩出。

（5）当胎头娩出后不急于娩出胎肩，待胎头进行复位及外旋转，使胎儿双肩径与骨盆前后径一致，助产人员左手示指和中指放于胎儿颈部两侧，轻轻向下向外牵拉协助胎儿前肩从耻骨弓下娩出，再托起胎颈向上轻轻牵拉使后肩从会阴前缘缓慢娩出。

（6）右手托会阴保护动作持续到胎儿娩出。

（7）双肩娩出后，保护会阴的右手方可放松，然后双手协助胎体及下肢相继以侧位娩出。

缺点：该方法在胎头拨露时即开始保护，保护会阴过早，保护时间过长，对会阴造成的压迫时间过久，可致会阴局部缺血加重，会阴弹性下降，从而更易导致Ⅲ度以上裂伤。同时过早地会阴保护可影响对会阴状态的正确评估，易致更多的会阴切开术。有研究表明，会阴切开等助产技术是导致会阴严重裂伤的独立相关因素。尤其是肛门括约肌断裂与会阴侧切密切相关。

2. 延迟会阴保护助产法

即右手托起保护会阴的时机延迟，选择胎头着冠不再回缩时保护会阴，目的在于减少对会阴的压迫时间，是针对传统会阴保护助产法提出的一种改良技术措施。

（1）当胎头拨露使会阴后联合紧张时，按常规会阴冲洗、消毒、铺巾。

（2）助产人员左手轻按胎头，帮助胎头俯屈，同时控制胎头，避免过快娩出，但不进行会阴保护。

（3）当胎头着冠不再回缩时，右手托会阴保护动作持续到胎儿娩出，左手帮助胎头仰伸，并控制胎头娩出速度直至胎头娩出。

（4）娩出胎肩及胎体的方法同会阴保护法。

3. 无保护会阴或适度保护会阴助产法

即不保护或必要时托起会阴后联合保护会阴。目的在于让会阴体在分娩过程中逐步扩张伸展，减少会阴部损伤。

（1）当胎头拨露使会阴后联合紧张时，按常规会阴冲洗、消毒、铺巾。

（2）助产人员以一手于胎头上方，当胎头拨露 5 cm×4 cm 接近着冠、使会阴后联合紧张时，以单手或双手均匀控制胎头娩出速度，每次用力时以胎头露出阴道外口直径 <1 cm 为宜。

（3）控制胎头娩出速度的同时，不要有协助胎头俯屈的动作，不干预胎头娩出的角度和方向。

（4）胎头双顶径到达外口时，可稍作停留，避免用力，指导产妇张口哈气，让会阴充分扩张。

（5）双顶径娩出时不要刻意协助胎头仰伸，否则容易造成小阴唇内侧及前庭裂伤，对于产力好的产妇则于宫缩间歇期用力让胎头缓慢娩出。

（6）待胎头完全娩出后不急于娩出胎肩，等待下一次子宫收缩，子宫收缩时双手托住胎头，嘱产妇均匀用力娩出前肩，肩部娩出时注意不要用力下压，以免增加会阴裂伤程度，前肩娩出后，双手托住胎头轻轻上抬缓慢娩出后肩。

（7）待双肩娩出，助产人员双手协助胎体及下肢相继以侧位娩出。

优点：在不增加产妇和新生儿风险的前提下，降低会阴侧切率，减少产妇出血、感染和产后会阴不适感的发生概率，并让助产变得更轻松，使分娩回归自然。

难点：无保护会阴或适度保护会阴助产法的实施需要产妇和助产人员共同配合完成，助产人员需具备丰富熟练的助产经验，能够准确把握产程的变化，并具备良好的沟通能力，能正确指导产妇配合的要点、选择合适的方式顺利分娩。

（二）按照是否拆台来分类

正常助产技术主要有传统平卧产床助产法和拆台正面助产法。

1. 传统平卧产床助产法

产妇仰卧于产床上，助产人员站立于产妇右侧，右肘支在产床上，当胎头拨露、会阴联合紧张时开始实施会阴保护法助产。

2. 拆台正面助产法

产妇取仰卧位于前半部分产床上，双脚蹬于脚架上，大腿贴近腹部，膝关节外展，双手握住床栏，屏气向下用力，将产床后半部拆除，即“拆台”，当胎头拨露时，助产人员正面面对产妇会阴，当会阴联合紧张时开始选择实施无保护会阴或适度保护会阴法助产。

（三）按照有无利用重力优势来分类

正常分娩时产妇分娩体位可分为卧位和直立体位。不同的分娩体位有不同的优缺点。在分娩过程中，如何选择适合产妇个体、增加产妇舒适度又利于促进产程的分娩体位，一直是国内外助产技术讨论的课题之一。在西方国家，鼓励产妇根据自主意愿选择分娩体位，助产士评估环境因素，助产士自身对每种体位助产方法的熟悉程度和孕妇及胎儿等情况做适当调整。以下将常用分娩体位叙述如下。

1. 卧位

主要包括仰卧位和侧卧位。

（1）仰卧位。

1）体位指导：仰卧位可分为臀部和膝盖弯曲仰卧位、床头稍微升起仰卧位、支撑双腿仰卧位。产妇仰面平卧或上身微微抬起（$<45°$），双腿屈曲放松，双脚平放于床面或蹬于脚架，大腿贴近腹部，膝关节外展，臀下垫一次性使用护理垫，双手紧握产床两侧的扶手，向下用力。

2）体位选择的时机：该体位目前仍是分娩中最常用的体位。对于有急产倾向、子宫收缩较强和胎儿较小的产妇，为避免产程进展过快导致产道损伤，宜采用仰卧位分娩。

3）可选用合适的会阴保护法（具体方法详见上文）。

优点：有利于经阴道助产手术操作，如会阴切开术等，且对新生儿处理较为便利。该体位更便于助产人员观察产程进展、进行胎心监护和助产，也是最有利于会阴保护的方式，大多数助产士在产妇使用该体位时技术操作娴熟。

缺点：①妊娠子宫压迫下腔静脉，产妇可出现仰卧位低血压，减少胎儿血氧供应，造成胎儿窘迫；②仰卧位使骨盆可塑性受限，骨盆径线缩小，容易造成头盆不称的假象；③胎儿重力失去应用作用，并导致产程延长；④增加产妇不安与分娩疼痛；⑤妨碍枕后位或枕横位胎头转至枕前位等。

（2）侧卧位。

1）体位指导：产妇侧卧，双手握住产床扶手，屈曲双腿，双脚着力于脚架处，臀下垫一次性使用护理垫。子宫收缩高峰期时指导产妇屏气用力数秒钟，子宫收缩间歇时可指导产妇双腿合拢休息，此过程应注意聆听产妇的感受。

2）体位选择的时机：①产程进展过快；②并发妊娠期高血压疾病；③产妇使用镇静药

物或椎管内阻滞麻醉镇痛；④第二产程有痔疮疼痛；⑤胎心减速的产妇；⑥产妇感觉舒服，愿意选择；⑦髋部外展有困难的产妇。

3）分娩助产要点：实施侧卧位分娩铺无菌台，助产人员用左手或右手（取决于产妇的左、右侧位，助产人员的手与产妇侧卧是同侧的），协助胎头俯屈，控制胎头以均匀的速度娩出，子宫收缩间歇期产妇可将双腿闭合休息，子宫收缩时助产人员可采用合适的方法保护会阴，协助胎头娩出。胎头娩出后协助进行复位（外旋转），使胎肩旋转至骨盆出口前后径（胎儿面部朝向产妇一侧大腿），当子宫收缩再次来临，协助前肩、后肩娩出，胎儿娩出后协助产妇取平卧位，其余步骤同仰卧位。

优点：①有利于使用过麻醉剂产妇的胎头仰伸；②有利于产妇休息，促进舒适；③使会阴放松，减少撕裂伤；④可解除下腔静脉受压和阻塞，减少仰卧位低血压的发生；⑤有助于降低高血压；⑥对抗重力作用；⑦避免压迫骶尾骨；⑧促进枕后位胎头旋转；⑨能缓解脐带受压造成的胎心率变化问题；⑩缓解痔疮；⑪采用该体位使用镇痛药物较为安全。

缺点：医护人员在助产时操作较不方便。

注意事项：通过母体体位的改变，并利用胎儿重力和羊水浮力，能促进胎头旋转，以最适合的径线通过骨盆。因此使用该体位时应明确胎方位。

2. 直立体位

直立体位下，可以更好地利用重力作用，有利于胎头下降，缩短产程。常用的直立分娩体位有站立位、蹲位、坐位和支撑式前倾跪位。

（1）站立位。

1）体位指导：地面上垫一次性护理垫（防止分泌物过多引起地面打滑），备用一张垫有消毒巾的椅子供产妇休息时使用。助手协助产妇下床，让产妇面向分娩床站立在地面上，双脚分开站立，双手握住把手，子宫收缩来临时双膝微曲使用腹压，子宫收缩间歇期时让产妇坐在有消毒巾的椅子上休息。

2）体位选择的时机：①产程进展缓慢；②子宫收缩乏力；③产妇骶部疼痛。

优点：①有利于借助重力作用；②调整胎体纵轴及骨盆轴之间的角度；③增大骨盆入口（与仰卧位和坐位比较）；④促进胎头俯屈；⑤减轻骶部疼痛；⑥增加产妇向下屏气的力量，缩短产程。

缺点：硬膜外麻醉等镇痛方式干扰产妇身体平衡时不适用。

（2）蹲位。

1）体位指导：产妇可取在地面或产床上进行该体位。产妇双脚平放于地板或床上，双手拉住床栏等支撑物，助手在一旁协助，维持产妇身体平衡，并备有一张垫有消毒巾的椅子供产妇休息时使用。产妇如选择在地面上进行蹲位分娩时，需在地面上放置一张一次性护理垫（防止分泌物过多引起地面打滑），让产妇在子宫收缩时下蹲使用腹压；子宫收缩间歇时产妇坐在椅子上休息。产妇如选择在床上进行蹲位时，则床尾部分略放低，需在床上放置一张一次性护理垫，子宫收缩来临时，产妇手握栏杆，双膝打开，臀部离开床体使用腹压。子宫收缩间歇时，产妇放松身体，臀部坐回床上稍作休息。采用蹲位分娩时，一两次子宫收缩后，必须让产妇站立或伸直双腿休息一会儿，避免发生神经性麻木。

2）体位选择的时机：①产程缓慢，胎头下降无进展时；②胎头较大，头盆倾势不均、枕后位或枕横位，骨盆关节需要更多可变性时。

优点：①借助重力作用，促进胎头下降；②骨盆关节具备更多的可变性，有助于缓解头盆倾势不均，增大骨盆出口径线（研究显示蹲位时骨盆出口后矢状径、坐骨棘间径、坐骨结节间径较平卧位时均有增加）；③减少腰骶部压迫和缓解腰骶部酸痛。

缺点：①较难保持产妇身体平衡；②下蹲时间长时，容易双腿麻木；③产妇有髋关节、膝关节畸形或损伤时不应使用；④硬膜外麻醉等镇痛方式干扰产妇身体平衡时不适用。

（3）坐位。

1）体位指导：产妇坐于分娩床上或分娩凳上，双手握住产床把手或分娩凳拉手，双脚着力于产床脚架处或地面。

2）体位选择的时机：①采取其他体位使用腹压而产程无进展；②产妇疲惫，骶部疼痛；③产妇觉得舒服，愿意选择该体位。

3）不适宜采用该体位的情况：①采取该体位 6 ~ 8 次子宫收缩后产程仍无进展；②采取硬膜外麻醉镇痛或镇静药减弱了产妇维持该体位的能力，或者本身产妇的体力不足以维持该体位；③急产及产程进展较快的产妇不宜采用此体位。

优点：①可提高子宫收缩效率，缩短产程。由于胎儿纵轴与产轴一致，故能充分发挥胎儿的重力作用，可使胎头对宫颈压力增加；②可减轻子宫压迫腹主动脉及下腔静脉，使子宫-胎盘的血供改善，也可使子宫收缩加强，胎儿窘迫和新生儿窒息的发生率降低；③可减少骨盆倾斜度，有利于胎头入盆和分娩机制完成；④X 线表明，由平卧位改为坐位时，可使坐骨棘间距平均增加 0.76 cm，骨盆出口前后径增加 1 ~ 2 cm，骨盆出口面积平均增加 28%；⑤产妇分娩时感觉较舒适，可减轻其不安和紧张情绪。

缺点：①分娩时间不宜过长，否则易发生会阴部水肿；②坐位分娩时胎头娩出过快，易造成新生儿颅内出血及阴道、会阴裂伤；③助产人员保护会阴和处理新生儿不便；④有研究显示会增加产后出血的风险。

上述 3 种体位助产要点：根据上述 3 种体位指导方法协助产妇摆好体位。助产人员可坐在小凳子上，让助手协助产妇保持平衡，也可让产妇手握产床的床栏、把手或其他支撑性工具，双膝略曲，臀部微翘，助产人员用单手或双手控制胎头娩出的速度，并告诉产妇子宫收缩来临时均匀用力，胎头接近着冠时，让产妇在子宫收缩时停止使用腹压，做“吹蜡烛”样呼吸，子宫收缩间歇时稍稍用力，让胎头徐徐娩出。胎头娩出后，在子宫收缩间歇时，让产妇再次用力，使胎肩顺势娩出。胎肩娩出时助产人员右手握住胎颈，左手顺势握住胎儿双足。

（4）支撑式前倾跪位。

1）体位指导：产妇双膝跪在床上或者有软垫的地面，身体前倾趴在陪伴产人员身体、床头、椅背、分娩球或者其他支撑物上，两腿分开，向下用力。助手在一旁协助，维持产妇身体平衡，并进行监护胎心。

2）体位选择的时机：①胎头位置较高时，可促使胎头下降；②侧卧位或者仰卧位发生胎儿窘迫时；③枕后位；④产妇骶部疼痛；⑤产妇愿意使用该体位。

3）分娩助产要点：当胎头着冠时，助产人员右手掌向上，手指放在胎儿枕骨处，指尖朝向产妇的腹部。当有子宫收缩时，手指运用轻微的力量放在胎儿枕骨处，以维持胎儿俯屈（注意不要碰触到阴蒂），轻轻控制胎头缓慢下降，维持一个温和而稳定的反压力。此时指导产妇在子宫收缩时哈气，子宫收缩间歇期用力，直至胎儿双顶径娩出并可以看到耳朵，维持俯屈直至枕骨通过耻骨联合，从而减少会阴损伤。娩肩时，手法与仰卧位手法相同，尽管产妇背部朝上，可先娩前肩，即先娩出靠近耻骨联合的肩膀，若有阻力，也可先娩出靠近肛门的后肩。当胎儿一半身体娩出、肘部和手可以看到时，手法与仰卧位手法一致，直至胎儿完全娩出。

优点：①有利于借助重力作用，促使胎体纵轴与母体骨盆轴一致，利于胎头下降；②可缓解脐带受压；③与其他卧位及直立位等体位比较，较大程度增大了骨盆入口；④促进枕后位的胎头旋转；⑤能明显缓解产妇背部疼痛。

缺点：①压迫膝盖，产妇可能无法长久支撑；②若使用硬膜外麻醉等镇痛影响产妇运动神经的控制；③产妇易感疲惫。

三、正常分娩

（一）分娩前准备

（1）保持产房温度在25～28 ℃，新生儿辐射台提前预热，温度32～34 ℃，关闭门窗，确保分娩室内无空气流动。

（2）准备产包（无菌敷料包和无菌器械包）、新生儿复苏区域和新生儿复苏用物，并检查复苏气囊、面罩和吸引装置是否在功能状态。准备产包及助产相应的器械和物品。准备产后肌内注射缩宫素，抽取10 U备用。

（3）助产人员着装规范，鞋帽整洁，仪表大方，举止端庄，语言柔和恰当，态度和蔼可亲，戴口罩，用流动清洁水和洗手液洗手。

（4）核对产妇身份，并向其做好解释，以取得配合。

（5）评估产前检查病史，产程进展情况，子宫收缩、胎心、胎方位、羊水，胎儿大小，会阴条件，产妇的分娩计划及配合程度等。

（6）指导正确使用腹压。协助产妇取舒适且适宜产程进展的体位，并备好相关支持性用具，如多功能产床、护栏、分娩凳等，当产妇有自发性用力欲望时，鼓励产妇使用腹压。在子宫收缩来临时，指导产妇屏气向下用力，提倡产妇自主用力的方式。每次使用腹压时的持续时间5～7秒，不超过10秒，避免每次使用腹压时间过长致使胎血中的酸碱度降低。

（7）根据评估结果协助产妇选择并摆放适宜的分娩体位，如仰卧位、侧卧位、坐位、站立位、蹲位、跪位等（具体方法详见上文），观察产程进展情况，当胎头拨露时，暴露会阴部，再次给予会阴清洁、消毒，把握助产时机。

（8）备好肩难产、新生儿复苏、防跌倒等应急措施。

（9）助产人员者做好自我防护，必要时备防护目镜、鞋套等。

（二）分娩过程中的助产操作

（1）助产人员上台前行外科洗手，穿无菌衣，戴无菌手套。

（2）铺设产台，准备物品，与巡回助产士仔细核对器械、纱布，并做好记录；助产人员整理产台，将器械放置于自己随手可以取用的一侧。

（3）助产人员根据评估结果嘱产妇选择合适的分娩体位并与产妇做好有效沟通，告知产妇配合的要领及方法。

（4）根据情况，选择时机消毒会阴、铺巾，助产人员外科洗手，穿消毒隔离衣，戴消毒手套，取正位面对产妇。

（5）当胎头拨露 5 cm × 4 cm 接近着冠、会阴后联合紧张时，开始控制胎头娩出速度，根据评估情况，行适度会阴保护（无需过早将手放在会阴体部，压迫时间长可导致组织水肿，更易造成裂伤）或不保护会阴，子宫收缩时以单手或双手控制胎头，子宫收缩间歇时放松，同时和产妇沟通使其配合用力。

（6）控制胎头娩出的速度以每次子宫收缩时胎头直径增大不超过 1 cm 为宜。控制胎头娩出速度时注意不要有协助胎头俯屈的动作，不干预胎头娩出的方向和角度。

（7）胎头双顶径娩出时，指导产妇均匀用力，对产力过强的产妇，则于子宫收缩间歇期缓缓娩出。待胎儿双顶径娩出时，不要刻意协助胎头仰伸，否则容易造成小阴唇内侧及前庭裂伤。待胎儿双顶径娩出后，顺序娩出额、鼻、口、颏。待胎头完全娩出后，不要急于娩肩，等待下一次子宫收缩。羊水清，新生儿活力好，无需挤净口鼻黏液。

（8）子宫收缩时，双手托住胎头，嘱产妇均匀用力顺势先娩出前肩，再娩出后肩，娩出后一手托住胎儿头颈后背部，一手托住胎儿的臀部缓慢娩出，注意娩出胎肩时不要用力下压或上抬胎肩，以免增加会阴裂伤和导致新生儿锁骨骨折的发生。

（9）新生儿娩出后大声说出新生儿出生时间和新生儿性别。立即将新生儿放置于预先铺好干毛巾的母亲腹部，如羊水清或羊水浑浊但新生儿有活力，在 5 秒钟内开始彻底擦干新生儿，擦干时间为 20 ~ 30 秒。擦干顺序为眼睛、面部、头、躯干、四肢及背部。擦干的过程中快速评估呼吸状况，彻底擦干撤除湿巾，刺激后，若新生儿有呼吸或哭声，将婴儿腹部向下头偏向一侧，取另一清洁已预热的干毛巾覆盖婴儿，给婴儿戴上帽子。

（三）分娩后操作

（1）更换消毒手套，等待脐带搏动停止后（生后 1 ~ 3 分钟），在距脐带根部 2 cm 的位置一次断脐。建议在医院内分娩的条件下，经评估脐带未被污染或无感染迹象时，无需在脐带周围使用任何消毒剂，不包扎脐带，保持脐带开放、清洁和干燥。

（2）婴儿与母亲开始持续皮肤接触 90 分钟，完成第一次母乳喂养后，助产人员进行新生儿体格检查等护理。

（3）将贮血器放置于产妇臀下以计量出血。观察胎盘有无剥离征象，避免过度牵拉脐带，如胎盘已剥离，可一手轻压腹部子宫底处，同时另一手轻轻牵拉脐带，协助胎盘娩出。当胎盘娩出至阴道口时，助产人员用双手捧住胎盘，向一个方向旋转并缓慢向外牵拉，协助胎盘、胎膜完整剥离排出。如发现胎膜部分断裂，用血管钳夹住断裂上端的胎膜，再继续向原方向旋转，直至胎膜完全排出。

（4）胎盘、胎膜排出后，按摩子宫刺激其收缩以减少出血，同时了解子宫收缩的强度，准确评估阴道流血量，注意流血的时间、颜色和有无血凝块，常用的评估方法有称重法、容积法、面积法和休克指数法。

（5）胎盘娩出后，将胎盘铺平，先检查胎盘母体面胎盘小叶有无缺损。然后将胎盘提起，检查胎膜是否完整，再检查胎盘胎儿面边缘有无血管断裂，及时发现有无副胎盘。

（6）仔细检查软产道，注意有无宫颈裂伤、阴道裂伤及会阴裂伤，按解剖组织进行修复。

（7）助产人员下台前，再次与巡回助产士核对、清点所用的器械和纱布，并做好记录。

四、可能出现的并发症

1. 胎儿娩出过快

由于直立位较卧位或前倾跪位而言，增大了骨盆出口的径线，再加之重力的作用，使得子宫收缩增强，产程进展改善。故第二产程进展顺利、子宫收缩强而有力的产妇使用蹲位、站立位会使胎儿娩出过快，故第二产程使用蹲位、站立位前，应对产妇的会阴条件、胎儿大小、子宫收缩强弱、产妇的配合程度、家属的支持程度做充分的评估，避免胎儿娩出过快。

2. 软产道严重撕裂

站立位助产时，由于体位受限，相对于其他体位增加了助产人员对于控制胎头娩出和会阴保护的难度；对于蹲位而言，由于提供了机械向的优势作用，躯体对于盆底的压力比其他体位更大，故采用蹲位分娩极易造成软产道的严重撕裂伤。

3. 新生儿坠地

由于直立位有效地利用重力，与其他体位相比能减轻产妇子宫收缩疼痛的痛觉，但又能使子宫收缩加强，促进胎儿下降的速度，如助产人员控制胎儿娩出的技术不熟练，极易发生新生儿坠地。因此，实施直立体位助产前，应对助产人员进行培训，产程进展观察应更加严密，不得离开产妇，应提早做好助产准备，避免发生此类现象。

五、注意事项

（1）正常助产过程中注意减少不必要的操作和医疗干预。

（2）分娩过程中严密监测母胎情况。

（3）选择分娩体位时，在保证安全的前提下，尊重产妇的意愿，当一种体位无效或产妇感觉不舒适时，需更换体位，每种体位持续时间一般不超过 30 分钟。

（4）产妇分娩时，尤其是取自由体位分娩时，陪伴的助产人员不能离开，分娩时应及时呼叫助手协助。

（5）若产妇子宫收缩强、产程进展快、会阴条件不理想、估计胎儿体重≥3 500 g，助产人员认为难以控制胎头娩出速度时，应协助产妇取仰卧位或侧卧位等体位完成分娩。

（王昕荣）

第三节　人工破膜术

在分娩过程中，人工破膜能够有效地缩短产程，减少出血量，从而降低剖宫产率及新生儿窒息率，是临床上最常见的引产方式之一。

一、适应证

1. 引产

产科中需要提前分娩或预产期延期，需要终止妊娠，并且宫颈已经成熟，Bishop 评分 > 6 分。

2. 加速产程

产程中子宫收缩不协调致产程停滞、产程停滞或前羊水囊阻挡先露下降者。

3. 第二产程胎膜未破

宫口开全后，胎膜往往在此时自然破裂。若胎膜仍未破，进行人工破膜。

4. 胎儿监护

产程中需要进行胎儿内置电子监护仪；或胎儿监护异常需要进行胎儿头皮血样本采集。

5. 了解羊水情况

破膜产程中或分娩前胎心监护异常或超声提示羊水量处于临界值以下，并且已有人工破膜的条件，可以后了解羊水情况，包括羊水量和颜色，以确定分娩方式。

6. 宫腔内减压

产程中不协调子宫收缩引起的，或准备自然分娩羊水过多的孕妇，可以行人工破膜，减轻宫腔内压力。

二、禁忌证

有明显头盆不称，产道阻塞；胎位异常如横位、臀位；胎盘功能严重减退。

三、破膜条件

（1）骨盆外测量和内测量均正常。

（2）宫颈条件成熟，宫颈可容一指以上。

（3）无人工破膜禁忌证。

四、操作步骤

（1）阴道检查了解宫口情况，注意有无脐带前置、先露部位高低等。

（2）先用手指扩张宫颈管、剥离胎膜，然后以右手持常用齿钳，钳端在左手示指、中指护盖下，送入阴道，置于羊膜囊表面，在子宫不收缩时钳破或戳破胎膜，以免子宫收缩时宫腔压力过大羊水流出过速。

（3）如羊水流出不多，可用手指扩大破口或将先露部位稍向上推，使羊水流出。

（4）羊水过多者，应以羊膜穿刺针或者针头深入宫颈内刺破胎膜，穿刺点应略高于子宫口水平，使羊水沿针头流出。羊水大量涌出时，应将手堵住宫口，使羊水缓慢流出，防止急骤流出而引起腹压骤降性休克、胎盘早期剥离、脐带脱垂或胎儿小部分娩出。

五、注意事项

（1）人工破膜前应严格掌握其操作指征和禁忌证。

（2）严密观察产妇的一般情况、子宫收缩及胎心音等，先露未完全入盆者，禁止下地活动。

（3）破膜前后听取胎心，于子宫收缩间隙期破膜，破膜后观察羊水性状，避免羊水流出过快，如有血性羊水检查有无胎盘早期剥离征象。

（4）破膜后 2 ~6 小时如仍无子宫收缩，可静滴缩宫素。

（5）破膜后 12 小时如仍未分娩，需用抗生素预防感染。

（王李萍）

第四节　人工剥离胎盘术

胎盘因素导致的产后出血发生率升高，部分地区胎盘因素导致的产后出血排在第1位，使胎盘因素引起的产后出血逐渐为广大医务人员所重视。产后及时、正确地行人工剥离胎盘，是预防和减少产后大出血的重要环节。

一、适应证

（1）阴道分娩胎儿娩出后 >30 分钟或剖宫产胎儿娩出后 >10 分钟，胎盘尚未剥离排出者。

（2）第三产程中，胎盘部分剥离引起子宫出血（>100 mL），经按摩子宫及应用宫缩剂等处理，胎盘仍不能完全剥离排出者。

二、禁忌证

胎盘植入。

三、术前准备

建立静脉通道，催产素 20 U 加入 5% 葡萄糖注射液 500 mL 静脉滴注，配好血。

四、操作步骤

（1）外阴重新消毒铺巾，术者要更换手套，穿手术衣。

（2）右手手指并拢成圆锥状，沿脐带伸入宫腔，左手放腹壁上，固定和下推宫底。

（3）触到胎盘边缘后，右手掌面向胎盘母体面，以手尺侧缘插入胎盘与子宫之间，做拉锯样向上剥离，如为胎盘粘连则较易剥离。待整个胎盘全部剥离后，将胎盘握在手中一次性取出，一般胎膜均能随胎盘一起被取出。

（4）如胎盘与子宫壁联系紧密难以分离时，应考虑有植入性胎盘的可能，切勿强行剥离，应立即停止手术。根据胎盘植入的范围及出血的多少选择化疗或保守性手术，或子宫全切术。

（5）胎盘取出后，应仔细检查胎盘与胎膜是否完整，如有缺陷应再次徒手取出残留胎盘。

（6）术后应继续加强子宫收缩，防止产后出血。常规应用广谱抗生素。

五、注意事项

（1）把握指征，严格无菌操作，使用抗生素预防感染。

（2）操作轻柔，勿强行抓挖。

（3）术中、术毕加强子宫收缩。

（4）高度怀疑胎盘植入者，不应强行剥离。

（5）部分性植入性胎盘，可将已剥离的部分胎盘取出，植入部分胎盘暂行保守治疗，经药物或介入等治疗后，待其自行脱离，也可在保守治疗后择日行钳夹术。

（6）手术应该给予镇痛或麻醉以减轻患者的痛苦；但情况异常紧急时可以不考虑麻醉。

（孔玉娟）

第五节　会阴切开缝合术

会阴切开缝合术是产科常用手术之一，它可以避免自然分娩或手术产所引起的严重会阴损伤，至于因会阴造成的分娩阻滞，会阴切开术更是必不可少的，以初产妇为多见。常用的切开方式有会阴斜侧切开及正中切开两种，临床上以前者为多用。

一、适应证

（1）初产妇阴道助产手术的前驱措施，如实行出口或低位产钳牵引术、胎头吸引术。

（2）初产臀位分娩术。

（3）因产妇或胎儿需要缩短第二产程，如并发胎儿窘迫等。

（4）会阴过紧或胎儿过大，阴道口相对过小，胎头未娩出，会阴已出现裂伤，或估计分娩时会阴撕裂不可避免者，为避免复杂会阴、阴道裂伤。

二、体位

产妇取仰卧屈膝位或膀胱截石位。

三、操作步骤

1. 麻醉

采用阴部神经阻滞麻醉和局部浸润麻醉。操作步骤：术者将一手中、示二指，伸入阴道内触及坐骨棘作指引，另一手持带长针头的注射器装有 0.5% ~1% 普鲁卡因 20 mL，或 0.5% 利多卡因 5 ~10 mL，在肛门与坐骨结节之连线中点处进针，将针头刺向坐骨棘尖端的内侧约 1 cm 处注射药液 1/2，再将针头抽回至皮下，沿切开侧的大小阴唇、会阴体皮下做扇型注射，可松弛盆底肌肉。对侧做同样式阻滞麻醉效果更佳。如正中切开时，则在会阴体局部行浸润麻醉。注入药液时应注意不可注入血管内及直肠。

2. 会阴斜侧切开缝合术

（1）切开：在局部麻醉下由阴道后联合中点开始向左侧斜下约 45°，沿另一手中、示指撑起的阴道壁，切开阴道黏膜、黏膜下组织、球海绵体肌、耻尾肌束等。由于切开组织较多，且为供血较丰富区域，所以出血较多，相对而言，开放空间较小，切开长度一般为 4 cm 左右。切开时间在胎头拨露 3 ~4 cm 时为好，在子宫收缩时切开。如为实行助产手术，则在准备上产钳时实行。当切开会阴后开始出血时应一方面用纱布压迫伤口，一方面迅速查清胎位，放置产钳，可以稍减少出血。胎盘娩出后仔细检查切开伤口有无延伸。

（2）缝合：缝合时主要解剖组织要对合好。先从阴道切口最内部开始，一般用“0”号或“1”号铬制肠线或华力康“00”吸收线将阴道黏膜、部分黏膜下组织间断缝合达处女膜环。用同样的缝线间断缝合肛提肌，先用示指触摸伤口深度，由最内、最深处开始，缝针要适当深，过深穿透肠黏膜形成瘘，则危害很大。此外，切缘下部组织稍向下垂，缝合时下缘入针较上缘稍低些，更好使解剖正确恢复。会阴切开出血应在肛提肌组织缝合完毕后停止。

用1号丝线间断缝合脂肪层，以4号丝线间断缝合皮层。结不可打得过紧，因为手术伤口会略肿胀。清点纱布，并做肛诊，检查有无缝线穿透直肠黏膜。

3. 会阴正中切开缝合术

会阴正中切开缝合术实际是会阴组织损伤最小、出血最少、阴道切口相对小、放大阴道口相对大的切口。组织愈合好，术后伤口疼痛小，水肿最小。最大的缺点是损伤肛门括约肌和肠管的机会较多。

（1）切开：局部麻醉后，在会阴后联合中部向下剪开，所剪之处为肛提肌的左右耻骨肌束筋膜会合之处，为筋膜组织，切口累及不到肌束，所切组织较侧斜切者薄，且无丰富血管，所以出血少。

（2）缝合：以0号络制肠线间断缝合阴道黏膜及黏膜下组织，切勿穿透直肠黏膜，必要时可置1指于肛门内做指引。以1号络制肠线间断缝合皮下组织及皮肤，也可采用0号络制肠线做皮内连续缝合，可不拆线。

4. 缝合后处理

取出阴道内所塞纱布，仔细检查缝合处有无出血或血肿。常规肛诊检查有无肠线穿透直肠黏膜。如有，应立即拆除，重新消毒缝合。

四、注意事项

（1）保持外阴清洁，术后5天内，每次大小便后，用碘伏棉球擦洗外阴，勤更换外阴垫。

（2）外阴伤口处水肿、疼痛明显者，24小时内可用95%乙醇湿敷或冷敷，24小时后可用50%硫酸镁纱布湿热敷，或进行超短波或红外线照射，每天1次，每次15分钟。缝线手术后3～5天拆线。

（3）术后每天查看切口，若发现感染，应立即拆线，彻底清创、引流、换药。

（周　莹）

第十章

分娩期并发症

第一节　羊水栓塞

羊水栓塞又称妊娠过敏样综合征，属于极其严重的分娩期并发症，是指羊水进入母体血液循环，引起的急性肺栓塞、休克、弥散性血管内凝血、肾衰竭甚至骤然死亡等一系列病理生理变化过程。以起病急骤，病情凶险，难以预料，病死率高为临床特点。

一、病因与诱因

羊水栓塞的病因与羊水进入母体循环有关，但是致病机制并不明确。

（一）基本病因

1. 羊膜腔内压力过高

出现以下情况时，羊膜腔内压力（可高达 100 ~ 175 mmHg）明显超过静脉压，羊水有可能被挤入破损的微血管而进入母体血液循环。

（1）多胎、巨大儿、羊水过多使宫腔压力过高。

（2）临产后，特别是第二产程子宫收缩时。

（3）胎儿娩出过程中，强力按压腹部及子宫。

2. 子宫血窦开放

分娩过程中各种原因（如宫颈裂伤、前置胎盘、胎膜早破、剖宫产、中期妊娠钳刮术等）会引起宫颈或宫体损伤、血窦破裂，羊水可通过破损血管或胎盘后血窦进入母体血液循环。

3. 胎膜破裂

大部分羊水栓塞发生在胎膜破裂以后，羊水可从子宫蜕膜或宫颈管破损的小血管进入母体血液循环中。剖宫产或羊膜腔穿刺时，羊水可从手术切口或穿刺处进入母体血液循环。

（二）诱因

（1）高龄初产、经产妇。

（2）宫颈裂伤、子宫破裂。

（3）羊水过多、多胎妊娠、过期妊娠。

（4）子宫收缩过强、急产。

（5）胎膜早破、前置胎盘。

（6）巨大儿、死胎。

（7）剖宫产、刮宫术。

（8）不正规使用缩宫素或前列腺素制剂引产。

二、临床表现

羊水栓塞通常起病急骤、病情凶险，大多发生在分娩前 2 小时至产后 30 分钟。典型表现为羊水栓塞三联征，以骤然出现的低氧血症、低血压（血压与失血量不符合）和凝血功能障碍为特征。部分羊水栓塞的临床表现并不典型，仅出现低血压、心律失常、呼吸短促、抽搐、急性胎儿窘迫、心脏骤停、产后出血、凝血功能障碍或典型羊水栓塞的前驱症状。

典型的临床表现可分为以下 3 个阶段。

1. 呼吸循环衰竭和休克

在分娩过程中，尤其是刚破膜不久，产妇突感寒战，出现呛咳、气急、烦躁不安、恶心、呕吐，继而出现呼吸困难、发绀、抽搐、昏迷；脉搏细数，血压急剧下降；听诊心率加快，肺底部湿啰音。病情严重者，产妇仅在惊叫一声或打一个哈欠后，血压迅速下降，于数分钟内死亡。

2. 全身出血倾向

患者度过呼吸循环衰竭和休克，进入凝血功能障碍阶段，表现为难以控制的大量阴道流血、切口渗血、全身皮肤黏膜出血、血尿以及消化道大出血。产妇可死于出血性休克。

3. 急性肾衰竭

后期存活的患者出现少尿（或无尿）和尿毒症表现。主要为循环功能衰竭引起的肾缺血及 DIC 前期形成的血栓堵塞肾内小血管，引起缺血、缺氧，导致肾脏器质性损害。

羊水栓塞临床表现的三阶段通常按顺序出现，有时也可不完全出现或出现的症状不典型，如钳刮术中发生羊水栓塞仅表现为一过性呼吸急促、胸闷后出现阴道大量流血。

因此，胎膜破裂后、胎儿娩出后或手术中产妇突然出现寒战、呛咳、气急、烦躁不安、尖叫、呼吸困难、发绀、抽搐、出血、不明原因休克等临床表现，应考虑为羊水栓塞。立即进行抢救。

三、诊断

羊水栓塞的诊断缺乏有效、实用的实验室检查，主要依靠的是临床诊断。医生会根据患者的发病诱因和临床表现进行初步诊断，然后立即进行抢救，同时进行必要的辅助检查来确诊。在诊断的过程中，需除外心力衰竭、子痫等疾病。

（一）病史及临床表现

凡在病史中存在羊水栓塞各种诱发因素及条件，如胎膜早破、人工破膜或剥膜、子宫收缩过强、高龄初产，在胎膜破裂后、胎儿娩出后或手术中产妇突然出现寒战、烦躁不安、气急、尖叫、呛咳、呼吸困难、大出血、凝血障碍、循环衰竭及不明原因休克，休克与出血量不成比例，首先应考虑为羊水栓塞。初步诊断后应立即进行抢救，同时可考虑利用辅助检查和实验室检查进行鉴别诊断。

（二）辅助检查

1. 血涂片查找羊水有形物质

采集下腔静脉血，离心沉淀后，取上层羊水碎屑涂片，染色，显微镜下检查，找到鳞状上皮细胞、黏液、毳毛等，或做特殊脂肪染色，见到胎脂类脂肪球即可确定羊水栓塞的诊断。

2. 床旁胸部X线摄片

90%以上的患者可出现肺部X线异常改变，胸片见双肺弥散性点片状浸润影，沿肺门周围分布，可伴有肺部不张、右侧心影扩大。

3. 床旁心电图或心脏彩色多普勒超声检查

提示有心房、右心室扩大，ST段下移。

4. 凝血检查

凝血功能障碍及有关纤溶活性增高的检查。

5. 肺动脉造影

是诊断肺动脉栓塞最正确、最可靠的方法，其阳性率达85%～90%，并且可确定栓塞的部位及范围。X线征象：肺动脉内充盈缺损或血管中断，局限性肺叶、肺段血管纹理减少可呈剪枝征象。肺动脉造影同时还可以测量肺动脉楔状压、肺动脉压及心排出量，以提示有无右心衰竭。

（三）诊断标准

目前国际上对于羊水栓塞的诊断标准有所出入，中华医学会妇产科学分会产科学组在2018年发布的羊水栓塞临床诊断与处理专家共识指出，目前尚无国际统一的羊水栓塞诊断标准和有效的实验室诊断依据，建议的诊断标准如下。

（1）出现急性低血压或心脏骤停。

（2）急性缺氧，表现为呼吸困难、发绀或呼吸停止。

（3）凝血功能障碍或无法解释的严重出血。

（4）上述症状发生在宫颈扩张、分娩、剖宫产时或产后30分钟内。

（5）排除了其他原因引起的上述症状。

四、治疗

医生一旦怀疑羊水栓塞，会立即实施抢救，分秒必争。主要原则是纠正呼吸循环衰竭、抗过敏、抗休克、防治弥散性血管内凝血（DIC）及肾衰竭、预防感染。病情稳定后立即终止妊娠。

（一）纠正呼吸循环衰竭

1. 纠正缺氧

出现呼吸困难、发绀者，需要立即实施面罩吸氧，必要时进行气管插管，如症状严重，应进行气管切开。保证氧气的有效供给，是改善肺泡毛细血管缺氧、预防肺水肿的关键，同时也可改善心、脑、肾等重要脏器缺氧。

2. 解除肺动脉高压

解痉药可减轻肺血管和支气管痉挛，缓解肺动脉高压及缺氧。常用药物有磷酸二酯酶－

5 抑制剂、一氧化氮（NO）及内皮素受体拮抗剂等特异性舒张肺血管平滑肌的药物，也可使用盐酸罂粟碱、阿托品、氨茶碱、酚妥拉明等药物。

3. 防治心力衰竭

为保护心肌和预防心力衰竭，尤其对心率超过 120 次/分的患者，除用冠状动脉扩张剂外，应及早使用强心剂（如西地兰），必要时 4 ~ 6 小时后可重复应用。还可用营养心肌细胞药物，如辅酶 A、三磷酸腺苷和细胞色素 C 等。

（二）抗过敏

糖皮质激素可解除痉挛，稳定溶酶体，具有保护细胞及抗过敏作用，可及早大量使用。常用药物为氢化可的松、地塞米松，医生根据病情可能会重复使用。

（三）抗休克

1. 补充血容量

扩容常用低分子右旋糖酐 - 40 500 mL 静脉滴注，日量不超过 1 000 mL；并应补充新鲜血液和血浆。抢救过程中应测定中心静脉压（CVP），了解心脏负荷状况，指导输液量及速度，并可抽取血液检查羊水有形成分。

2. 使用升压药物

多巴胺 10 ~ 20 mg 加于 10% 葡萄糖注射液 250 mL 静脉滴注；间羟胺 20 ~ 80 mg 加于 5% 葡萄糖注射液静脉滴注，根据血压调整速度，通常滴速为 20 ~ 30 滴/分。

3. 纠正酸中毒

应做血氧分析及血清电解质测定。发现有酸中毒时，用 5% 碳酸氢钠液 250 mL 静脉滴注，并及时纠正电解质紊乱。

（四）防治弥散性血管内凝血（DIC）

1. 肝素

羊水栓塞初期血液呈高凝状态时短期内使用。肝素 25 ~ 50 mg（1 mg = 125 U）加于 0. 9% 氯化钠注射液或 5% 葡萄糖注射液 100 mL 静脉滴注 1 小时；6 小时后再将 50 mg 肝素加于 5% 葡萄糖注射液 250 mL 缓慢滴注。用药过程中应将凝血时间控制在 20 ~ 25 分钟。肝素 24 小时总量可达 100 ~ 200 mg。肝素过量（凝血时间超过 30 分钟）有出血倾向（伤口渗血、产后出血、血肿或颅内出血）时，可用鱼精蛋白对抗，1 mg 鱼精蛋白对抗肝素 100 U。

2. 凝血因子

及时补充凝血因子，包括输注大量的新鲜血、血浆、冷沉淀、纤维蛋白原等，必要时可静脉输注氨甲环酸。

3. 抗纤溶药物

纤溶亢进时，用氨基己酸（4 ~ 6 g）、氨甲苯酸（0. 1 ~ 0. 3 g）、氨甲环酸（0. 5 ~ 1. 0 g）加于 0. 9% 氯化钠注射液或 5% 葡萄糖注射液 100 mL 静脉滴注，抑制纤溶激活酶，使纤溶酶原不被激活，从而抑制纤维蛋白的溶解。补充纤维蛋白原 2 ~ 4 g/次，使血纤维蛋白原浓度达 1. 5 g/L 为好。

（五）预防肾衰竭

当血容量补足后仍少尿，需要及时应用利尿剂（如呋塞米、甘露醇），如用药后尿量仍不增加，可能存在肾功能不全或肾衰竭，需要尽早给予血液透析。

（六）预防感染

可使用大剂量广谱抗生素预防感染，通常选择对肾脏毒性小的药物（如青霉素、头孢菌素等）。

（七）产科处理

（1）如果羊水栓塞发生在分娩前，可立即终止妊娠。

（2）如果发生心脏骤停，需要进行心肺复苏，若复苏后仍无自主心跳，可紧急实施剖宫产。

（3）如果出现凝血功能障碍，可实施子宫切除术。

（柳　荫）

第二节　子宫破裂

子宫破裂是指在妊娠晚期或分娩过程中子宫体部或子宫下段发生的破裂，是直接威胁产妇及胎儿生命的产科严重并发症。如果不能对产妇进行及时有效的救治，会严重影响产妇身体健康。临床统计数据显示，在发达国家子宫破裂的发生率为0.04%～0.10%，我国子宫破裂的发生率为0.10%～0.55%，明显高于发达国家。随着剖宫产数量的升高，使得瘢痕子宫妊娠的发生率明显上升，进而导致子宫破裂的发生率明显上升。子宫破裂是导致围生儿死亡的危险因素，死亡率在90%左右。因此，早期识别子宫破裂的症状和体征，及时诊断并采取积极处理措施是救治的关键。

一、病因与发病机制

1. 子宫手术史（瘢痕子宫）

为较常见的原因。如剖宫产史、穿过或达到子宫内膜的肌瘤挖出术、输卵管间质部及宫角切除术、子宫成形术。妊娠晚期或者临产后，由于子宫腔内压力增大，可使肌纤维拉长，发生断裂，造成子宫破裂。尤其术后瘢痕愈合不良者，更易发生。

2. 胎先露下降受阻

骨盆狭窄，头盆不称，软产道阻塞（如阴道横隔、宫颈瘢痕等），胎位异常，胎儿异常（如脑积水、联体儿），均可发生胎先露部下降受阻，为克服阻力引起强烈子宫收缩，可导致子宫破裂。

3. 缩宫素使用不当

缩宫素使用指征及剂量掌握不当，或者子宫对缩宫素过于敏感，均可造成子宫收缩过强，加之子宫瘢痕或者胎先露部下降受阻，可发生子宫破裂。

4. 产科手术损伤

若宫口未开全行产钳术、胎头吸引术、臀牵引术或臀助产术，极有可能造成宫颈撕裂，严重时甚至发生子宫下段破裂。内转胎位术操作不慎或植入胎盘强行剥离也可造成子宫破裂。有时行毁胎术或穿颅术，器械损伤子宫也可造成子宫破裂。

5. 其他

子宫发育异常或多次宫腔操作，局部肌层菲薄也可导致子宫破裂。

二、临床表现

根据子宫破裂的程度可将子宫破裂分为完全性子宫破裂和不完全性子宫破裂。根据子宫破裂发展的过程又可分为先兆子宫破裂和子宫破裂。一般不完全性子宫破裂的症状不明显，常在剖宫产术中发现。

（一）先兆子宫破裂

常见于产程长、有梗阻性难产因素的产妇。主要有以下表现。

（1）子宫呈强直性或痉挛性过强收缩，产妇烦躁不安，呼吸、心率加快，下腹剧痛难忍，出现少量阴道流血。

（2）因胎先露部下降受阻，子宫收缩过强，子宫体部肌肉增厚变短，子宫下段肌肉变薄拉长，在两者间形成环状凹陷，称为病理缩复环。可见该环逐渐上升达脐平或脐上，压痛明显。

（3）膀胱受压充血，出现排尿困难及血尿。

（4）因子宫收缩过强、过频，胎儿触诊不清，胎心率加快、减慢或听不清。子宫病理缩复环形成、下腹部压痛、胎心率异常和血尿是先兆子宫破裂四大主要表现。

（二）子宫破裂

1. 不完全性子宫破裂

子宫肌层部分或全部断裂，浆膜层尚未穿破，宫腔与腹腔未相通，胎儿及其附属物仍在宫腔内，称为不完全性子宫破裂。不完全破裂时腹痛等症状和体征不明显，仅在不全破裂处有明显压痛。但如果不完全破裂累及子宫动脉时，可导致急性大出血。

2. 完全性子宫破裂

子宫肌壁全层破裂，宫腔与腹腔相通，称完全性子宫破裂。子宫破裂常发生于瞬间，产妇突感腹部撕裂样剧烈疼痛，子宫收缩骤然停止，腹痛可暂时缓解。随着血液、羊水进入腹腔，腹痛又呈持续性加重。同时产妇可出现呼吸急迫、面色苍白、脉搏细数、血压下降等休克征象。

三、诊断

基于病史、产程特点、典型临床症状和体征不难诊断子宫破裂。但对于临床表现不典型者超声检查有一定的价值。当发生子宫破裂时，彩色超声检查可发现子宫下段瘢痕出现缺陷或下段厚薄不均，下段局部失去肌纤维结构或羊膜囊自菲薄的子宫下段向母体腹部前壁膀胱方向膨出、腹腔积液等。需要强调的是，电子胎心监护异常可能是子宫破裂的早期或唯一的指征，如发现胎心率加快或减慢，各种减速的出现，特别是晚期减速持续较长时间而不恢复，应高度警惕子宫破裂。

四、治疗

子宫破裂主要发生在妊娠晚期和分娩期，一旦确诊，需立即在抗休克治疗的同时进行手术，手术方式视术中具体情况而定。

（一）先兆子宫破裂

应立即抑制子宫收缩：肌内注射哌替啶 100 mg 或静脉全身麻醉，立即行剖宫产术。

（二）子宫破裂

在输液、输血、吸氧和抢救休克的同时，无论胎儿是否存活均应尽快手术治疗。

（1）若子宫破口整齐、距破裂时间短、无明显感染，可行破口修补术。

（2）若破裂口大且边缘不整齐或感染明显，多行子宫次全切术。若破裂口累及宫颈，应做子宫全切术。也可行双侧髂内动脉结扎法或动脉造影栓塞法来控制出血。

（3）手术前、后给予大量广谱抗生素控制感染。若须转院，应在大量输血、输液、抗休克条件下及腹部包扎后再行转运。

（张续恒）

第三节　产科弥散性血管内凝血

产科弥散性血管内凝血（DIC）是指在妊娠期间发生的弥散性血管内凝血，由羊水栓塞、妊娠高血压综合征、胎盘早剥、死胎稽留等病因引起微血管体系损伤，激活凝血及纤溶系统，导致全身微血管血栓形成，凝血因子大量消耗，继发纤溶亢进，引起全身出血及微循环衰竭。起病急、变化快，尤其是在孕晚期及分娩期发生最多，是严重影响孕产妇生命的一种严重并发症。

一、病因与发病机制

1. 羊水栓塞

为产科意外中引起产科 DIC 最为常见的原因，羊水及其中含有的颗粒物质具有较强的促凝作用，易导致播散性血管内凝血。

2. 妊娠期高血压综合征

妊娠期高血压综合征患者体内凝血因子明显升高，易引起产科 DIC。

3. 胎盘早剥

在受损的胎盘和蜕膜组织产生大量组织凝血酶进入母体循环，易引起产科 DIC。

4. 死胎稽留

死胎产生组织凝血酶样物质，并消耗纤维蛋白原造成产科 DIC。

5. 流产后或产后感染

感染引起内毒素血症，妊娠期孕妇对内毒素的敏感性提高，对其消除力降低，易引起产科 DIC。

6. 重症肝炎合并妊娠

肝细胞严重受损，肝脏内凝血因子合成受损，且受损的肝细胞释放大量凝血活酶样物质，易引起产科 DIC。

二、临床表现

1. 出血

产科 DIC 以子宫出血最常见，而且常误认为是子宫收缩不良的产后出血，延误抢救时间。子宫出血的特征是阴道持续流血不停，出血量多少不一，无血凝块。严重者可伴有皮肤出血斑、牙龈出血、咯血、呕血、尿血以及注射针眼和手术切口出血、渗血。

2. 循环障碍

由于微循环血栓形成，静脉回流量急剧减少，加之失血，使循环发生障碍，血压下降，发生休克，而大量血小板的破坏，组胺和5-羟色胺的释放，使微血管收缩，加重缺氧，严重影响主要脏器如心、肝、肾和肾上腺功能；心肌收缩受抑制，心功能下降；肾因肾皮质血管栓塞、缺血、缺氧，可以发生坏死而导致急性肾功能衰竭；肺部则因肺毛细血管广泛栓塞、出血而发生成人呼吸窘迫综合征（ARDS），因此出现神志模糊、脉速而无力、呼吸困难、发绀、少尿或无尿等症状。

3. 起病快，病情发展迅速

一般起病快、突然，发展迅速，以羊水栓塞、胎盘早期剥离、重症妊娠期高血压综合征多见。少数因凝血因子缓慢消耗，病情发展较缓慢，出血较轻，如过期流产、死胎等。

三、诊断

孕妇出现阴道出血、瘀斑、低血压、少尿、无尿、血尿、抽搐、昏迷等情况时，应及时就医。就医时，医生应首先询问患者病史，其次对患者进行体格检查。还应根据患者的病史、症状、异常体征建议行相关辅助检查以评估疾病的严重程度和排除其他疾病。

1. 血小板计数

小于 $100\times10^9/L$ 有诊断价值，特别是进行性降低。

2. 凝血时间

产科 DIC 早期，即弥散性微血栓形成期，血液处于高凝状态，血液凝固时间缩短。后期继发纤溶为主，血液呈低凝状态，凝血时间延长。

3. 凝血酶原时间（PT）

是外在凝血途径的筛选试验。超过正常对照 3 秒以上有意义。

4. 部分凝血活酶时间（APTT）

是内在凝血途径的过筛试验。除因子Ⅶ和Ⅻ外，任何一种凝血因子缺乏都可使 APTT 延长。正常35~45 秒，超过正常对照 10 秒以上有意义。产科 DIC 的高凝期 APTT 缩短，在消耗性低凝血期 APTT 延长。

5. 纤维蛋白原定量

纤维蛋白原 <1.5 g/L 或呈进行性下降，或 >4.0 g/L。

6. 凝血酶时间（TT）

反映凝血第三阶段的试验，正常 16~18 秒，比正常对照延长 3 秒以上有诊断价值。

7. 其他

优球蛋白溶解时间缩短或纤溶酶原减低。

四、治疗

本病的治疗原则在于去除基础病因，进而阻断血管内凝血过程，恢复血小板和血浆凝血因子水平，并为后续抗纤溶治疗和溶栓治疗提供机会。由于本病较为凶险，预后不佳，治疗中要注意防治多器官功能衰竭并进行及时的对症支持治疗，必要时可考虑转入抢救措施完善的上级医院。

（一）去除病因

积极治疗原发病，去除诱因是治疗产科 DIC 的关键。稽留流产、死胎应尽快清宫；重型羊水栓塞或胎盘早剥应尽快行剖宫产术，必要时切除子宫，以阻断促凝物质（胎盘绒毛、羊水等）继续进入母体血液循环。纠正引起 DIC 的诱因，如补充血容量，防治休克，改善缺氧状态，纠正酸中毒及电解质紊乱等。

（二）改善微循环

改善微循环的灌流量是防治 DIC 的先决条件，首先应补充血容量，保持微循环血流通畅。适当补充复方乳酸钠液、全血和葡萄糖（右旋糖酐液），增加血容量可解除小动脉痉挛，降低血液黏稠度、高凝状态，促使凝聚的血小板、红细胞疏散。在补充血容量的同时也要注意纠正酸中毒和水电解质失衡。

（三）应用肝素

合理使用肝素是提高治愈率的重要手段。肝素具有强大的抗凝作用，可防止微血栓的形成。DIC 确立诊断后，应尽早使用肝素，用于高凝期治疗效果更为显著。肝素 25 ~ 50 mg（1 mg = 125 U）加于生理盐水或 5% 葡萄糖注射液 100 mL 内静脉滴注 1 小时，6 小时后可重复给药 1 次，50 mg 加入 250 mL 5% 葡萄糖注射液中缓慢滴注。用药过程中可用试管法测定凝血时间，控制在 20 ~ 25 分钟。肝素 24 小时总量可达 150 ~ 200 mg。肝素过量（凝血时间超过 30 分钟）有出血倾向（伤口渗血、产后出血、血肿或颅内出血），可用鱼精蛋白对抗，1 mg 鱼精蛋白对抗肝素 100 U。

不同产科疾病引起 DIC 应用肝素治疗也有区别。羊水栓塞并发 DIC，必须及早使用肝素，甚至不必等待化验结果。胎盘早剥并发 DIC，则应在补充血容量的情况下，迅速结束分娩，病因去除后，DIC 即可迅速被控制，而无须肝素抗凝治疗。

（四）应用抗血小板凝集药物

适用于轻型产科 DIC 或高度怀疑产科 DIC 而未肯定诊断或处于高凝状态的患者。双嘧达莫 400 ~ 600 mg 口服或静脉注射有对抗血小板凝集和黏附作用，不良反应少，安全，病情严重者可配合肝素使用。

（五）补充凝血因子

在促凝物质不断入血时，不宜补充凝血因子及输血，以免加重 DIC。当病因已去除，在抗凝治疗的基础上，即 DIC 过程停止，而出血倾向严重，或失血过多、贫血时，应补充新鲜血或血浆、纤维蛋白等。库存血超过 7 天，不宜用于产科 DIC 抢救。

（六）应用抗纤溶药物

抗纤溶药物在 DIC 早期忌用，只有当继发性纤溶亢进成为出血的主要原因时才可与足量肝素同时应用。处于纤溶亢进时用甘氨酸（4 ~ 6 g）、氨甲苯酸（0.1 ~ 0.3 g）、氨甲环酸（0.5 ~ 1.0 g）加入生理盐水或 5% 葡萄糖注射液 20 ~ 100 mL 静脉滴注对抗或抑制纤溶激活酶，使纤溶酶原不被激活，从而抑制纤溶蛋白的溶解。补充纤维蛋白原每次 2 ~ 4 g，达 1.5 g/L 为好。

（陈云照）

第十一章

女性不孕不育症

第一节　概述

不孕症指由于内分泌功能障碍、生殖器官异常，卵子、精子的质、量缺陷，导致胚胎在女性体内无法形成。不育症指女性虽有妊娠，但未能有正常分娩。由此可见，对女性而言，有女性不孕症、女性不育症之分。因各种男性原因引起的女方不孕、不育，均称为男性不育症。

不孕症与不育症（简称不孕不育症），可进一步区分为原发性与继发性：原发性指从未有妊娠或流产，继发性指患者曾有过妊娠或分娩，如宫外孕、人流、早产或正常分娩。

一、发病率

统计资料表明，正常性生活、未避孕的夫妇，60%左右可在半年内受孕，85%左右可在1年内受孕，另有4%～5%可在第2年内受孕。WHO建议将不孕不育症的诊断时间推荐为1年。如以1年为界，不孕不育症的发生率为10%～20%。

二、病因

导致不孕不育症的病因很多，其中单纯男性因素、单纯女性因素及男女双方共同因素所致不孕不育各占1/3左右。在女方有卵巢性不孕（排卵障碍）、子宫性不孕（宫体、宫颈因素）、输卵管性不孕（不通或功能不全）、免疫性不孕、习惯流产性不育等；在男方有精子生成障碍、输精管道阻塞、精液异常及性功能障碍等。由于对疾病的认识及设备条件的限制，临床上还将少部分找不到明确原因的不孕不育症统称为“原因不明性”不孕不育症。

三、辅助检查

在明确月经、性生活、孕产、遗传及全身病史等情况，并进行全身及妇科检查后，可选择性进行下列辅助检查。

1. 精液常规检查

以手淫取精为佳，检查前应禁欲3～5天。正常值：精液总量≥2.0 mL，pH 7.2～7.8，计数≥2 000万/mL，A级（快速直线运动）及B级（慢速前进）比例（A+B）>50%（2小时内），正常形态>70%，抗精子抗体阴性，高倍镜下白细胞<10个/视野。

2. 血液生殖内分泌激素测定

相关激素包括尿促卵泡素（FSH）、黄体生成素（LH）、雌二醇（E_2）、黄体酮（P）、睾酮（T）、泌乳素（PRL）等。值得提出的是上述大部分激素随月经周期出现周期性变化，故一般应在月经周期第2~4天采血。部分患者还应考虑做甲状腺及肾上腺功能检测。

除上述激素外，目前认为卵泡抑制素、卵泡激活素、卵泡成熟抑制素、上皮生长因子（EGF）、转化生长因子α（TGF-α）、转化生长因子β（TGF-β）、胰岛素样生长因子（IGF）等多种多肽对卵泡的生长、发育均有一定的调节作用。但限于试剂及技术原因，尚未能作为常规生殖检测项目。

3. 临床观察

基础体温（BBT）、宫颈黏液、阴道涂片、诊断性刮宫等检查简单易行，有助于通过靶器官了解雌、孕激素的水平及节律，但不能完全预测排卵，更不能代表卵子的质量及子宫内膜的受容性。

4. 输卵管通畅试验

包括输卵管通气试验、通液试验、子宫输卵管造影（HSG）、子宫输卵管超声造影（HSUG）、子宫输卵管放射性核素造影（RNHSG）等检查。其中，除RNHSG能较为可靠提示输卵管的定向输送功能外，其他试验均注重于输卵管的机械通畅性，且易受术者影响，较为主观。

5. 宫腔镜、腹腔镜检查

有条件者应尽可能做宫腔镜、腹腔镜检查，有助于明确诊断，找到“不明原因不孕不育”的病因，如卵巢状况、输卵管通畅情况、盆腔粘连、宫腔粘连、息肉、内膜异位症等，同时还能做治疗性手术。

6. 性交后试验（PCT）

简单易行，有助于了解性生活是否成功、宫颈黏液情况，尤其精子在宫颈黏液中的质量及数量。

7. 免疫检查

如抗精子抗体（AsAb）、抗卵巢抗体（AOA）、抗心磷脂抗体（ACA）等。其中心磷脂是细胞膜的组成部分之一，ACA多见于免疫损害、组织炎症后，检测ACA可了解胚胎的种植、生长，以及胎盘功能状况。

四、治疗

1. 药物治疗

如抗炎、促排卵、生精等。

2. 手术治疗

包括宫腔镜、腹腔镜助孕手术。

3. 子宫腔内人工授精（IUI）

将丈夫或供者的精子经洗涤筛选等方法优化处理后注入宫腔。

4. 配子输卵管内移植（GIFT）

将精子及卵子取出，经处理后再注入输卵管内。

5. 合子输卵管内移植（ZIFT）

取出精子及卵子，在实验室混合培养20小时左右，将受精卵注入输卵管内。

6. 体外受精及胚胎移植（IVF-ET）

取出精子及卵子，在实验室混合培养48小时后，将胚胎注入子宫腔内。这就是我们平常所说的试管婴儿技术，又称第一类试管婴儿技术。显而易见，试管婴儿意味着在体外实验室条件下，模拟母体环境，进行生命开始的最初2~4天，并不是指在试管内完成“十月怀胎”。

7. 卵子内单精子直接注射（ICSI）

将单个精子直接注射到卵细胞质内，简称第二类试管婴儿技术。主要用于男性极端少精及弱精所致不育。

8. 胚胎种植前遗传学诊断（PGD）

主要用于携带遗传疾患基因的夫妇，即先行上述第一类（IVF-ET）或者第二类试管婴儿（ICSI），在胚胎发育至4~8个细胞时，利用显微操作系统在其内取1~2个细胞，进行遗传疾病诊断。根据遗传诊断结果，仅将正常胚胎植入子宫。该项技术又简称第三类试管婴儿技术。

五、注意事项

（1）结婚3~6个月未能怀孕不必过于着急，切勿乱投医。

（2）不孕并非都是女方原因，男女双方应同时就诊检查。

（3）首先明确不孕原因。

（4）在明确不孕原因后，应该有针对性地进行治疗，切勿滥服中、西药及偏方。

（5）最好固定医院及医师，就近治疗，并且仔细保存病历及检查结果。

（张　云）

第二节　排卵障碍

排卵是成熟女性最基本的生殖生理活动，在成年妇女中，偶可出现无排卵周期，但如果无排卵持续发生或出现其他类型排卵障碍，则可导致不孕。

一、病因

女性正常的排卵过程是由下丘脑-垂体前叶-卵巢性腺轴控制的。它们之间存在自上而下的调节和自下而上的反馈调节。下丘脑脉冲式分泌促性腺激素释放激素（GnRH），作用于垂体，刺激垂体前叶促性腺细胞分泌FSH、LH，FSH、LH又作用于卵巢，在卵泡的发育、成熟、排卵、黄体形成和卵巢类固醇激素的分泌中起调控作用。卵巢分泌的雌、孕激素又对其上一级中枢起反馈性调节作用。下丘脑-垂体-卵巢这三个环节中任何一个环节功能异常，均可导致排卵障碍。引起排卵障碍的因素涉及精神性因素，全身性疾病，下丘脑-垂体-卵巢轴病变或功能失调，肾上腺或甲状腺功能异常等。下面只介绍性腺轴功能失调引起的排卵障碍。

1. 下丘脑功能障碍

除了先天异常、发育不全，主要为精神因素引起的下丘脑功能障碍，紧张、压力、环境改变导致下丘脑功能失调，GnRH 脉冲式分泌的振幅和频率改变，引起垂体促性腺激素的分泌明显低下，出现排卵障碍。神经性厌食症和长期服用避孕药造成排卵障碍均与下丘脑功能失调有关。多囊卵巢综合征（PCOS）的发生也与下丘脑调控机制失调有关。

2. 垂体功能障碍

主要表现为垂体促性腺激素分泌低下，长期缺乏足够的下丘脑 GnRH 的刺激，可导致垂体功能低下。其他如空泡蝶鞍、垂体肿瘤（最常见为垂体催乳素瘤）、席汉综合征是比较常见的引起排卵障碍的垂体病变。高催乳素血症时，垂体分泌过高的 PRL，由于旁分泌作用常导致垂体促性腺激素分泌功能减退，影响排卵。

3. 卵巢功能障碍

多囊卵巢综合征（PCOS）是最常见的引起排卵障碍的因素。卵巢早衰、卵巢对性激素不敏感综合征、卵巢发育不全、卵巢肿瘤均是引起排卵障碍的疾病。卵巢早衰和卵巢不敏感综合征都表现为高促性腺激素性闭经，但前者的卵巢萎缩，基本上没有卵泡，雌二醇（E_2）极度低下；而后者卵巢外观可表现正常，组织学检查见多数始基卵泡及少数初级卵泡，雌二醇（E_2）呈低水平或正常低值。一些轻度的卵巢性排卵障碍，如卵泡发育不良、黄素化未破裂卵泡综合征（LUFS）、黄体功能不全等也是导致不孕的原因。

二、诊断

对排卵障碍的患者应做系统的检查和评估。先排除全身性因素或疾病的影响，此外，还要考虑肾上腺皮质、甲状腺功能有无异常及对生殖功能的影响。对于排卵障碍要明确其病变部位、程度，从而有针对性地进行治疗。从以下几方面进行诊断。

（一）病史

不孕和月经改变的病史对诊断很有帮助。月经周期少于 21 天、不规则阴道流血、月经稀发、闭经均提示排卵障碍。从初潮即开始的月经稀发并逐渐加重或闭经，提示可能为多囊卵巢综合征（PCOS）。月经失调伴有泌乳，可以考虑高催乳素血症或闭经溢乳综合征或垂体肿瘤所致。

（二）体格检查

需要做全面的体格检查。注意体形、体态，是否肥胖，第二性征发育情况；有无高雄激素的表现，如痤疮、多毛；有无溢乳。妇科检查应注意阴毛分布的形态和密度、阴蒂有无肥大、有无外生殖器和子宫畸形、子宫发育情况、卵巢有无增大或肿瘤、有无生殖道或盆腔炎症。

（三）内分泌功能检查

1. 性腺轴内分泌激素测定

主要测定雌二醇（E_2）、黄体酮（P）、尿促卵泡素（FSH）、黄体生成素（LH）、睾酮（T）、催乳素（PRL）6 项。激素水平随卵泡的发育在整个月经周期中呈现周期性变化。每个实验室采用不同的检测方法及试剂，各有其正常范围。月经周期第 1～3 天取血测定基础值，月经周期第 22 天即月经前 7 天，取血测定 E_2 及 P，了解排卵和黄体功能。

（1）E_2：卵泡早期 E_2 < 184 pmol/L（50 pg/mL），随卵泡发育 E_2 迅速上升，排卵前 1～2 天达到峰值，自然周期为 918～1 835 pmol/L（250～500 pg/mL），每个成熟卵泡分泌雌二

醇（E_2）水平为918～1 101 pmol/L（250～300 pg/mL），排卵后E_2水平迅速下降，黄体形成后再次上升形成第二次峰值459～918 pmol/L（125～250 pg/mL），黄体萎缩后逐渐下降到卵泡早期水平。

（2）P：在黄体期的范围为16～95 nmol/L（5～30 ng/mL），黄体期P>16 nmol/L（5 ng/mL）可断定有黄体形成，黄体中期即排卵后7天左右P>32 nmol/L（10 ng/mL），足以证明功能性黄体的存在，说明黄体功能正常。

（3）FSH：基础值为5～15 IU/L，排卵前峰值为基础值的2倍以上。

（4）LH：基础值为5～15 IU/L，排卵前升高至2倍以上。

（5）PRL：正常范围为10～25 μg/L。

（6）睾酮：正常范围为0.7～2.8 nmoL/L（20～80 ng/dL）。

必要时应行甲状腺、肾上腺皮质功能测定，以明确是否由于甲状腺或肾上腺皮质功能异常引起排卵障碍。

2. 孕激素试验、雌孕激素试验

孕激素试验用于闭经的诊断，可初步鉴别闭经的类型。方法：每天注射黄体酮10 mg，连用5天，或每天注射黄体酮20 mg，连用3天，停药后观察5～10天，有撤退性出血者为试验阳性，无出血为阴性。试验阳性者，说明体内有一定雌激素水平，称为Ⅰ度闭经。试验阴性，说明体内雌激素不足，子宫内膜增生不良，或子宫内膜破坏，以至于对孕激素无反应。

对于孕激素试验阴性的患者，应进一步做雌孕激素试验。方法：每天口服己烯雌酚0.5～1.0 mg，连用22天，也可服用其他雌激素制剂，于最后3天每天注射黄体酮20 mg，停药后观察5～10天，有撤退性出血为雌孕激素试验阳性，称为Ⅱ度闭经，无撤退性出血为试验阴性。试验阳性说明内源性雌激素水平低下，不足以刺激子宫内膜增生，因而对孕激素的作用无反应，外源性雌激素的作用使子宫内膜增生良好，恢复对孕激素刺激的反应。试验阴性者可诊断为子宫性闭经。

3. 氯米芬（CC）试验

（1）方法：月经周期第5天开始，每天口服氯米芬50～100 mg，连服5天，以促发排卵，在服药3天后LH可增加85%，FSH增加50%，停药后LH、FSH即下降。如果以后再出现LH、FSH上升达到高峰，诱发排卵，表示为排卵型反应，如果停药后不再出现LH、FSH上升，即无反应。在服药第1、第3、第5天测LH、FSH，服药第3周测P、E_2，确定有无服药后LH、FSH升高及排卵。

（2）意义：目的是评估下丘脑-垂体-卵巢轴的功能。正常情况下，氯米芬作用于下丘脑-垂体，与内源性雌激素竞争受体，减弱体内E_2与受体的结合，解除雌激素对下丘脑及垂体的抑制作用，使血中FSH、LH升高，出现E_2高峰后，由于正反馈机制促发下丘脑释放GnRH，垂体出现LH高峰促发排卵。排卵后黄体形成，血中E_2、P升高。对GnRH兴奋试验有反应，对CC试验无反应，提示病变在下丘脑，对CC试验有反应的患者促排卵效果好。

4. GnRH兴奋试验

对于闭经患者行GnRH兴奋试验，目的是测定垂体对GnRH刺激的反应性及分泌FSH、LH的功能，从而鉴别闭经或排卵障碍的病因。

（1）方法。常在卵泡期进行，早晨空腹，将50～100 μg GnRH溶于5 mL生理盐水中，静脉推注。于30秒内注完，在注射前及注射后15分钟、30分钟、60分钟、120分钟各取血2 mL，用放射免疫法或酶联免疫法测定FSH、LH。也可用GnRH增效剂（GnRHa）做兴奋试验，因为GnRHa的生物效价比GnRH强10余倍，故做兴奋试验时只需5 μg，它的半衰期较长，采血观察时间也应延长，可在注射后30分钟、60分钟、120分钟、180分钟取血观察。

（2）结果判定。①正常反应。注射GnRH或GnRHa后，LH峰值比基础值升高2～3倍，高峰出现在给药后15～30分钟（GnRH）或60～120分钟（GnRHa）；FSH峰值在注药后15分钟出现，为基础值的1.5倍以上。②活跃反应。LH峰值比基础值升高超过5倍。③延迟反应。峰值出现较晚，约在注射后60～90分钟（GnRH）或120分钟（GnRHa）后才出现，其他标准同正常反应。④无反应或低弱反应。注射GnRH或GnRHa后，LH无上升或峰值比基础值升高不足2倍。

（3）临床意义。①正常反应，说明垂体对GnRH的刺激反应良好，垂体功能正常，闭经的病因可能在下丘脑。②活跃反应，说明垂体促性腺细胞对外源性GnRH的刺激反应强烈，垂体分泌LH的功能良好。③延迟反应，外源性GnRH刺激后不能在正常时间内引起LH峰，说明垂体反应较差，也可能存在下丘脑功能低下。④低弱反应或无反应，垂体对GnRH的刺激反应差或无反应。表示垂体功能低下，病变部位可能在垂体。但应排除垂体“惰性状态”，即垂体由于长期缺乏下丘脑GnRH刺激，可表现为功能低下，重复GnRH刺激后可以产生正常或较好的反应，说明垂体功能低下是继发于下丘脑功能障碍，如果重复试验仍无反应，表明病变在垂体。

5. 小剂量地塞米松抑制试验

对于高雄激素血症的患者进行此试验，可以鉴别雄激素的来源，从而有针对性进行治疗。雄激素是由肾上腺皮质和卵巢共同产生的，地塞米松可反馈性抑制垂体分泌ACTH，从而使肾上腺皮质分泌皮质醇和雄激素等减少，进行小剂量地塞米松抑制试验，可以鉴别雄激素升高的来源。方法：进行试验前取血测定睾酮、雄烯二酮、17-羟类固醇和皮质醇基础值，当晚给予地塞米松2 mg口服，第二天取血重复测定上述激素水平，若它们的血浆水平仅部分减少（减少小于50%），则雄激素主要来源于卵巢，相反则来源于肾上腺，在这种情况下应进一步做ACTH兴奋试验等其他内分泌试验，以排除库欣综合征、肾上腺腺瘤、酶缺乏或罕见的自主分泌雄激素的卵巢和肾上腺肿瘤。

（四）其他检测有无排卵的方法

1. 基础体温测定（BBT）

BBT是一种最简单的检测有无排卵的手段。BBT呈双相，说明体内有孕激素的作用，除外黄素化未破裂卵泡综合征（LUFS），即说明有排卵。典型的双相BBT表现为高温期比低温期上升0.4～0.5 ℃，高温期持续12天或以上。不典型双相表现为黄体期短于12天，基础体温呈梯形上升或梯形下降，可能为黄体功能不全的一种表现。BBT单相说明无排卵。排卵可发生在体温转变前后1～3天。有时体温上升前出现一最低点，可能是最接近排卵的时间。值得注意的是，发生LUFS时，因为有孕激素分泌，所以BBT呈双相，但没有发生排卵。

2. 子宫内膜检查

在月经前或月经来潮12小时内进行子宫内膜活检，将子宫内膜送病理检查，病理结果可分为3种类型：正常分泌期或月经期子宫内膜提示有排卵，黄体功能正常；如果为增生期子宫内膜，说明无孕激素作用，即无排卵；分泌期子宫内膜伴有间质反应差，可能为黄体功能不全的一种子宫内膜表现。应注意LUFS时，虽然子宫内膜呈现分泌期改变，但并无排卵。子宫内膜活检可以对子宫内膜结核做出诊断。

3. 宫颈黏液检查

随卵泡的发育，分泌雌激素增加，受雌激素的作用，宫颈黏液分泌逐渐增加，变稀薄，清亮而透明，能拉成细丝，至排卵前，宫颈黏液涂片干燥后镜检出现典型的羊齿状结晶。排卵后，宫颈黏液变稠，不能拉成细丝，结晶变为不典型而逐渐消失，至排卵后7天左右出现椭圆体。宫颈黏液检查只能粗略地反映体内雌激素水平及雌孕激素作用的转变，并且需要做动态观察。

4. 阴道细胞学检查

受体内雌孕激素水平的影响，阴道上皮细胞呈现周期性变化，雌激素水平越高，阴道细胞越成熟。正常月经周期中，排卵前受高水平雌激素的影响，阴道涂片中出现大量核致密、固缩而胞浆嗜酸的表层上皮细胞，细胞平铺，排列均匀，背景清洁。排卵后，受孕激素影响阴道涂片中出现多量核呈网状而胞浆嗜碱性的中层细胞，细胞呈梭形排列成堆，背景不清洁。但应注意，阴道细胞学检查结果可受炎症的影响。LUFS时也出现孕激素作用的表现，因此应结合其他检测手段判断有无排卵。

5. B超监测

B超连续监测，可以直观地观察卵泡发育及排卵情况，卵泡逐渐发育，至成熟后直径达到18~25 mm，卵泡消失或突然缩小，表明排卵。发生LUFS时，成熟卵泡不消失或继续增大。

（五）引起排卵障碍常见疾病的诊断

1. 闭经

闭经分为原发闭经和继发闭经。对于闭经患者应进行孕激素试验或雌孕激素试验，了解闭经的程度，并排除子宫性闭经。对于排卵障碍导致的闭经，为便于治疗，常根据促性腺激素水平分为以下3种类型。

（1）正常促性腺激素：FSH、LH均为5~15 IU/L，常为下丘脑功能障碍所致。

（2）低促性腺激素：FSH、LH均 <5 IU/L，可能为下丘脑-垂体功能障碍所致，应进一步做GnRH兴奋试验。

（3）高促性腺激素：FSH、LH均 >30 IU/L，为卵巢功能障碍所致。

2. 高催乳素血症

血清催乳素（PRL）>25 μg/L，诊断为高PRL血症，应排除药物和生理性因素所致。PRL >100 μg/L时，应做垂体CT或核磁共振检查，诊断有无垂体肿瘤。

3. 多囊卵巢综合征

以下几项作为多囊卵巢综合征（PEOS）的诊断依据。

（1）临床表现：月经稀发、闭经或功血，常合并不孕，可能有多毛、肥胖、痤疮等高雄激素血症的表现。

（2）激素测定：血清LH升高，睾酮（T）升高，LH/FSH≥3。

（3）B超：双侧卵巢增大，每平面有10个以上2~6 mm直径的小囊泡，主要分布在卵巢皮质的周边，少数散在于间质内。

（4）腹腔镜：见卵巢增大，表面苍白，包膜厚，表面多个凸出的囊状卵泡。

4. 黄素化未破裂卵泡综合征（LUFS）

月经周期基本正常，BBT 呈双相，子宫内膜有分泌期改变，但 B 超监测卵泡增大至 18～20 mm，72 小时仍不缩小或继续增大，宫颈黏液显示黄体期改变，血清 P＞3 ng/mL，即可诊断 LUFS。血清 FSH、LH、E_2 水平与正常排卵周期无明显差别。

5. 黄体功能不全

（1）子宫内膜组织学检查能反映雌孕激素的生物学效应，在预计月经来潮前 1～3 天做子宫内膜活检，如组织学特征迟于正常周期的组织学特征 2 天，可结合其他指标诊断黄体功能不全，但必须准确判断子宫内膜活检日是月经周期的第几天。

（2）BBT：一般认为黄体期少于 10 天为黄体期过短，只能作为黄体功能不全的参考指标。

（3）黄体酮测定：黄体中期（排卵后 7 天）血清黄体酮水平达高峰，若 P＜48 nmol/L（15 ng/mL），为黄体功能不全。

6. 高雄激素血症

一般认为血清 T＞3. 12 nmol/L（90 ng/dL）为高雄激素血症。女性体内雄激素主要来源于卵巢和肾上腺，可进行小剂量地塞米松试验，鉴别雄激素的来源。避孕药可抑制卵巢雄激素的分泌，口服避孕药后睾酮水平降低，说明过高的雄激素主要来源于卵巢。

三、治疗

（一）常用促排卵药物的应用及促排卵方案

1. 枸橼酸氯米芬（CC）

CC 是最基本的促排卵药物。它具有抗雌激素作用，主要作用部位在下丘脑，与内源性雌激素竞争受体，使下丘脑对雌激素的正反馈作用敏感，促使下丘脑 GnRH 释放，刺激垂体分泌 FSH、LH，促进卵泡发育排卵。使用 CC 的条件是体内要有一定的雌激素水平，垂体功能良好。适应证为：下丘脑性闭经，服用避孕药引起的闭经，多囊卵巢综合征（PCOS），高催乳素血症引起的排卵障碍。基本用法是：月经周期第 5 天开始，每天口服 CC 50～100 mg，连用 5 天。

联合用药方案如下。

（1）E＋CC＋hCG：于月经周期第 5 天开始，服用小剂量雌激素，如己烯雌酚 0. 25 mg/d 或补佳乐 0. 5 mg/d，连用 20 天，接着服 CC 50～100 mg/d，连用 5 天，停用 CC 3 天后，每天肌内注射 hCG 3 000 IU，连续 3 天，也可 B 超监测卵泡发育，当主卵泡直径达到 18 mm 以上时，肌内注射 hCG 10 000 IU。此方案用于原发闭经、继发闭经、月经稀发的患者。

（2）CC＋E＋hCG：于月经周期的第 5～9 天口服氯米芬，每日 1 次，每次 50～100 mg，接着服小剂量雌激素，如己烯雌酚 0. 25 mg/d 或补佳乐 0. 5 mg/d，连用 7～15 天。在月经周期的第 11 天开始监测卵泡发育，主卵泡直径达到 18 mm 以上时，肌内注射 hCG 10 000 IU。此方案用于月经稀发、卵泡期过长、无排卵患者。

（3）CC＋HMG＋hCG：月经周期第 3～7 天口服氯米芬，每日 1 次，每次 50 mg，月经周期第 8 天、第 10 天每天肌内注射 HMG 150 IU，第 11 天开始监测卵泡发育，根据卵泡发育情况，隔日肌内注射 HMG 150 IU，至卵泡成熟，肌内注射 hCG 5 000 ~ 10 000 IU。

2. 促性腺激素

促性腺激素包括垂体前叶分泌的 FSH、LH 以及胎盘合体滋养层细胞分泌的人绒毛膜促性腺激素（hCG）。常用的促性腺激素制剂有人绝经期促性腺激素（HMG）、纯化的 FSH、高纯度 FSH（FSH-HP）、基因重组 FSH（r-FSH）、hCG。

FSH、LH 的作用是促进卵泡的发育和成熟，hCG 具有类似 LH 作用，可以激发成熟卵泡排卵和促进黄体形成。促性腺激素应用的适应证为下丘脑-垂体功能障碍所导致的闭经或排卵障碍；CC 治疗无效的排卵障碍；辅助生殖技术中的超促排卵；不明原因性不孕。基本用药方法：于月经周期或撤退性出血的第 3 ~ 5 天开始用药，每天肌内注射 HMG 或 FSH 75 ~ 150 IU，月经周期第 10 天开始 B 超监测卵泡发育情况，如卵泡发育良好则维持原剂量，如无优势卵泡发育，可每隔 5 ~ 7 天增加 75 IU，至卵泡成熟。制剂的选择及起始剂量根据患者的具体情况而定。对低促性腺激素的闭经患者可用 HMG，起始剂量为 2 支/天；促性腺激素水平基本正常的闭经患者，一般采用 HMG 1 支/天起步。PCOS 患者宜用 FSH 制剂，且应从小剂量起步，每天用 FSH 52. 5 ~ 75 IU。用促性腺激素促排卵的过程中，应严密监测，防止 OHSS 的发生。

联合用药方案如下。

（1）CC + HMG + hCG：同氯米芬的联合用药。

（2）HMG/FSH + hCG：于月经周期或撤退性出血的第 2 ~ 5 天开始用药，HMG 或 FSH 的起始剂量为 75 ~ 150 IU，月经周期第 10 天开始 B 超监测卵泡发育，如无优势卵泡发育，可每隔 5 ~ 7 天增加 75 IU HMG 或 FSH，至卵泡成熟，主卵泡直径≥18 mm 时，肌内注射 hCG 5 000 ~ 10 000 IU。对促性腺激素水平正常的患者，起始剂量可用 75 IU，促性腺激素低下时起始剂量可用 150 IU。

（3）FSH + HMG + hCG：HMG 中含有 75 IU FSH 和 75 IU LH，FSH 是纯尿促卵泡素，可以在前 3 ~ 5 天用 FSH，以后用 HMG，特别是 PCOS 患者，血中 LH 水平高于正常，采用 FSH 制剂效果更好。

3. 促性腺激素释放激素及其类似物

促性腺激素释放激素（GnRH）是由下丘脑分泌的多肽类激素，它呈脉冲式分泌，每 90 ~ 120 分钟释放 1 次，促进垂体 FSH、LH 的分泌。因为 GnRH 促进 LH 分泌的作用强于促进 FSH 分泌的作用，所以又称为黄体生成素释放激素（LHRH）。GnRH 已经人工合成，化学名为 gonadorelin。促性腺激素释放激素类似物（GnRHa）是 GnRH 的高效类似物，它的作用比 GnRH 强 10 ~ 20 倍，给药初期促进垂体的促性腺激素分泌，持续给药可造成垂体降调节，即抑制垂体促性腺激素的分泌，由此可治疗一些雌激素依赖性疾病。常用的制剂有布舍瑞林、组氨瑞林、亮丙瑞林、那法瑞林、高舍瑞林。可以滴鼻、皮下或静脉给药。GnRH 治疗的适应证是下丘脑功能障碍所致的闭经或排卵障碍。

联合用药方案如下。

（1）GnRH 脉冲治疗：月经周期或撤退性出血第 5 天开始，用微量注射泵静脉或皮下给药，静脉给药效果好，剂量为每次脉冲 5 ~ 20 μg，频率为每 60 ~ 120 分钟给药 1 次，用药过程中监测卵泡发育，在确定排卵后，基础体温上升第 2 天时停用 GnRH，改用 hCG 2 000 IU 肌内注射，每 3 天 1 次，共 4 次。也可于黄体期继续用 GnRH 脉冲给药刺激黄体功能。

GnRH 脉冲治疗适用于下丘脑性闭经或排卵障碍的患者。

（2）GnRH 诱发排卵：HMG 或 CC 促进卵泡发育成熟后，给予 GnRH 可以刺激垂体分泌 LH 和 FSH，诱导排卵。方法为在卵泡成熟后，每天肌内注射 GnRH 100～200 μg，或 GnRHa 5～10 μg，连用 3 天，也可一次冲击给药。给予 GnRH 后，LH 的分泌仍然在正常范围内，可以避免由于大剂量给予 hCG 诱导排卵而导致或加重 OHSS。

（3）GnRHa 可用于治疗雌激素依赖性疾病，用于辅助生殖技术中的超促排卵方案，还可用于 PCOS 治疗的联合用药。

（二）对于不同排卵障碍的特殊治疗

1. 闭经

闭经患者应首先明确其程度和病因。雌激素水平极度低下的Ⅱ度闭经患者，应先用人工周期治疗 3 个月，使卵巢恢复对促性腺激素的敏感性，然后再用促排卵治疗。对于下丘脑性闭经和排卵障碍，氯米芬是首选和最简单的治疗方案，也可以用 GnRH 脉冲治疗。下丘脑-垂体功能障碍所致闭经和排卵障碍可以用 HMG 或纯 FSH 促排卵。

2. 高催乳素（PRL）血症

高 PRL 血症可导致无排卵和黄体功能不全，溴隐亭是特效药物。对于特发性高 PRL 血症或闭经溢乳综合征合并不孕的患者，可用溴隐亭治疗，开始为每天 2 次，每次口服 1.25 mg，连用 7 天，若无严重不良反应，可改为每天 2 次，每次 2.5 mg，与餐同服可以减少胃肠道刺激症状。服药 1 周后 PRL 开始下降，服药 2 周后可停止溢乳，服药 4 周常可恢复月经和排卵。服药过程中应通过监测血清 PRL 水平来调整用药量，当 PRL 水平正常后，可逐渐减至维持量，即能维持 PRL 水平正常的最小用药量：溴隐亭每天最大剂量为 10 mg，最小维持量为 2.5 mg，PRL 恢复正常后 3 个月内多能自然排卵并妊娠，仍无排卵者可加用 CC、HMG 等促排卵药。溴隐亭可抑制垂体催乳素瘤的生长，长期应用可使垂体催乳素瘤逐渐萎缩。对微腺瘤合并不孕患者，首选溴隐亭治疗；腺瘤或巨腺瘤可以考虑手术切除。笔者曾用溴隐亭治疗数例失去手术机会（骨质浸润又有鞍上扩展）又迫切要求生育的患者，获得妊娠。但整个孕期应严密监测、随访。

3. 多囊卵巢综合征（PCOS）

PCOS 患者的内分泌特征为血中 LH 和 T 升高。氯米芬促排卵是一种安全有效的方法。氯米芬无效时可用促性腺激素。因为促性腺激素直接刺激卵巢，可以使多个卵泡同时发育，极易发生卵巢过度刺激综合征（OHSS），应特别谨慎，初始剂量要小，并且严密监测。PCOS 患者本身内源性 LH 过高，所以用纯 FSH 制剂促排卵效果优于 HMG。FSH 或 HMG 的初始剂量为每天肌内注射 37.5～75 IU。PCOS 患者体内过高的雄激素影响卵泡的发育，可先用肾上腺皮质激素或孕激素抑制雄激素的分泌，再促排卵效果更好，具体用法见高雄激素血症的促排卵治疗。

4. 黄素化未破裂卵泡综合征（LUFS）

LUFS 常在进行卵泡监测时发现，可能是某一周期偶然发生，若连续 2 个月经周期出现并且影响受孕，则应治疗。有两种治疗方法：①促发排卵，当 B 超监测卵泡成熟，直径达到 18～24 mm 时，肌内注射 hCG 5 000～10 000 IU，也可在用 hCG 的同时，加用 HMG 150 IU 或 FSH 150 IU；②促进卵泡发育，对于卵泡未达成熟大小即发生黄素化者，可用 CC + hCG 或 HMG/FSH + hCG 促排卵方案。

5. 黄体功能不全

（1）补充黄体功能：外源性给予孕激素支持子宫内膜的发育，以利于受精卵的种植和发育，排卵后每日肌内注射黄体酮 10～20 mg，至妊娠 8 周后逐渐减量，国外采用黄体酮阴道栓剂，使用更方便，每日 50～100 mg。

（2）促进黄体功能：hCG 能促进和维持黄体功能，排卵后每日肌内注射 hCG 1 000 IU 或隔日肌内注射 2 000 IU。

（3）促进卵泡发育和黄体功能：因为卵泡发育不良可导致黄体功能不足，因此对于卵泡发育不良者用促排卵治疗效果好，可用 CC + E + hCG 或 HMG/FSH + hCG 方案。

6. 高雄激素血症

肾上腺来源的高雄激素血症，可用肾上腺皮质激素抑制，如从月经周期第 2 天开始，每天口服地塞米松 0. 375 mg，连用 22 天，同时加用促排卵治疗。卵巢来源的高雄激素血症，如 PCOS 患者，可用孕激素制剂对抗，常用有孕激素类短效口服避孕药和醋酸环丙黄体酮（达英-35）等，连用 1～3 个周期，待雄激素降到正常水平后，开始促排卵治疗。

（三）卵泡发育的监测

1. B 超监测

用药前常规检查子宫、卵巢及盆腔状况，自月经周期第 10 天开始，隔日或每天监测卵泡的发育情况和子宫内膜的厚度。卵泡成熟的征象，卵泡直径≥18 mm，部分卵泡内壁可见半月形的突起，称“卵丘征”，提示 24 小时内将发生排卵。排卵征象，成熟卵泡消失或明显缩小、内部结构模糊，有时子宫直肠陷凹内可见游离液体。子宫内膜类型：A 型，呈三线型，即在子宫中心纵切面有三条线型强回声；B 型，内膜与周围肌层等回声，中线回声可见但不强；C 型，内膜与周围肌层相比为均匀的强回声。A 型、B 型内膜，达到 8 分钟以上，妊娠率较高，子宫内膜成熟延迟可能与激素水平不足或子宫内膜雌、孕激素受体缺乏有关。

2. 激素监测

（1）雌二醇（E_2）：卵泡发育过程主要合成及分泌雌二醇，循环中 95% 的 E_2 来自于优势卵泡，在卵泡早期 E_2 处于低水平，随着卵泡的发育，E_2 的分泌增加，排卵前 24～36 小时 E_2 达高峰，排卵后，循环中 E_2 水平迅速下降，3 天降到最低值，约为峰值的 50%，排卵后 7 天左右黄体形成，E_2 再度上升形成第二峰。在 LH 峰启动时，每个直径大于 17 mm 的卵泡最高 E_2 水平为 250～500 pg/mL。由于排卵前 E_2 上升经历 6 天时间，并且血中 E_2 测定不能很快出结果，因此不易准确掌握 E_2 峰值的出现时间，应结合 B 超和其他方法来预计排卵时间。

（2）LH 测定：卵泡成熟，血中 E_2 达高峰诱导 LH 峰出现，血 LH 起始峰在排卵前 32 小时，顶峰在排卵前 16. 5 小时左右出现，须连续测定才能测得 LH 峰值。尿 LH 峰比血 LH 峰晚出现 6～7 小时，与血 LH 水平有很好的相关性，尿 LH 定性测定方法简便快速，预计卵泡近成熟时，每 8 小时测定一次，一般在尿 LH 峰出现后的 14～28 小时内排卵。

3. 宫颈评分

宫颈及分泌的黏液随 E_2 水平的变化呈现周期性变化，随卵泡发育，分泌 E_2 增加，宫颈口松弛张开，黏液量增多，清澈透明似蛋清样，拉丝度渐增，出现羊齿状结晶，排卵后在孕激素作用下黏液分泌量迅速减少、变稠，宫颈口闭合。宫颈评分（CS）可反映卵巢的反应性和卵泡的发育情况，当 CS≥9 分时，结合 B 超监测，可判断卵泡成熟（表 11-1）。

表 11-1　宫颈评分法

宫颈因子	0 分	1 分	2 分	3 分
宫颈黏液	无	少量黏液，从宫颈管内取出	宫颈外口见光亮黏液滴	多量黏液，可从宫颈外口溢出
拉丝性	无	从宫颈口能拉丝到外阴 1/4 长度	从宫颈口能拉丝到外阴 1/2 长度	从宫颈口能拉丝到外阴全长
羊齿结晶	不定型物质	仅在某些部位有线形结晶，无侧支	有些部位有良好的结晶，另一些部位仅有线形结晶或无定形物	整个涂片表现羊齿结晶
宫颈	关闭	裂隙	部分开放	充分开放，呈瞳孔样改变

（四）卵巢过度刺激综合征（OHSS）的处理

卵巢过度刺激综合征（OHSS）是卵巢对促性腺激素超生理反应而导致的一种严重医源性并发症，病理生理特点为大量血管内体液外渗导致血容量极度耗竭及血液浓缩，严重者可危及生命。在辅助生殖技术（ART）中，由于广泛应用超促排卵，轻度 OHSS 经常发生，并无危险，但对于中、重度 OHSS 应十分重视。近年来，由于促性腺激素释放激素激动剂（GnRHa）在控制性超促排卵中的合理应用、取卵技术的提高及对 OHSS 的进一步了解和预防，使 OHSS 的发生率明显下降。

1. 发生机制

OHSS 的发生机制尚不十分明确，可能的机制为卵巢受促性腺激素过度刺激后导致多数卵泡同时发育，产生过多的雌激素，使肾素-血管紧张素-醛固酮系统被激活，前列腺素（PG）合成增加，并产生大量的组织胺、5-羟色胺类活性物质，与炎性介质及血管通透因子共同作用，使毛细血管损害，促进血管通透性增加，血管内体液大量渗漏，导致腹腔积液、胸腔积液、弥漫性水肿、蛋白丢失。而血管内循环血量减少，血容量降低、血液浓缩，肾灌注量减少，导致少尿或无尿、氮质血症、酸中毒、肝脏损害，同时伴有水电解质失调、低血容量休克。血液浓缩后，血黏稠度增加，血凝亢进可引起血栓形成，严重者危及生命。卵巢多囊状增大，有发生蒂扭转、破裂或出血致急腹症的危险。

2. 高危因素

（1）大剂量外源性促性腺激素的使用：在 IVF-ET、GIFT 及 IUI 等辅助生殖技术中，为了获取更多的卵母细胞及较多高质量的胚胎，卵泡期一开始即使用大剂量的促性腺激素，来募集大批卵泡，多数卵泡同时发育，分泌过量的雌激素，诱发 OHSS 的发生。

（2）hCG 的触发作用：辅助生殖技术中需要应用大剂量的 hCG 促进卵泡的最后成熟和诱发排卵，排卵后应用 hCG 支持黄体。外源性 hCG 刺激 PG 的产生，使 5-羟色胺等活性物质被激活，触发 OHSS 的发生。如果妊娠，持续内源性 hCG 共同作用，更加重 OHSS，症状可持续 2 ~ 3 个月。

（3）卵巢过度敏感的高危人群：多囊卵巢综合征患者卵巢内有许多囊状小卵泡，在促性腺激素刺激下同时发育，易发生 OHSS。年轻瘦弱的妇女对促性腺激素的耐受性差，很容易发生过度反应。因此，治疗应个体化，对这两种人群应减少促性腺激素的用量，避免发生中、重度 OHSS。

3. 临床表现和诊断

OHSS 一般在排卵后 3～10 天出现，临床上表现为胃肠道不适、恶心、呕吐、腹腔积液、胸腔积液、少尿、胸闷、卵巢增大等症状。此综合征为自限性，若未妊娠，在 20～40 天内症状消失，一旦妊娠可持续 6～8 周，若症状一度缓解后再次加重，妊娠可能性极大，排卵后第 9 天症状加重多数与妊娠有关。根据临床表现和实验室检查，OHSS 的诊断并不困难，为了指导治疗和评估预后，常将 OHSS 分为轻、中、重三度。

（1）轻度：胃部不适，轻微腹胀或下腹痛、恶心。B 超检查卵泡数多于 10 个，卵巢直径 <5 cm，少量腹腔积液，血 E_2 >1 500 pg/mL。

（2）中度：恶心、呕吐、腹痛、腹胀加重。B 超检查卵巢直径 5～10 cm，黄素化囊肿，中等量腹腔积液。血清 E_2 >3 000 pg/mL。

（3）重度：腹胀加重，体重增加，严重少尿，心肺功能障碍，呼吸困难，大量腹腔积液，严重者可有胸腔积液，甚至心包腔积液，深部静脉血栓。B 超检查卵巢直径 >10 cm。实验室检查血液浓缩，血液黏稠度增加，红细胞压积 HCT >50%，低蛋白血症，血液高凝状态，水电解质紊乱，肝肾功能损害。

4. 治疗

（1）轻度：不需治疗，可自然缓解。鼓励患者多饮水、多小便，多进高蛋白饮食，适当限制活动。

（2）中度：卧床休息，适量进水和补充体液，对症处理，尽早确诊妊娠，观察病情变化，对于有病情加重倾向者，及早给予扩容和白蛋白治疗。

（3）重度：入院治疗，防止严重的并发症。治疗包括以下几方面。①卧床休息，每日测腹围、体重、血压，记出入量。尽早确诊妊娠，检查血、尿常规，血液黏稠度，电解质，肝肾功能，血浆蛋白水平和凝血机制。B 超检查卵巢和胸腔、腹腔积液情况。②保持胶体渗透压，静脉滴注白蛋白、新鲜血浆或血浆代用品，白蛋白每天给予 10～20 g。③补充液体，维持有效循环血量，防止血液浓缩及肾功能衰竭，保持水电解质平衡。可用低分子右旋糖酐 500～1 000 mL、生理盐水、葡萄糖液。对于体液大量潴留者，限制盐分及液体入量。酸中毒者可给予 5% 碳酸氢钠纠正。④降低毛细血管渗透性，阻止液体渗漏，可给予糖皮质激素，如泼尼松 5 mg，每日 3 次，或前列腺素拮抗剂，吲哚美辛 25 mg，每日 3 次，妊娠期慎用。近年来提出，马来酸氯苯那敏（扑尔敏），一种 H_1 受体阻断剂，对维持膜通透性的稳定性有一定作用。⑤严重胸腹腔积液，伴心肺功能障碍，可于 B 超引导下穿刺放液，以改善症状。每次腹腔积液引流量一般为 2 000～3 000 mL，应缓慢放液。可同时穿刺卵泡囊内液，减少血雌激素量，但要防止流产。⑥少尿处理，发病早期的少尿属肾前性，及时扩充血容量一般能维持正常尿量，病情严重有肾功损害而发生少尿者，可采用甘露醇利尿。多巴胺可以增加肾灌注量而增加尿量。在未充分扩容前，禁用利尿剂。⑦若血液呈高凝状态时，适当给予肝素化治疗有利。注意下肢活动，防止深部静脉血栓形成。⑧保守治疗无效时，可考虑终止妊娠。⑨若出现卵巢黄体囊肿破裂、出血或蒂扭转等急腹症，应剖腹探查，尽量保留卵巢组织。⑩全身情况不良者应预防感染。

5. 预防措施

（1）合理应用促排卵药物，促排卵药物起始剂量不能太大，刺激排卵数目不宜太多。警惕可能发生 OHSS 的高危因素，对氯米芬敏感者容易发生 OHSS，年轻、瘦弱的妇女及 PCOS

患者促排卵时要特别小心控制用药量。

（2）在超促排卵过程中，加强B超和血E_2监测，根据卵泡数目和E_2水平调整HMG或FSH剂量，若排卵前$E_2 \geq 1\ 500$ pg/mL、B超监测卵巢直径≥5 cm、3个或更多卵泡直径≥17 mm，应慎用hCG诱发排卵；若$E_2 \geq 2\ 000$ pg/mL、B超监测卵巢直径≥6 cm、4个或更多卵泡直径≥17 mm，则放弃用hCG诱发排卵。

（3）在超促排卵周期，不用或慎用hCG支持黄体功能，采用黄体酮更合适。

（4）对于LH水平增高或PCOS患者，先用GnRHa造成垂体降调节，后再使用FSH或FSH-HP促排卵，可以减少OHSS的发生，提高妊娠率。

（5）有学者报道，于hCG给药后36小时静脉滴注白蛋白5～10 g，可以减少OHSS的发生和严重程度。

（彭　湛）

第三节　子宫性不孕不育

子宫和宫颈的形态及功能障碍，不但可导致受精、着床障碍，还可引起流产及早产。

一、先天性无子宫、阴道缺如或发育异常

常首先表现为原发性闭经或性生活障碍。治疗方法根据病因而论。一般先予以矫形，恢复阴道、子宫的形态后，再考虑治疗不孕、不育。

对不孕、不育伴子宫畸形者，可考虑先进行手术治疗，一旦妊娠，给予保胎及重点产前监护，放宽剖宫产手术指征，预防早产及母婴并发症。

二、子宫肌瘤

目前认为，子宫肌瘤的发生常与性激素（E_2、P、T、PRL）、胰岛素、生长激素紊乱，并与遗传因素及某些细胞因子有关。多见于生育期妇女，可发生于宫颈、宫体、阔韧带内。在宫体又可区分为浆膜下、壁间及黏膜下子宫肌瘤。

子宫肌瘤导致不孕的原因是多方面的，除引起内膜发育不良，影响胚胎种植，导致流产外，肌瘤发生的内在因素本身常常导致排卵障碍、内膜发育不良或子宫及内膜微循环功能失调。根据症状、妇科检查，尤其是阴道B超、宫腔镜和腹腔镜检查，子宫肌瘤的诊断并不困难。但应同时明确子宫肌瘤的大小、部位、数目、有无变性及生长速度等。一旦确诊，大部分子宫肌瘤患者可行观察、随访。子宫肌瘤合并无排卵可考虑CC，CC＋HMG/FSH＋hCG或HMG/FSH＋hCG治疗。子宫肌瘤合并月经过多、痛经者可适当选择他莫昔芬、米非司酮、达那唑及促性腺激素释放激素、激动药等治疗。

对药物治疗无效、要求生育、明显影响到子宫内膜的完整性及功能（如黏膜下肌瘤），或有变性、生长加速、局部不适时，应首选肌瘤挖除术。术中尽可能完整挖除所有肌瘤，但注意尽量不要涉及子宫内膜。术后常规避孕两年，以避免过早妊娠后子宫破裂的风险。欧美学者认为妊娠是愈合子宫切口的最佳方法，并不要求术后常规避孕，目前国内部分学者建议患者避孕6～12个月。

三、宫腔粘连性不孕

宫腔粘连（IUA）是由于宫腔手术（如刮宫）、炎症而形成的子宫内膜形态及功能变化，严重时可导致宫腔闭锁。轻度 IUA 常常漏诊。由于 IUA 影响了胚胎的着床及生长，即使是轻度 IUA 也可引起原发或继发不孕不育。

宫腔镜检查是诊治 IUA 的最佳方法，术中可在明视下完全分离粘连。无条件者可行 HSG 或做子宫探针探查及探针子宫粘连分解，但手术不易彻底。术毕放置 IUD，同时给予雌/孕激素促进子宫内膜生长 3 个月，防止再次粘连。

四、宫颈性不孕

宫颈在女性生殖系统的解剖及功能上有着十分重要的意义，它既是女性内生殖器的机械保护屏障，又是卵巢性激素的靶器官（分泌宫颈黏液）。宫颈疾患，如宫颈畸形，宫颈炎症，宫颈黏液质量及数量异常，包括宫颈免疫异常等均可导致不孕症。

宫颈畸形常伴有子宫畸形，治疗方法应综合子宫畸形情况而定。宫颈炎症如宫颈糜烂、肥大可引起宫颈黏液的质量及数量异常及局部免疫功能失调而影响精子的通过，造成不孕。在排除癌变、养成良好的卫生习惯基础上，应予局部抗感染治疗。必要时考虑物理治疗，如射频、激光等治疗。

另外，全身内分泌失调，局部宫颈瘢痕（手术、分娩创伤、物理治疗后）也可导致宫颈黏液质量及数量下降而致不孕。为此应针对病因进行治疗，必要时行宫腔内人工授精。

（彭　湛）

第四节　输卵管性不孕

正常受孕过程中，输卵管必须通畅，其平滑肌及上皮纤毛的定向运动功能必须完好。由于炎症、外伤或手术引起双侧输卵管阻塞或功能不全而导致的不孕，简称为输卵管性不孕。输卵管性不孕约占女性不孕的 1/3，近年来，主要由于附件炎的增加，其发病率有上升的趋势。

一、病因

输卵管性不孕常见于慢性输卵管炎（包括结核性输卵管炎）、宫外孕术后或输卵管结扎术后。慢性输卵管炎多见于人工流产、不全流产、产褥感染、性病（如淋病、沙眼衣原体）、盆腔结核之后，常因急性输卵管炎、急性盆腔炎、化脓性阑尾炎治疗不及时引起，有时可伴有明显的输卵管积水或积脓。

输卵管结核常继发于全身结核之后，同时可伴有子宫内膜结核，除全身症状及慢性输卵管炎外，还表现为月经减少、痛经及内膜钙化、粘连等。

慢性输卵管炎常表现为下腹部、腰骶部酸痛、下坠感，常因劳累而加剧。可伴有白带增多、性交疼痛等。由于盆腔粘连，可能有膀胱、直肠充盈痛或排空时疼痛，或其他膀胱直肠刺激症状，如尿频、里急后重等。有时无明显症状，或无明显急性盆腔炎症病史。妇科检查可见双侧或单侧附件增厚或条索状轻压痛，可无明显包块。

二、辅助检查

要尽可能找出炎症的病因，以选择有效的抗感染、抗结核治疗。在急性炎症缓解后，为了解输卵管阻塞的部位及程度，可选择做子宫输卵管碘油造影（HSG）、子宫输卵管超声造影，有条件者可做宫腔镜、腹腔镜及放射性核素子宫输卵管造影（RNHSG），了解宫腔、盆腹腔状况及输卵管的功能。

三、治疗

重在预防，养成良好的个人卫生习惯，注意经期、人工流产后及产褥期卫生保健，避免生殖道感染，包括性传播疾病（STD）的感染。一旦发生炎症，应积极抗感染治疗。遗留轻度输卵管阻塞或功能障碍者，可考虑行中药活血化瘀、理疗及输卵管通液治疗，有条件者可行经宫颈输卵管导管疏通术。

对于双侧输卵管绝育术后，或明显输卵管阻塞者，可考虑手术复通。对明显的输卵管粘连、包裹及积水，可在腹腔镜下进行粘连分解、积水切开引流、造口。

经过上述药物、物理及手术等综合治疗无效者，应考虑体外受精-胚胎移植（IVF-ET），其治疗的效果令人满意，6周左右为1个疗程，每疗程的临床妊娠率可达30%～50%，费用为2万～3万人民币。值得提醒的是，“输卵管通而不畅”或“一侧输卵管明显阻塞、积水”，往往提示对侧或双侧输卵管蠕动功能不良及定向纤毛运动功能丧失，且这一功能是难以经任何物理或药物治疗恢复的。类似输卵管性不孕，在有条件时应用HMG/FSH＋hCG正规促排卵治疗3个周期左右，若能如愿获得高质量的卵子及子宫内膜，同时精液正常，而未能获得任何生化妊娠，应积极推荐IVF治疗。切忌执意追求物理或药物治疗，避免患者经济及时间的损失。

四、注意事项

1. 输卵管积水

由于积水对胚胎的毒性作用，IVF-ET前可在腹腔镜下行输卵管近端结扎、远端造口。术中应尽量减少对卵巢血供的影响。在胚胎移植日应常规做阴道B超，以了解子宫腔内有无积液反流或宫腔内膜性分离，若有应放弃移植，并将胚胎冷冻保存，在行输卵管积水解除术后行胚胎移植。取卵手术前一周期，可行穿刺抽液术，术前、术后常规应用抗生素5天。在取净卵子后同时行输卵管积水穿刺抽液，但可能诱发感染，应予注意。取卵术后常规应用抗生素2～3天，预防感染。

2. IVF-ET后的输卵管妊娠

再次IVF-ET前是否应行输卵管结扎术，目前尚有争议。有学者认为，输卵管结扎并不能减少输卵管妊娠尤其是间质部妊娠的可能，而且结扎术可能影响卵巢血供，降低卵巢对IVF-ET促排卵的反应。

（罗　磊）

第五节　免疫性不孕症

一、发病机制

正常生理情况下，男性自身或女性对精子或精浆并不发生明显的免疫反应。当血睾屏障遭到破坏如创伤、手术、炎症时，男性可产生抗精子抗体（AsAb）。男性自身抗精子抗体导致精子的凝集及运动障碍。精子抗原通过破损的女性生殖道黏膜，如黏膜损伤、经期性生活后可产生 AsAb，女性 AsAb 除在宫颈水平，影响精子穿透宫颈黏液外，还可阻碍精子、卵子的识别、融合等受精过程。

在女性，自身免疫性卵巢炎（AO），可引起卵巢的内分泌及排卵障碍而致不孕。另外，女性体内的抗心磷脂抗体（ACA）也可导致不育。ACA 多见于组织损伤及炎症后，易致小血管内血栓形成而影响蜕膜及胎盘的生长及功能，继而导致不育。

二、诊断

在男性，精液液化后常可见精子头-头、头-尾或尾-尾相互凝集，甚至呈大片状凝集。同时精子活动能力明显降低，血清 AsAb 呈阳性。

在女性，可见血清 AsAb 阳性。性交后试验（PCT）提示宫颈黏液中精子数量少，活动差，典型者可见精子呈“颤抖”样运动。有条件者，可做血清 AsAb 检测定量测定，并在精子表面进行抗体定位。同时做抗心磷脂抗体（ACA）及抗卵巢抗体（AOA）测定。值得注意的是，以上抗体的效价并不完全代表不孕的治疗难度。另外，对于部分正常妊娠者，也可查见部分抗体阳性。

三、治疗

对 AsAb 阳性女性可采用下列治疗：避孕套避孕 6 ~ 12 个月，或同时加用小剂量泼尼松 5 mg，每天 3 次，持续半年左右。考虑上述治疗周期长，应用激素又有不良反应，有条件者应考虑精液洗涤加宫腔内人工授精。如同时合并其他男、女不孕因素，可选择其他相应的辅助生殖技术。

对抗心磷脂抗体（ACA）阳性者，可试用小剂量阿司匹林或肝素进行治疗。

对明确的卵巢自身免疫不孕，应在进行肾上腺皮质激素治疗的同时，补充雌、孕激素，间隙使用促排卵治疗，以获得排卵及妊娠。

（罗　磊）

参考文献

[1]郎景和，张晓东．妇产科临床解剖学［M］．济南：山东科学技术出版社，2020.

[2]陈子江，乔杰，黄荷凤．多囊卵巢综合征指南解读［M］．北京：人民卫生出版社，2019.

[3]俞超芹，段华．子宫内膜异位症诊治［M］．北京：人民卫生出版社，2019.

[4]王丽霞，王洪萍．妇产科急危重症救治手册［M］．郑州：河南科学技术出版社，2019.

[5]郝翠芳，包洪初，韩婷．生殖医学内镜微创技术［M］．北京：人民卫生出版社，2019.

[6]孙建衡．妇科肿瘤学［M］．北京：北京大学医学出版社，2019.

[7]徐丛剑，华克勤．实用妇产科学［M］．北京：人民卫生出版社，2018.

[8]朱建华，阮列敏．产科重症治疗学［M］．杭州：浙江大学出版社，2018.

[9]刘兴会，贺晶，漆洪波．助产［M］．北京：人民卫生出版社，2018.

[10]张信美，黄秀峰，郝敏．子宫腺肌症［M］．北京：人民卫生出版社，2018.

[11]李德爱，黄欧平，张国楠，等．妇产科疾病治疗药物的安全应用［M］．北京：人民卫生出版社，2018.

[12]丁焱，李笑天．实用助产学［M］．北京：人民卫生出版社，2018.

[13]郑勤田，杨慧霞．正常和异常妊娠［M］．北京：人民卫生出版社，2018.

[14]田秦杰，葛秦生．实用女性生殖内分泌学［M］．北京：人民卫生出版社，2018.

[15]张玉泉，王华．妇产科学［M］．北京：科学出版社，2016.

[16]司徒仪．中西医结合妇产科学［M］．北京：科学出版社，2008.

[17]杨慧霞，狄文．妇产科学［M］．北京：人民卫生出版社，2016.

[18]孔玲芳，张素莉，刘军敏，等．妇产科疾病诊疗程序［M］．石家庄：河北科学技术出版社，2015.

[19]彭燕，王君洁．实用助产技术［M］．上海：上海第二军医大学出版社，2015.

[20]黎梅，周惠珍．妇产科疾病防治［M］．北京：人民卫生出版社，2015.